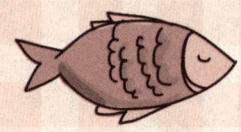

100种降压降脂食物，300道食谱，
让您一日三餐放心吃！

怎么吃
降血压
降血脂

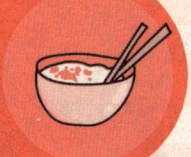

田建华 易磊 ◎主编

中医专家告诉您养生秘诀

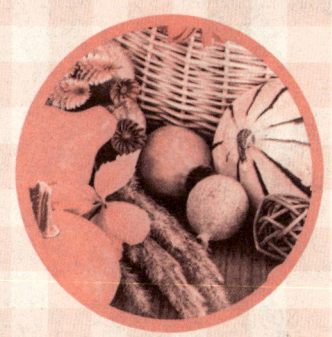
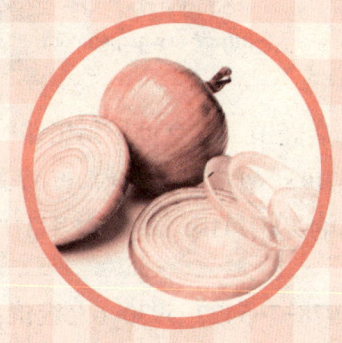
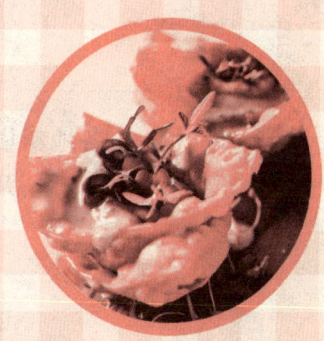

上海科学普及出版社

图书在版编目（CIP）数据

怎么吃降血压降血脂/田建华，易磊主编.—上海：上海科学普及出版社，2014.1

ISBN 978-7-5427-5930-6

Ⅰ.①怎… Ⅱ.①田… ②易… Ⅲ.①高血压—食物疗法 ②高血脂病—食物疗法 Ⅳ.①R247.1

中国版本图书馆CIP数据核字(2013)第278721号

责任编辑　王佩英

怎么吃降血压降血脂

田建华　易磊　主编
上海科学普及出版社出版发行
（上海中山北路832号　邮政编码200070）
http://www.pspsh.com

各地新华书店经销　北京世纪雨田印刷有限公司印刷
开本710×1000　1/16　印张19　字数238 000
2014年1月第1版　2014年1月第1次印刷

ISBN 978-7-5427-5930-6　　定价：26.80元

前 言

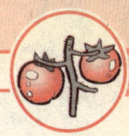
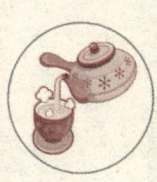

高血压、高血脂及其并发症已经成为现代人的健康杀手。一旦罹患高血压,你将终生与降压药为伴。高血压初起时,往往症状隐匿,不典型。如果你没有定期测量血压的习惯和条件,很可能延误病情,也有可能已并发其他心脑血管疾病。可以说,高血压是脑卒中和冠心病的罪魁祸首。而冠心病和脑卒中是两个致死、致残的严重疾病。近年来统计显示,我国死亡人口中有近一半的人死于心脑血管疾病,而幸存的脑卒中患者中有一半以上留有各种残疾,大都生活不能自理。因此,防治高血压是预防和治疗心脑血管疾病的重要而有效的手段。

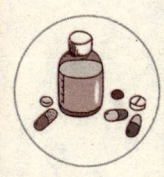
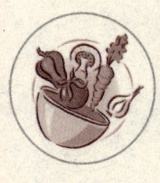

高血脂的危害也不容忽视。高血脂在早期和轻度时几乎没有任何感觉,它起病非常缓慢,常常是从青壮年甚至幼儿时期就开始了,因为症状不明显,往往不能及时发现。高血脂的直接危害是加速全身动脉粥样硬化,因为全身的重要器官都要依靠动脉供血、供氧,一旦动脉被粥样斑块堵塞,就会导致严重后果。大量研究资料表明,高血脂是脑卒中、冠心病、心肌梗死、心脏猝死的重要危险因素。此外,高脂血症也是促进高血压、糖耐量异常、糖尿病的一个重要危险因素。

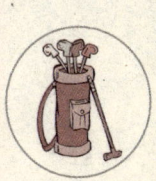

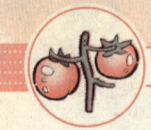
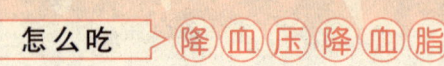

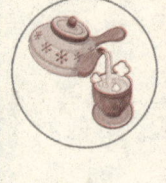

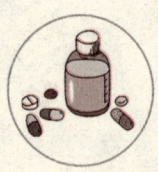

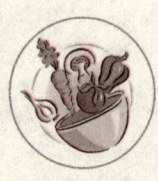

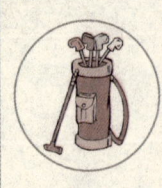

因此，降低血脂水平也是预防和治疗心脑血管疾病的重要而有效的手段。

怎样才能使血压平稳？怎样才能降低血脂？如何延缓病情发展、控制并发症？正确治疗固然重要，科学饮食也不容小觑，后者不但关乎血压的平稳、血脂的正常，还关乎营养摄取是否均衡。生命犹如一片绿洲，为了给生命筑起一道健康的"防护林"，把高血压、高血脂挡之"林"外，我们结合现代高血压、高血脂患者的需求，组织心脑血管病防治专家精心编写了《怎么吃降血压降血脂》一书。

本书共分为上、下两篇，分别从高血压和高血脂两方面入手，为患者提供一些基本常识和简单易行的饮食调理方法以及具有食疗效果的健康食材，指导高血压、高血脂患者从生活中一点一滴做起，掌握高血压与高血脂饮食细节及饮食宜忌，帮助高血压、高血脂患者合理搭配一日三餐。只要患者按照书中的指导去做，相信高血压和高血脂一定会得到有效控制，病患所带来的痛苦也会随之得以缓解。

本书图文并茂、内容丰富、方便实用，是寻常百姓家庭防治高血压和高血脂的有益读物。

编　者

目 录

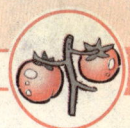

上篇 科学饮食，防治高血压

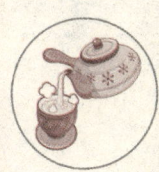

第一章 了解高血压

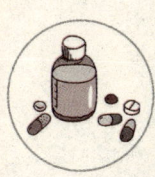

第一节 降压关键词 4

什么是血压 4
什么是高血压 5
不同年龄血压理想值计算 6
血压的最佳测量方法 7
血压升高≠高血压病 8
影响血压升高的主要因素 9
高血压对人体健康的危害 14
高血压的高发人群 17
高血压的分期及特点 18

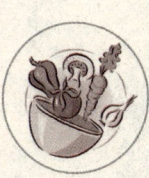

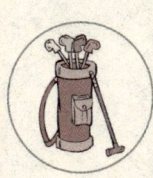

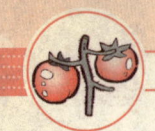

第二节 防治结合，远离高血压 20

高血压的三级预防措施 20

日常生活预防高血压 22

高血压的检查项目 24

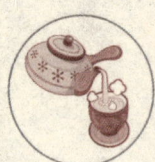

第二章 高血压患者的饮食指南

第一节 高血压患者的日常饮食安排 28

饮食对血压的影响 28

平时吃饭一定要掌握分寸 30

速食食品不能想吃就吃 32

醋是治疗高血压的"灶台良药" 33

当心，多吃甜食不利于降血压 34

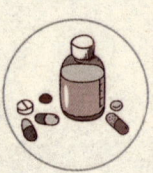

喝牛奶有益降血压 36

钾镁食物轻松帮你降血压 37

高血压患者要远离咖啡因 38

不必走"素食主义"道路 39

夏季不渴时也要补水 40

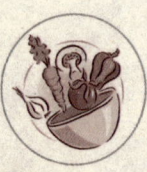

谨防日常生活中的饮食陷阱 42

第二节 高血压患者宜食的五谷 44

玉米：心脑血管的"保护神" 44

薏苡仁：利尿消肿降血压 46

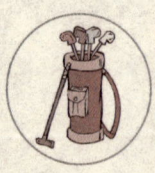

目 录

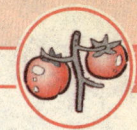

　　黄豆：扩张血管，降低血压 48
　　豌豆：和中下气，利尿降压 50
　　花生：降压抗衰老的"长生果" 52

第三节　高血压患者宜食的蔬菜 54

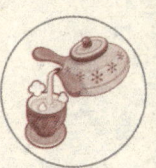

　　芹菜：降压的"大将" 54
　　菠菜：平衡血压，补血滋阴 56
　　芦笋：去脂减肥降血压 58
　　胡萝卜：降压的"廉价小人参" 60
　　冬瓜：防治高血压的绝妙蔬菜 62
　　番茄：降压的蔬菜之王 64
　　蘑菇：治高血压，预防食欲不振 66
　　洋葱：厨房里的"健康守护神" 68
　　黑木耳：降压补血防肠癌 70
　　海带：降压消肿的"海上之蔬" 72

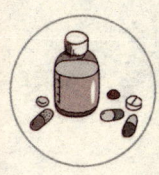

第四节　高血压患者宜食的畜肉和鱼 74

　　鸡肉：富含多种营养素的降压良品 74
　　鸭肉：降低血液中的胆固醇 76
　　草鱼：降低血压、祛痰镇咳 78
　　鲤鱼：有益排出"血管垃圾" 80
　　黄鳝：降压防动脉硬化 82

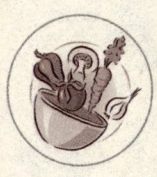

第五节　高血压患者宜食的水果 85

　　山楂：扩张血管，降低血压 85
　　香蕉：富含钾镁的降压佳品 87
　　苹果：软化血管，降血压 89

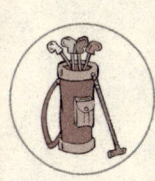

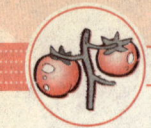

西瓜：利尿降压的"瓜中之王" ………… 91
草莓：有效调节血压的"神奇之果" ……… 93
柚子：心脑血管病患者的保健佳果 ………… 94

第六节　高血压患者宜食的干果 ……………… 97

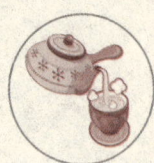

核桃：高血压患者的"长寿果" …………… 97
榛子：降血压、降血脂的"坚果之王" …… 99
杏仁：有效降低心血管病的发病危险 …… 101
栗子：降血压的"灵丹妙药" ……………… 103

第七节　可降血压的药食两用食品 …………… 105

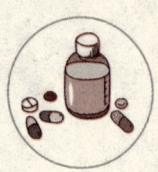

菊花：降低血压、治疗冠心病 …………… 105
天麻：平肝益气、保护心脏 ……………… 107
决明子：清肝明目降血压 ………………… 109
夏枯草：清肝降压、散郁结 ……………… 111
荷叶：扩张血管预防高血压 ……………… 113
枸杞子：降压降糖又降脂 ………………… 115

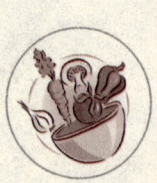

第三章　不同年龄段和妊娠高血压患者饮食指南

第一节　老年高血压患者的饮食指南 ………… 118

老年高血压患者的饮食原则 ……………… 118
老年高血压患者的一日三餐 ……………… 120
老年高血压患者的推荐食谱 ……………… 121

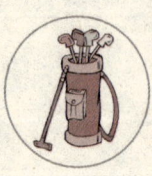

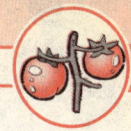

目 录

第二节　中青年高血压患者的饮食指南 ……… 123
中青年高血压患者的饮食原则 …………… 123
中青年高血压患者的一日三餐 …………… 125
中青年高血压患者的推荐食谱 …………… 126

第三节　妊娠高血压患者的饮食指南 ………… 128
妊娠高血压患者的饮食原则 ……………… 128
妊娠高血压患者的一日三餐 ……………… 130
妊娠高血压患者的推荐食谱 ……………… 131

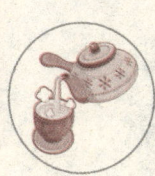

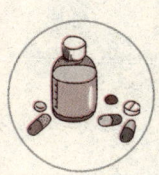

第四章　高血压并发症饮食营养指南

第一节　高血压并发糖尿病饮食指南 ………… 134
高血压并发糖尿病饮食原则 ……………… 134
高血压并发糖尿病的一日三餐 …………… 136
高血压并发糖尿病的推荐食谱 …………… 137

第二节　高血压并发肾功能减退饮食指南 …… 139
高血压并发肾功能减退饮食原则 ………… 139
高血压并发肾功能减退的一日三餐 ……… 140
高血压并发肾功能减退的推荐食谱 ……… 141

第三节　高血压并发冠心病饮食指南 ………… 144
高血压并发冠心病饮食原则 ……………… 144

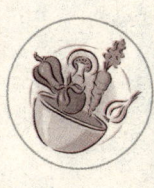

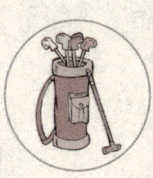

高血压并发冠心病的一日三餐 146
高血压并发冠心病的推荐食谱 147

第四节　高血压并发高血脂饮食指南 149

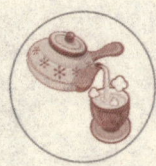

高血压并发高血脂饮食原则 149
高血压并发高血脂的一日三餐 151
高血压并发高血脂的推荐食谱 152

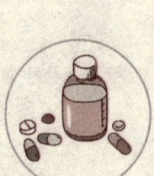

下篇　轻松饮食，调节高血脂

第一章　认识高血脂

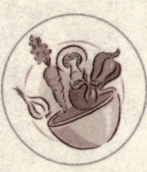

第一节　降脂关键词 156

什么是血脂 156
什么是高血脂 157
高血脂的病因 158
高血脂的常见症状 160
容易患高血脂的人群 162
高血脂对人体健康的危害 164

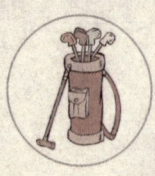

第二节　防治结合，远离高血脂 166

高血脂的防治要领 166

目 录

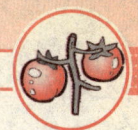

血脂的检测标准 167

影响血脂检查结果的因素 169

第二章 高血脂患者的饮食降脂指南

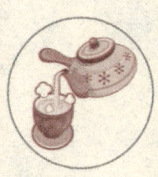

第一节 高血脂患者的日常饮食安排 172

饮食对血脂水平的影响 172

微量元素对血脂的影响 173

建立合理的饮食结构 175

富含膳食纤维的食物不可少 177

升高血脂的"罪魁祸首" 178

瘦肉多吃未必好 180

高血脂患者饮水降脂宜忌 181

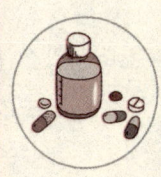

第二节 高血脂患者宜食的五谷 184

绿豆：抗菌解毒降血脂的良谷 184

赤小豆：润肠通便，消脂减肥 186

燕麦：降低胆固醇水平 188

黑芝麻：降低血脂的黑色食物之宝 190

黑米：降脂并抑制动脉粥样硬化 192

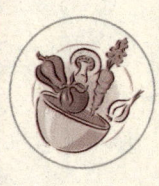

第三节 高血脂患者宜食的蔬菜 196

黄瓜：清脆爽口的降脂佳蔬 196

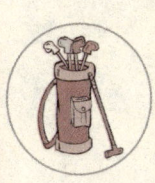

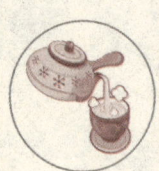
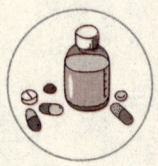
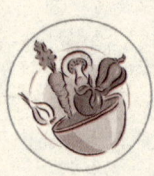
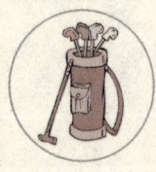

南瓜：防治血脂升高和动脉硬化 ………… 198
大蒜：高血脂患者的福音 ………………… 200
黑木耳：降脂又驻颜的"素中之荤" ……… 202
韭菜：缓解便秘降低血脂 ………………… 204
油菜：降脂大军中的佼佼者 ……………… 207
竹笋：降脂蔬菜中的珍品 ………………… 209
紫菜：抗肿瘤降血脂 ……………………… 211
红薯：降脂润肠又养颜 …………………… 213

第四节　高血脂患者宜食的肉类和水产品 …216

驴肉：软化血管降血脂 …………………… 216
鲫鱼：减肥又健身 ………………………… 218
海参：调节血脂，降低血液黏稠度 ……… 220

第五节　高血脂患者宜食的水果 ………223

猕猴桃：速降血脂的"果王" ……………… 223
葡萄：降低胆固醇，抑制血小板聚集 …… 225
大枣：高血脂患者的"天然维生素丸" …… 227
柚子：降低胆固醇，预防冠心病 ………… 229
橘子：降脂理气又开胃 …………………… 232
橙子：有效促进血液循环能力 …………… 234

第六节　高血脂患者宜食的干果 ………237

白果：滋阴养颜，高血脂患者的食疗佳果 … 237
花生：降脂降压，防止血栓形成 ………… 239
松子：补脑补气降血脂 …………………… 242
罗汉果：降脂强肝又护肾 ………………… 244

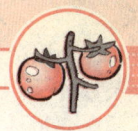

目　录

第七节　可降脂的药食两用食物 247

灵芝：高血脂饮食必选"菜" 247
山药：防治心血管系统的脂肪沉积 249
杜仲：减少人体对胆固醇的吸收 251
首乌：排毒通便，减肥降血脂 253
枸杞子：延缓衰老降血脂 255

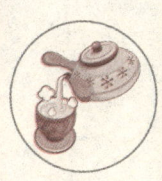

第三章　不同年龄段和妊娠高血脂患者饮食指南

第一节　老年高血脂患者的饮食指南 258

老年高血脂患者的饮食原则 258
老年高血脂患者的一日三餐 260
老年高血脂患者的推荐食谱 261

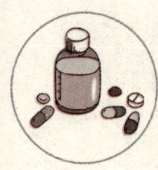

第二节　中青年高血脂患者的饮食指南 263

中青年高血脂患者的饮食原则 263
中青年高血脂患者的一日三餐 265
中青年高血脂患者的推荐食谱 266

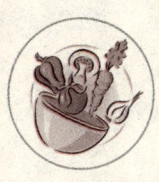

第三节　妊娠高血脂患者的饮食指南 268

妊娠高血脂患者的饮食原则 268
妊娠高血脂患者的一日三餐 269
妊娠高血脂患者的推荐食谱 270

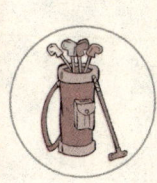

第四章 高血脂并发症饮食营养指南

第一节 高血脂并发糖尿病症饮食指南 274

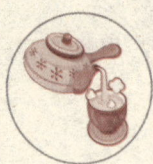

　　高血脂并发糖尿病饮食原则 274
　　高血脂并发糖尿病的一日三餐 277
　　高血脂并发糖尿病的推荐食谱 278

第二节 高血脂并发肥胖症饮食指南 281

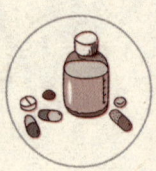

　　高血脂并发肥胖症饮食原则 281
　　高血脂并发肥胖症的一日三餐 283
　　高血脂并发肥胖症的推荐食谱 284

第三节 高血脂并发肾病综合征饮食指南 286

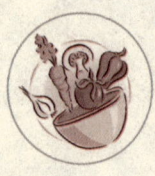

　　高血脂并发肾病综合征饮食原则 286
　　高血脂并发肾病综合征的一日三餐 288
　　高血脂并发肾病综合征的推荐食谱 289

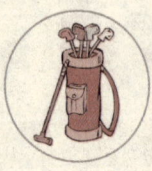

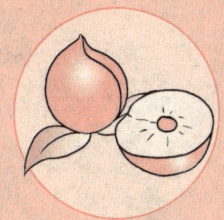
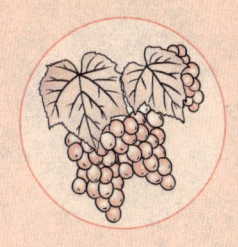
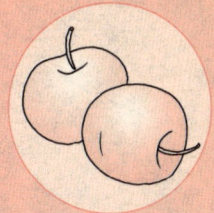
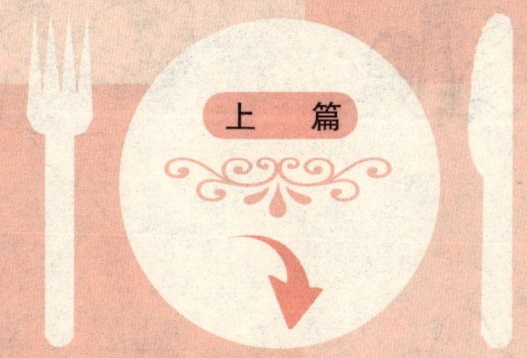

上篇

科学饮食，防治高血压

　　冰冻三尺非一日之寒，高血压的发生也不例外。高血压并不是突然产生的，而是与人们长期所处的环境以及不良的生活习惯有着直接的关系，如与饮食习惯有很大的关系。人均盐和饱和脂肪摄入越高，平均血压水平就越高。经常大量饮酒者血压水平高于不饮或少饮者。在诸多防治高血压的方法中，科学饮食无疑是重中之重。它不但关乎血压的平稳，还关乎营养摄取是否均衡。本篇涉及高血压的基本常识及高血压的饮食治疗，指导高血压患者从生活中一点一滴做起，掌握高血压饮食的宜与忌，如能始终如一地贯彻执行，相信高血压一定会对你"敬而远之"。

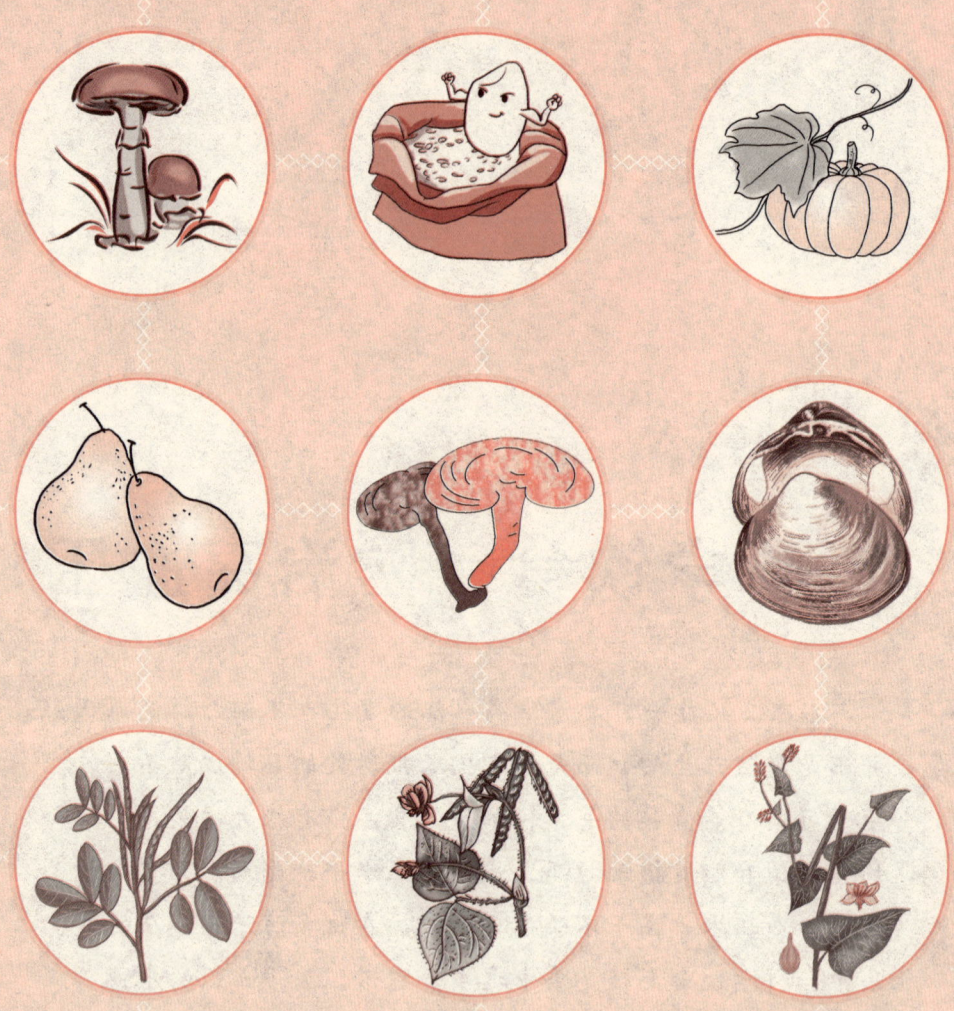

第一章

了解高血压

高血压被人们称为"无声杀手"。据调查,目前我国高血压患者已逾1.6亿,并有继续增加的趋势。我国高血压的流行具有患病率高、致残性高、死亡率高的"三高"特点,同时又存在知晓率低、服药率低、控制率低的"三低"现象。不过,对此我们无需谈虎色变,因为高血压并不是无"药"可治的。专家认为,要改变这种状况,就要提高广大群众对高血压的认识,相应地,诊测高血压,在专家的指导下用好药、合理安排饮食就成了高血压防治的重要内容。

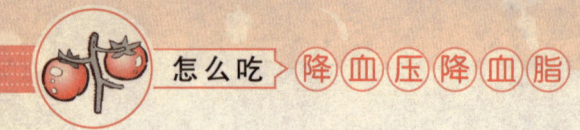

第一节 降压关键词

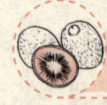 **什么是血压**

血压是指血液在血管内流动时，作用于单位面积血管壁的压力，它是推动血管内血液流动的动力。当然，我们平时是感受不到血液压力的存在的，只有通过血压计的刻度才能得知血压是否保持在正常范围内。

血液在体内流动的过程叫"血液循环"，正常的血压是血液循环流动的前提，当心脏收缩时，将血液射入动脉，流经动脉的血液含有丰富的氧和营养素，我们的身体即通过血液循环，把这些养分再由心脏传送到人体内各个器官的细胞中。另外，静脉是把血液送回心脏的血管，静脉中的血液呈暗红色，含有较多的二氧化碳，这些血液会通过另一些毛细血管流到肺部，由肺部将这些血液净化后再回流到心脏。通过血液循环，便可达到把养分输送到人体各个组织，并将废料运走的效果了。

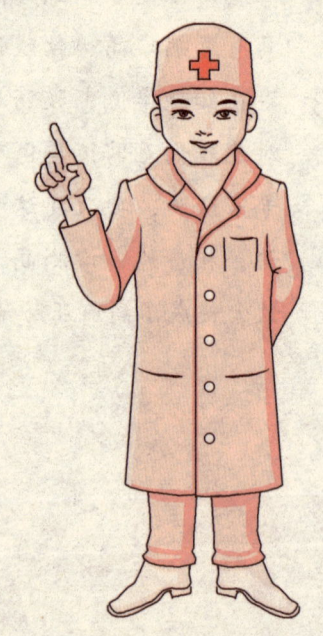

维持正常血压是极其重要的。血压过低或过高（低血压、高血压）都会造成严重后果：如果血压过低，氧和营养便不能正常运送到人体的各组织；相反，若血压过高，对身体健康也会带来不良影响，甚至会引起严重的疾病。如果血压消失，则是死亡的前兆，这都说明血压有极其重要的生物学意义。

血压水平的定义和分类

类　别	收缩压（SBP）（毫米汞柱）	舒张压（DBP）（毫米汞柱）
理想血压	<120	<80
正常血压	<130	<85
正常高值	130～139	85～89
1级高血压（"轻度"）	140～159	90～99
亚组：临界高血压	140～149	90～94
2级高血压（"中度"）	160～179	100～109
3级高血压（"重度"）	≥180	≥110
单纯收缩期高血压	≥140	<90
亚组：临界收缩期高血压	140～149	<90

注：1毫米汞柱＝133.329帕

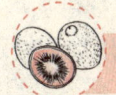

什么是高血压

高血压是最常见的心血管病，它是指在没有接受抗高血压药物治疗的情况下，收缩压≥140毫米汞柱和（或）舒张压≥90毫米汞柱，它是一种动脉收缩压和（或）舒张压升高的临床综合征。一一般我们所说的高血压是指原发性高血压，它会对动脉血管壁造成损害。如果这种损害长期存在，将增加冠心病、心力衰竭、脑卒中（中风）、肾功能衰竭等疾病发生的危险性。

高血压是一种隐蔽性较强的疾病，它不像有些病，先感到痛苦而后会有所警觉。在造成严重的器官损害之前，高血压很少会引起不适的感觉，有时血压升高，但人并不会有头痛、头晕、耳鸣、失眠、烦躁、呼吸困难、心跳加速或是其他与高血压有关的典型症状。有时，在血压正常的情况下也可能出现如上症状。

了解是否患有高血压，唯一方法就是在你安静的时候用血压计进行测量。对初次发现血压高的人，宜多次复查血压，特别是非同日血压，以免将精神紧张、情绪激动或体力活动所引起的暂时性血压增高误诊为早期高血压。对有疑问的患者，宜经一段时间的观察再下结论为妥。

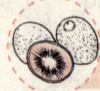 不同年龄血压理想值计算

一般来说，正常的血压在男性和女性之间都是有差别的，年龄的大小也有差异，甚至种族之间也不完全相同。

在同一体重组中，男女性不同年龄组之间血压的变化不大，随年龄增大血压也逐渐上升，以收缩压升高更显著，各年龄段男女之间血压无差异；体重指数（BMI）超过正常范围的收缩压明显高于BMI正常者，舒张压无明显差异。结论：年龄与血压呈正相关，以收缩压表现为显著；BMI超过正常者，收缩压明显升高。

关于中国人正常血压的数值，新中国成立以来，全国各地曾抽查百万人次，对男女各年龄正常血压的平均数值有了一个初步的划定。

第一章 了解高血压

为了便于大家的记忆，有人提出了一个数学计算公式，这个公式能表示出不同年龄段的血压的"理想值"（从医学统计学的观点来看）。

> 收缩压＝[104＋（0.3×年龄）]×1毫米汞柱
> 舒张压＝[70＋（0.2×年龄）]×1毫米汞柱

根据以上公式，年龄是35岁的人，收缩压应为114.5毫米汞柱，舒张压应为77毫米汞柱；50岁的人，收缩压应为119毫米汞柱，舒张压应为80毫米汞柱。

医学上常用一个公式表示血压，例如，在病卡上写"100/70毫米汞柱"，表示这个人的收缩压为100毫米汞柱，舒张压为70毫米汞柱。

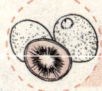

血压的最佳测量方法

人类的血压也存在类似海潮起落的波动性，而测量血压，可以随时了解血压的潮起潮落。高血压患者定期测量血压，是监测血压细小变化的重要方法，也是制订高血压治疗方案和正确评估降压药作用时间的重要依据。

那么，何以在第一时间发现血压的细小变化？家庭血压测量可谓一种简单有效的方法。家庭血压测量也称自我血压测量，就是受测者在家中或其他环境里自己给自己测量血压。为了准确掌握血压的变化情况，需要在一天内的不同时间测血压。

自测血压的具体方法与诊所测血压基本上相同，可以采用水银柱血压计。由于血压测量受到许多外部因素的影响，所以定期在家测量血压之前，至少要安静休息5分钟，然后坐在椅子上做1~2次深呼吸，使情绪安定下来，再将上臂裸露出来，冬天仅脱下毛衣即可。袖带要绑得松紧适中，肢体不能活动，习惯用右手操作，右手一按血压测量开关，测量数值就出来了。停1分钟再测下一次血压，一般都会测3次，中间间隔1分钟。

测量结束后，记录测量日期、时间、地点、室温、受测体位、部位、收缩压值、舒张压值等情况。一般而言，自测血压值低于诊所血压值，目前还没有统一的自测血压正常值。

高血压患者自测血压，应该注意以下事项：

1. 测量前30分钟避免进食、饮酒或沐浴。
2. 测量前要排尿、排便。
3. 避免在情绪紧张或兴奋的状态下测量。
4. 剧烈运动和劳动之后不可马上测血压。
5. 寒冷和高热的环境可使血压偏高或偏低，室内温度应保持在25℃。

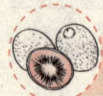

血压升高≠高血压病

现在有不少人都有一个错误的认识和做法，他们依据血压高低来判断是否患有高血压病，如果血压升高，就增加降压药的剂量，如果血压不高，就减少降压药的剂量甚至停药。实际上，血压升高与高血压病是不能画等号的。

血压升高本身并不是一种疾病，它只是一个症状，是一种病情的表现，但还不等于就是高血压病。血压升高的原因错综复杂。许多疾病如肾脏病、甲状腺机能亢进等都可能造成血压高，只要那种

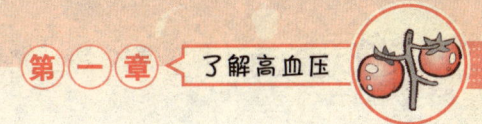

第一章 了解高血压

病治好了，血压自然就降下来了。

高血压病是指以体循环收缩压和（或）舒张压持续升高为主要临床表现伴或不伴有多种心血管危险因素的综合征，通常简称为高血压。高血压病是一种独立的疾病，临床上以动脉血压升高为主要特征，但随着病情加重，常常使心、脑、肾等脏器受累，发生功能性或器质性改变，如高血压心脏病、高血压脑病等并发症。

由于病因病理不同，治疗原则也不相同。原发性只有积极治疗，才能有效地防治并发症；而继发性首先是治疗原发病，才能有效地控制发展，仅用降压药控制血压是很难见效的。所以，临床上遇到患者，必须排除其他疾病所致的，才能诊断为高血压病。

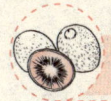 ## 影响血压升高的主要因素

1. 食盐过多致使血压升高

食盐是我们生活中不可或缺的调味品。俗话说，好厨师全靠一把盐，在诸多的调味品中它应该是第一重要的。然而，盐同时又是诱发高血压的环境因素，因为食盐的主要成分是氯化钠，氯化钠中的钠潴留可引起细胞外液增加，同时回心血量、心室充盈量和输出量均增加。

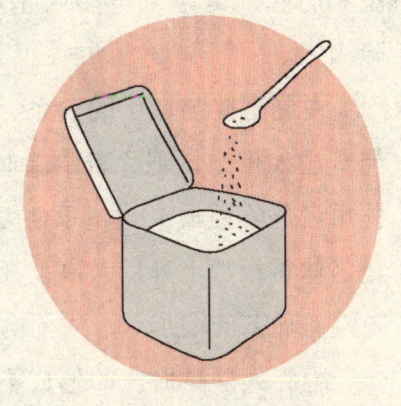

因此，当你吃了过咸的食物后，血中盐分会增加。人体内的一种化学感受器就会兴奋起来，直接的表现便是口干。口干了就要喝水。水进入胃肠道，吸收入血，血管中的水分就会增加，血管壁受到的压力增强，最终使血压升高。此外，盐可加重心脏、肾脏的负担，是心脑

血管疾病的祸根。因为血管内压力升高，心脏负荷加重，久而久之造成心脏肥大、心衰、肾功能异常等症状相继出现。

目前世界范围内研究盐与高血压关系的资料显示，如果我国居民盐摄入量减少一半，估计每年全国可减少脑卒中、心脏病和慢性肾脏病死亡50万人。另有研究结果显示，我国北方人盐的摄入量多于南方人，所以高血压的发病率也呈北高南低趋势。

在日常生活中控制食盐的摄入量是很有必要的，那么我们应该如何控制盐的摄入呢？首先，在饮食安排上应注意少食多餐，避免过饱。避免吃含盐多的加工食品、腌制品，如火腿、午餐肉、咸菜、咸肉、酱菜等；少用含盐量高的酱、酱油；炒菜时最后放盐，可以最大限度地保留口感而避免多放盐；使用盛装3克的盐勺；没有盐勺的，可用一个普通啤酒瓶盖装盐，装平一盖，即相当于5～6克食盐。此外，还要减少在外就餐的次数。

2. 肥胖会使血压升高

在现代社会中，人们的生活水平普遍提高了，身体肥胖已经变得越来越平常了。人们生活水平的进步而又缺乏运动，促使超重和肥胖人群越来越多。超重和肥胖已经成为引起血压升高的危险因素。

说到肥胖与血压的关系，虽然肥胖者不一定就有高血压，但是与普通人相比，肥胖者中高血压者较多，尤其是20～40岁开始增加体重者危险性最大。超重使发生高血压的危险性增加2～6倍。尤其是当体重指数上升后，高血压、糖尿病、冠心病和脑卒中疾病的危险性有显著的增加。

肥胖人群高血压的形成不同于原发性高血压和肾性高血压。肥胖人群容易患高血压的原因主要有以下三个方面：

（1）由于肥胖者的脂肪组织大量增加，扩充了血管床，血液总容量增高，心脏的输出量增加，血液循环相对增加，在正常心率的情况下，心搏出量要增加许多，长期的负担过重，左心室肥厚，血压升高。

（2）肥胖者多因过食而摄取较多的盐类，盐的主要成分钠的蓄积成为高血压的一个原因。

（3）进食过多，肥胖者的血液中的胰岛素水平就高于体重正常者，这种多食和胰岛素血症能刺激交感神经功能，使血管收缩，从而增大了血管的外周阻力，造成血压升高。高胰岛素血症引起肾脏对钠的回收增多，增加血液容量，也可使血压升高。

经调查发现，经过减肥，肥胖者的高血压是可以明显减轻甚至完全恢复正常的。高血压患者平时应经常自测体重，发现体重超重时就应该及时节食，少吃高热量和高碳水化合物的食品，增加运动消耗体内过多的脂肪。在降低血压的同时，减肥还可以减轻糖尿病和血脂异常症，并增强体质，所以也会大大降低心脑血管疾病的危险。

3. 激烈情绪引起高血压

人们常说，下者修身上者修心，一个人的情绪对健康的影响真的很大。例如对于高血压患者来说，情绪是高血压的诱因之一，因此想要预防高血压，还需要在日常生活中保持乐观平和的心态，切勿过度激动或兴奋。

有一项调查发现，有着争强好胜性格的人要比其他性格的人患高血压的风险更高。这主要是因为，情绪的变化引起了血压的波动，如强烈的焦虑、紧张、愤怒、惊吓、恐惧、压抑等情绪波动，以及长期繁重的劳动和过度的精神疲劳，这些都是原发性高血压产生的诱发因素。当一个人在愤怒与痛苦时，由于动脉外周阻力增加，可使舒张压明显升高；在恐惧时，由于心输出量增加，造成收缩压升高。

假如与高血压患者进行一些应激性的谈话，就会发现患者的血压会明显升高，如果对已患高血压的患者施以紧张刺激，患者病情还会加重，甚至使波动性的高血压转变为持续性的高血压。

这说明，心理社会因素的刺激影响人的心理状态，而人的心理状态的好坏又与血压有着直接的关系。那些容易激动、争强好胜、雄心勃勃、常感到时间不够用而心理压力很大的人或过于耿直的人、胆小怕事的人、常常忧郁苦闷的人，有着明显的心理卫生问题，这几类人比较容易患高血压。

对于以上这些不良情绪的人，及时到医院心理科就诊，缓解心理压力是十分必要的。

4. 气候影响高血压

外界环境会导致人体发生一系列的神经、体液方面的适应性改变，季节会影响血压的变动，很多高血压患者都知道夏天轻，冬天重，部分患者的血压夏天可接近正常。

由于人的生存必须适应环境，气候的变化可造成环境重大差别。适应气候全靠自身调节，包括精神、神经、内分泌、外周血管的阻力、毛孔的启闭等。春暖则血管扩张，阻力减少，血压也相对低一些。夏季人体出汗多，血容量减少；血管扩张，外周阻力减少。而且，出汗多排出钠盐多，从而减轻了肾脏负担。此外，夏天蔬菜、水果种类丰富，对高血压病有益。综合诸多因素，有利于血压下降。因此，在春夏时高血压病的症状减轻。

秋冬季是高血压患者发病的主要季节，为了御寒，人的机体减少散热，增加产热的组织功能，毛孔收闭以减少散温。肾上腺分泌增加，心跳加快，排血量增加，血管阻力增加，引起动脉血压增高。寒冷的空气刺激机体，其中的臭氧容易引起血管痉挛，使头部血压剧烈变化引起脑出血。脑卒中患者有2/3发生在寒冷季节。老年人为什么怕冷,这与血管硬化有关,伴有血管硬化的高血压患者对冷的反应性增高,而单纯高血压患者与常人一样。高血压病在每年的一二月份为高发期,八九月份则较低。因此,冬季脑卒中的发病率要比夏季时明显增高。

高血压患者过冬应该注意以下事项:

(1)尽可能改善室温,早晨醒后应先在床上活动四肢后再起身。

(2)避免用冷水洗漱,更不可用冷水洗脚。

(3)外出要增添衣物,特别注意头部保暖。

(4)不能在寒冷处静止不动,要不断原地走动。

(5)避免过度劳累、紧张、少饮酒,注意防风,温差骤然变化,是脑梗死发作的诱因。

5. 遗传因素是血压升降的内因

高血压是具有遗传性的(也就是说,高血压有家族遗传性),但由于高血压的发病机制非常复杂,并不是像一些单基因遗传那样清晰。大量研究资料显示,高血压与遗传因素密切相关,父母均有高血压的家庭,其子女高血压发病率高达40%~60%,父母一方患有高血压,子女高血压发病率大约为28.3%;父母血压正常,子女高血压发病率为3%~5%。研究发现,一个家庭中有一人发现高血压,则提示今后将有一半以上的兄弟姐妹会出现高血压。可见,遗传因素在原发性高血压病的发病中起重要作用。但是,除了遗传因素外,高血压发病还与其他因素有关,遗传因素必须与环境因素综合作用,才会导致血压升高。

高血压的一些生化研究结果支持高血压是一种遗传性疾病:

其一,跨膜阳离子转运缺陷:原发性高血压患者及其血压"正常"的子女细胞中钠离子、钾离子细胞膜转运受抑制,导致细胞内钠离子、钙离子浓度增高,引起血管平滑肌收缩,反应

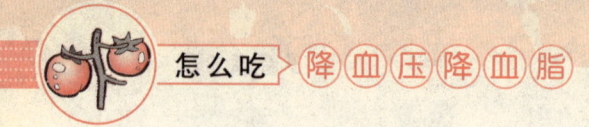

增强。

其二，交感神经介质代谢缺陷：原发性高血压患者血浆儿茶酚胺含量和多巴胺β-羟化酶活性遗传性增加，导致心脏肥大，血管平滑肌收缩。

其三，肾脏功能及其内分泌功能异常：原发性高血压患者肾小球滤过率降低，肾血管对缩血管激素的反应增强，肾功能储备降低，对盐升压敏感等。

其四，动脉平滑肌钙池异常：原发性高血压患者细胞钙通道增加，导致钙离子内流增加，细胞内钙离子浓度增高，引起血管平滑肌收缩，外周阻力增加，血压升高。

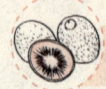 高血压对人体健康的危害

高血压是世界上最常见的心血管疾病，也是最大"流行病"之一，说它凶猛一点都不夸张。它是心脏血管疾病的罪魁祸首。其起病隐匿，患者容易麻痹，最后造成严重后果。高血压对人体的健康危害如下：

1. 高血压引发多种心脏疾病

高血压对心脏的损害是首当其冲的，它对心脏的损害主要表现在对心脏血管和对心脏本身的损害。

首先，血压高时由于动脉血管压力过高，逐渐使冠状动脉发生粥样硬化而发生冠心病。近几年来，大量研究资料表明，由高血压病引起的冠心病的发病率明显升高。据北京、上海等地的调查，冠心病患者中有62.9%～93.6%的有高血压史，人们常把高血压和冠心病称为一对"孪生姊妹"。

其次，由于长期血压升高，增加了左心室的负担，心脏的左心室把血泵出的阻力也会上升，左心室长期处于超负荷状态，因代偿而逐渐肥厚、扩张，心肌耗氧量增加，心肌重量增加，但无相应的供血增加。高血压性心脏病的出现，

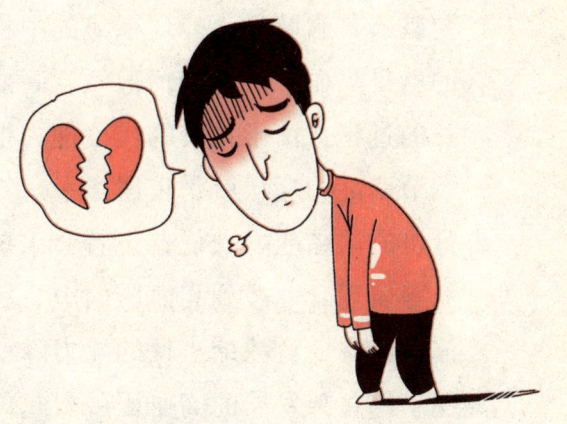

多是在高血压发病的数年或数十年后。在心功能代偿期，除偶感心悸或气短外，患者并无明显的其他症状；当代偿功能失调时，可出现左心衰症状，患者稍一活动就会出现心悸、气喘、咳嗽，有时痰中带血，严重时发生肺水肿。

2. 高血压直接威胁大脑健康

在我国，构成老年人三大死因的疾病是脑血管病、心脏病和肿瘤，而引起脑血管病的主要原因就是高血压。临床上高血压引起的急性脑血管病主要有脑出血、脑梗死等。脑出血是晚期高血压病的最常见并发症，是急性脑血管病中最凶猛的一种。脑出血的病变部位、出血量的多少和紧急处理情况对患者的预后关系极大，一般病死率较高，即使是幸存者也遗留偏瘫或失语等后遗症。所以防治脑出血的关键是平时有效地控制血压，凡是高血压患者在过度用力、愤怒、情绪激动等诱因下，出现头晕、头痛、恶心、麻木、乏力等症状时一定要提高警惕，这时发生脑出血的可能性很大。

3. 高血压危害肾脏功能

人体的泌尿系统就像是一个"废水排泄系统"，在维持机体内环境平衡过程中起着重要作用。而肾脏是泌尿系统中的一个重

要脏器，它就像水处理系统的中枢。在肾脏的危害因素中，常见的就是高血压。一般情况下，高血压对肾脏的损害是一个比较漫长的过程。由于肾脏的代偿能力很强，开始唯一能反映肾脏自身调节紊乱的症状就是夜尿增多。当出现肾功能代偿不全时，由于肾脏的浓缩能力减低，患者会出现多尿、口渴、多饮、尿比重较低等表现。一般到高血压的中、后期，肾小动脉发生硬化，肾血流量减少，肾浓缩小便的能力降低，此时会出现多尿和夜尿增多现象。急骤发展的高血压可引起广泛的肾小动脉弥漫性病变，导致恶性肾小动脉硬化，从而迅速发展成为尿毒症，其损害将是不可逆转的。

4. 高血压伤眼无声

高血压患者如果没有得到及时治疗的话，不单会出现心脏和肾脏的并发症，还可能会引起眼病甚至于影响视力。如果任由高血压发展而不予治疗的话，则会引发下列并发症。

（1）眼底出血：这种情况往往发生在已患高血压、动脉硬化症、糖尿病的患者。尤其容易发生在原有高血压患者身上。还可继发于视网膜静脉阻塞、视网膜静脉周围炎等疾病。主要表现是视力下降、眼前黑影飘动，严重的可出现视力突然丧失。

（2）急性闭角型青光眼：急性闭角型青光眼是我国的主要致盲眼病，这种眼病多见于老年妇女，患者可出现剧烈的头痛、眼痛、恶心、呕吐、视力骤降，看灯光出现"彩虹"。有的还可出现发热、怕冷等症状。此病容易被误以为是胃肠道疾病或感冒。

（3）视力下降：后果是近视、干眼症、结膜炎的发生率大大上升，出现眼睛干涩、发红、有灼热感或异物感、眼睑沉重、眼痛、头痛、视力下降等症。进一步发展下去可见血管迂曲、血管白鞘，并出现高血压视网膜病变。

高血压的高发人群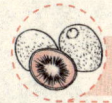

抽样调查表明,长期处于精神紧张下的会计、司机及肥胖者,摄盐较多者属于高血压病的高发人群。

1. 有遗传史的人

高血压具有明显的遗传特征,因此父母患有高血压病者也是高血压病的高发人群。据调查发现,高血压患者的子女患高血压的概率明显高于父母血压正常者。高血压是多基因遗传,同一个家庭中出现多个高血压病患者不仅仅是因为他们有相同的生活方式,更重要的是有遗传基因存在。

2. 肥胖的人

肥胖者患高血压的概率比较高,抽样调查显示,25岁以上、40岁以下人群,正常体重下患病率只有11.3%,而肥胖者患病率达到44.5%;40~60岁年龄段,正常体重下患病率为29.1%,而肥胖者则高达54.1%;60岁以上年龄段,正常体重的人患病率为54.2%,而肥胖者则高达72.1%。

3. 摄入食盐过多的人

摄入食盐过多者是一个突出人群,这类人容易患高血压,这是因为高钠可使血压升高,低钠有助于降低血压。而高钙和高钾饮食可降低高血压的发病率。临床观察发现,患者在严格限制摄盐量后,血压有所下降。

4. 摄入动物脂肪过多的人

动物脂肪含有较多的饱和脂肪酸,饱和脂肪酸对心血管系统是有害的，因此摄食动物脂肪多的人比食用含不饱和脂肪酸较多的植物油、鱼油的人易患高血压。

5. 过量饮酒、吸烟的人

饮酒多者高血压的患病率升高，而且与饮酒量成正比。喝白酒每天超过100毫升，久而久之造成酒精在体内损害动脉血管使动脉硬化，血压升高，如果同时又吸烟则加重血压的升高。

6. 精神过度紧张的人

精神紧张、高度集中注意力工作和长期经受噪声等不良刺激，同时缺乏体育锻炼，如司机、售票员、会计等容易患高血压。

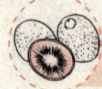

高血压的分期及特点

高血压病是一种慢性非传染性疾病，通常根据血压与受损器官（心、脑、肾等）损害的程度进行分期。按临床表现，将高血压病分成三期：

一期	血压超过高血压的诊断标准，舒张压大部分时间波动在12.0～13.3千帕（90～100毫米汞柱），休息后能够恢复正常，心脏、脑、肾脏等脏器无损害（也就是心脏尚无扩大，肾脏功能正常，也无蛋白尿、血尿及管型尿，无脑血管意外的表现。眼底、心电图、X线均无异常）。换言之，一期患者仅仅是血压升高。

二期	血压升高，已达到确诊高血压水平，舒张压超过13.3千帕（100毫米汞柱）以上，休息后不能降至正常，并伴有下列一项者：①X线、心电图或超声心动图检查，有左心室肥厚的症状；②眼底检查，见有颅底动脉普遍或局部痉挛、变窄；③尿蛋白和（或）血浆肌酐浓度轻度升高。
三期	血压持续升高，达到确诊高血压水平，舒张压超过14.7~16.0千帕（110~120毫米汞柱），并有下列一项者：①脑血管意外或高血压脑病；②左心衰竭；③肾功能衰竭；④眼底出血或渗出，有或无视乳头水肿。

从上述分期可见，一期高血压病心、脑、肾等脏器尚未受到损害；二期高血压病有心、脑、肾轻度损害或单一靶器官损害的征象，但仍处于器官功能代偿阶段；而三期高血压病心、脑、肾器官损害严重，且已丧失代偿能力。如果医生和高血压患者都能掌握高血压分期，根据不同时期进行针对性治疗，包括非药物治疗和药物治疗，将可取得理想的疗效，从而改善高血压的预后。

第二节 防治结合，远离高血压

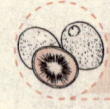 **高血压的三级预防措施**

尽管高血压严重威胁着人们的健康，但是通过高血压的三级预防措施可降低高血压的发生率，提高高血压患者的生活质量。

1. 一级预防措施

高血压的三级预防中一级预防是关键，病因预防能起到事半功倍的效果，一级预防即消除高血压的病因或易患因素，以减少发病率。

20世纪80年代美国学者曾对照研究证明：健康的生活方式可使高血压发病率下降55%，冠心病、脑卒中发生率减少75%。该研究社区卫生服务部门参照世界卫生组织（WHO）提出的四大健康生活方式，制定了防治高血压等心血管病的健康教育处方，随工资发放，每人1份；同时在治疗过程的随访中落实其合理膳食、适量运动、戒烟、限酒和心理平衡的措施。这说明一级预防提高了人们自我保健意识，无病防病，及时主动测血压和称体重以控制肥胖；在治疗过程中标本兼治，在改变不良生活方式的同时，改善自己的身体状况，尽可能地减少高血压病的发生。

2. 二级预防措施

二级预防即早期发现、早期诊断、早期治疗，即对已患有高血压的人采取有效的治疗措施，防止高血压加重，预防并发症。如果非药物方法不能控制血压，就应及时就医，在医生指导下合理用药。治疗高血压病的理想降压药物应能够逆转高血压病的血液动力学改变，保持良好的器官血流灌注；减少并发症发病率和死亡率；改善整体健康状况，保证生活质量，不引起代谢障碍，且无不良反应。我国未治疗的高血压患者中，70%～80%死于脑卒中，10%～15%死于冠心病，5%～10%死于肾功能衰竭。与血压正常人群相比，平均寿命缩短15～20年。药物降低血压可有效防治脑卒中、心肌梗死、心力衰竭、肾衰，阻止高血压病的恶化。

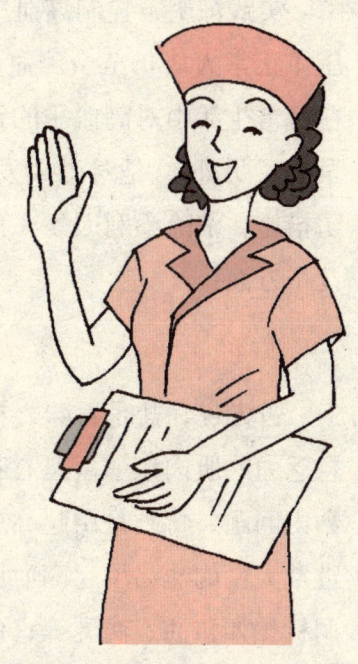

当患者血压稳定且无明显并发症时，可进行适当运动，如快步走、慢跑、骑自行车、游泳、打网球、跳绳、打羽毛球等。当患者血压控制不好或有明显并发症时，只可进行较温和的运动，如散步、做操、打太极拳等。

3. 三级预防措施

高血压的三级预防是指对重度高血压患者进行抢救，以预防其并发症的发生和死亡。三级预防中包括有康复治疗。只有医患双方共同努力，才能促使患者康复，降低并发症和致死率；也只有在医疗基础上的三级预防、关怀患者生命历程的全过程，才能使患者高效充分地利用医疗资源，得到及时医治和康复，提高健康水平。

日常生活预防高血压

实践证明，控制高血压，要以预防为主，早查早治，远离高血压（正常人每年至少测血压2次，以早发现高血压）。具体来说，在日常生活中对高血压的预防要抓好两个方面：即积极预防和早查早治。另外，就是对尚未发生高血压的个体或人群所采取的一些预防措施，消除不利因素，预防或延缓高血压的发生。其方法有以下几个方面：

1. 吃盐一天别超过5克

古人说，盐是百味之祖。没了盐，食物索然无味，还会引起倦怠乏力、肌肉痉挛、恶心呕吐、嗜睡等一系列症状。可盐吃多了也会出问题，特别是引起高血压。食盐量过多的主要原因是：人们对进食大量的盐易引起高血压的认识不足；在烹调时放入了含高盐的调料，如酱油、腐乳等；由于长期饮食传统的影响，人们喜欢食用盐腌制品，这样就使人们养成了嗜盐的习惯。因此，要大力宣传高盐饮食的危害，改变人们长期嗜盐的不良习惯。

目前，世界卫生组织已将每人每日食盐的建议量由6克减到5克。科学的食盐方法是：正常成年人每日食盐不超过5克。若出汗过多、呕吐腹泻时，钠和氯丢失较多，可适当增加食盐；若为高血压、动脉硬化等症患者，则应严格限盐，防止病情加重。

2. 补钾

补钾有利于排钠，可降低交感神经的升压反应，并且有稳定和改善压力感受器的功能，故应注意补钾。我国传统的烹调方法，常使钾丢失，所以应提倡多食新鲜蔬菜、水果，如菠菜、香蕉、橘子

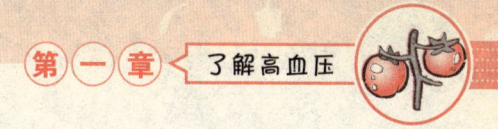

等含钾较多，可适当多吃一些。

3. 增加优质蛋白质

优质蛋白质一般指动物蛋白质和豆类蛋白质。目前研究表明，蛋白质的质量和高血压、脑卒中发病率高低有关，同时增加摄入优质蛋白质可以使血压下降。而我国人群蛋白质摄入量基本上接近正常，但质量不好，主要是必需氨基酸含量较低，所以应增加膳食中的优质蛋白质。

4. 补钙

钙与血压的关系，是10多年来人们研究的重点，多数研究报告认为，钙离子可以调节细胞活动，是细胞的信号分子。血液中的钙离子浓度发生变化可能影响许多细胞的功能，包括对血管阻力形成有重要作用的血管平滑肌细胞的收缩功能。由于缺钙，体内细胞内、外的钙离子平衡可能发生变化，引起全身阻力血管的平滑肌细胞收缩增强，加大血管阻力。另外，血液中钙离子的变化还可能对动脉硬化的形成有促进作用。这些因素都可能与高血压的发生有关。所以，应注意补钙。补钙的方法，主要是进食动物性食品，尤其是奶制品，其次是增加豆制品和新鲜蔬菜的量。

5. 减肥

肥胖的主要原因是进食量多和缺乏运动，多余的热量就以脂肪的形式储存在体内。而控制谷类的进食量，增加活动量，使体重减轻后，可使胰岛素水平和去甲肾上腺素水平下降，进而使血压下降，所以要大力宣传科学减肥。首先要控制食量，减少总热

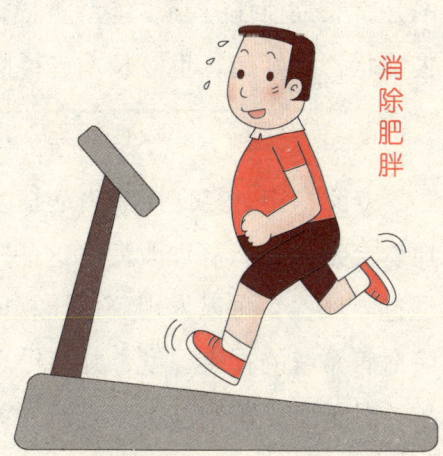

消除肥胖

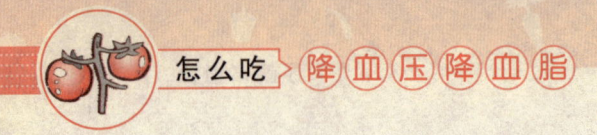

量的摄入,避免"营养"过剩,其次是增加运动量,要适当增加体力劳动和体育活动,克服嗜食糖果、零食的不良习惯。千万不要让自己放开肚子,让高血压趁虚而入。

6. 一日三餐饮食定时定量

一日三餐不宜过饥过饱。每天食谱可安排为:主食300~400克,水果100克,新鲜蔬菜400~500克,食油20~25毫升,牛奶250毫升,高蛋白质食物3份(每份猪瘦肉50~100克,或鸡蛋1个,或豆腐100克,或鸡、鸭100克,或鱼虾100克,鸡蛋每周4~5个即可)。

除了以上这些预防措施,高血压的预防还要坚持良好的作息习惯,不可过于劳累,坚持锻炼身体,提高抵抗力,戒烟、限酒也是很重要的,还可通过服用一些保健品来调理身体预防高血压。

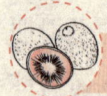 高血压的检查项目

高血压的症状发现及治疗是非常重要的,患者除了按时治疗外,平时必须做一些必要的基本检查,目的是为了掌握高血压发展及治疗情况,因此高血压的常规检查就显得特别重要。应引起注意的是,长期血压升高,能严重损害心、脑、肾等重要器官,因此即使症状暂时好转,也应长期进行监测,以防贻误治疗。

检查项目一:眼底检查

专家指出,高血压患者病情发展到一定程度时,其眼底视网膜血管会发生某些病理改变。这些眼底改变称为高血压视网膜病变。通过眼底检查可以发现高血压视网膜病变,大致估计出高血压对患者血管系统的损害程度,并指导高血压病的治疗。

对于血压特别高甚至是恶性高血压的患者,眼底检查有更重要

的意义。患者在门诊测量的血压往往是发病后或是用药后的血压，此时血压较发病时已经下降很多。而眼底检查只要发现特征性改变——棉絮斑，则提示发病时舒张压大于110毫米汞柱；而如果眼底出现视盘的水肿，则提示发病时血压达到250/150毫米汞柱，即患有恶性高血压。

眼底检查同时也可以发现与高血压相关的其他眼底疾病，如视网膜动脉阻塞、静脉阻塞和缺血性视神经病变等，有利于疾病的早期发现和治疗。

检查项目二：心脏功能检查

高血压患者如果血压得不到控制并持续升高，会进一步影响心脏功能，如冠状动脉狭窄、心肌缺血等，但这些心脏病变化早期自觉症状并不明显，所以要定期做心电图检查，通过心电图检查即可以发现患者是否有左心室肥大及心肌缺血情况。若怀疑患者心脏左心室扩大或左室间隔及室壁增厚，则可做超声心动图加以观察。

检查项目三：血液、尿液检查

高血压患者应定期做血脂、血糖、血黏稠度及尿液检测。高血压患者要做的血液检查主要指血常规、血脂、血糖及血钙、血尿酸的测定等内容。对血压持续升高的患者来说，通过血液检查，若是发现红细胞、血红蛋白增高，血黏度增加，则提示患者应重视防治，减少血栓形成的危险性。另外，高血压常伴有高脂血症，可使血黏度增高、血糖增高并发糖尿病，使高血压病治疗更加复杂。进行尿常规检查，主要检查尿液中是否出现蛋白质、红细胞、管型等，通过尿液检测及早发现肾功能有无异常，以便及时治疗。

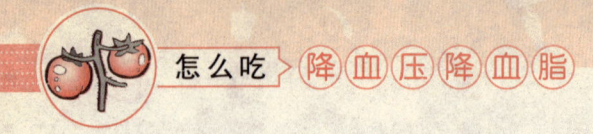

检查项目四：胸部X线检查

高血压患者还要注意做胸部X线检查。专家表示，观察患者的左心室肥厚和心脏增大程度，常需定期拍摄胸片。高血压早期或轻度高血压时，胸部X线检查可以没有明显变化；如果长期血压升高，心脏负担加重，左心室发生肥厚，此时，X线检查可显示左心缘圆钝、延长；当左心室功能不全时，可出现左心室扩大，左心缘明显向左下延伸，以及肺门阴影增大。因此，对高血压患者进行胸部X线检查，有助于了解心血管功能进一步受损情况。

检查项目五：肾功能检查

可能对于高血压患者而言，他们知道更多的是高血压对心、脑血管的损害是比较大的。其实，高血压对于肾脏的伤害也是很大的。我们都知道尿毒症是怎样一种可怕的疾病，可是很少有人知道其实尿毒症很多时候就是由高血压引起的。这就需要高血压患者提高警惕，密切注意自己身体的各种变化，将血压控制在理想水平是预防肾功能损害的前提条件。此外，对于高血压患者来说，更重要的是严密监测自己的肾功能，定期做肾功能检查。

第二章

高血压患者的饮食指南

我们每天都在摄入食物，而每个人喜欢的食物各不相同，色、香、味各有所好。长期的饮食喜好，也能造成不同的身体素质，特别是一些不科学、不合理的饮食结构，往往逐渐导致疾病。通过长期多次对高血压的普查发现，饮食不当也会造成高血压病发生。中医学认为"药食同源"，可见"吃对了"能防病。对于高血压患者来说，改变饮食习惯，注意饮食的宜与忌，并切实实践，不管对于血压正常的人，还是已罹患高血压者，都具有辅助降低血压的功效。那么，高血压患者应如何吃呢？

第一节 高血压患者的日常饮食安排

饮食对血压的影响

人体营养素的摄入与高血压的形成和治疗是密切相关的，主要表现在以下几个方面：

1. 糖类

糖是人体生命活动的主要能量来源，它为机体的生命活动、生长发育提供必需的能量，同时也是大脑和内脏器官的首选热量来源。毋庸置疑，糖在生命活动中的作用是不可替代的，但糖摄入过多易导致肥胖。肥胖者多伴有高胰岛素血症，高胰岛素血症通过活化钠钾离子三磷酸腺苷酶促使细胞内钠离子浓度升高，导致钠水潴留；并降低钙离子三磷酸腺苷酶活性，增加细胞内钙浓度，促使血管阻力上升以及增强交感神经活性而导致高血压。我国饮食以米、面为主，其主要成分是糖类，故应限制其他甜食。我们要时刻谨记："甜蜜蜜"也可能成为健康的"杀手"。

2. 脂肪

脂肪是动植物中的油脂，为人体所需的五大营养要素之一，它不仅可氧化供能，而且还是构成人体细胞膜的重要成分。因为

第二章 高血压患者的饮食指南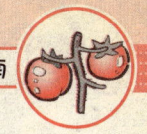

脂肪中所含的胆固醇是人体重要的和必要的组成物质，对维持人体正常生理活动是一大"功臣"，只是不能过量而已。一般来说，高血压患者要控制含有胆固醇较高的动物脂肪及其合成的食品的摄入量。因为高胆固醇的食物与动脉硬化的发生和发展有关，所以少食为妙。而植物油中主要含不饱和脂肪酸，它在人体内经过一系列的变化，被吸收利用，这中间能使血管扩张、血压降低，可防止血栓形成，还有抗动脉粥样硬化的作用。植物油中的不饱和脂肪酸能使酶的活性降低，使体内脂肪合成减少、体重也随之减轻，对肥胖性高血压具有降压作用，并且能增加降压药物的疗效。

3. 蛋白质

蛋白质代谢是人体新陈代谢最重要的组成部分，从每个细胞的组成到人体的构造，从生长发育到受损组织的修复，从新陈代谢到酶、免疫机制及激素的构成，从保持人的生命力到延缓衰老、延年益寿都离不开蛋白质。

医学研究表明，某些鱼类蛋白质对血压有保护作用。但是从蛋白质的代谢来看，作为升压因子的可能性并不能完全排除。因为在蛋白质的分解过程中，会产生一些具有升压作用的胺类，如酪胺色胺、苯乙胺等，这些物质在肾功能正常时能进一步氧化成醛，由肾脏排出体外。但若肾功能不全或肾脏缺氧时，可导致胺的蓄积，完全有可能显示升压作用。另外，人体的三大营养要素——蛋白质、脂肪和糖类在体内是可以相互转化的，蛋白质摄入过多，热量过高，久而久之，也可造成肥胖、血管硬化，也会造成血压升高，因此应适当摄取蛋白质。

4. 矿物质

矿物质，又称为无机盐及膳食矿物质，除了碳、氢、氮和氧之外，也是生物必需的化学元素之一，是构成人体组织、维持正常的生理功能和生化代谢等生命活动的主要元素，约占人体体重的4.4%。它们可以是巨量矿物质（需求相对比较大）或微量矿物质（需求较小）。它们可以自然地存在于食物中，或是以元素或矿物形式存在，如碳酸钙或氯化钠。

若身体缺乏矿物质，将会导致高血压、动脉硬化症等病症。所以，适当地汲取一定程度的食用矿物质是有利于身体健康的，而过量汲取食用矿物质可能会导致直接或间接的病症。

5. 烟、酒、茶、咖啡

吸烟可以导致血管痉挛、血管内皮细胞损伤、血脂代谢紊乱、血压升高。吸烟者发生心脑血管病的危险性较不吸烟者高出数倍。饮酒后会使人体血液循环加快，血管扩张，长期饮酒者高血压患病率升高；已患高血压的患者往往会出现脑出血和脑卒中，其结果是患者意识丧失，精神错乱。另外，要忌食浓茶、咖啡，以及辛辣的刺激性食物。

> **专家提示**
>
> 每餐只能吃七八分饱，不可吃得太撑。在食物方面，五谷主食不可少。多吃富含纤维素、维生素的新鲜蔬菜、水果，以促进胃肠道蠕动，加快体内有害物质的排泄过程。

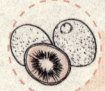

平时吃饭一定要掌握分寸

人体所需要的营养素要靠饮食来获取，但是长期饱食并不是良好的饮食习惯。古语说："饱食终日，无所用心。"当然，人

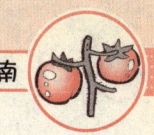

多吃的原因也不止一个。对于不少人来说，饮食量的多少也和人的饮食习惯有关，有的人总是贪吃、多吃并不总是因为饥饿，而是一种长期养成的习惯。这些人在就餐时，吃得时间过长，一个小时、两个小时甚至更长，而且因为注意力通常集中在聊天，对饱腹感觉反应相对迟钝，不知不觉就吃了过多的食物，很容易造成过度饮食。

面对自己喜爱的美味食物，意志差难以控制也是一个重要原因。在日常生活中，我们还能有这种体会，明明并不感到饥饿，但因为有美味摆在面前，仍然忍不住想要吃一点，这也容易使人吃得过多。

吃得饱也不意味着营养摄入就充足、合理。例如，中午吃了一顿饭，其中肉食很多，难以消化，到了晚饭时可能还没有觉得饿，但微量元素、膳食纤维或维生素的摄入量可能还不够。

现代医学认为，经常饱食会使胃肠道的负担加重，使消化液供应不足，甚至会引起消化不良。每餐饮食过饱，血液过多地集中在胃肠道，使心脏、大脑等重要器官供血相对不足，以致使人感到困乏，工作效率下降，冠心病患者还容易引起心绞痛发作。另外，长期吃得过饱，还会使得摄入的营养量超过身体的需要量，不但会有过多的脂肪储存在体内，而且糖类和蛋白质也会在体内转化成脂肪储存起来，特别不利于高血压患者病情的稳定。

由此看来，对于高血压患者来说，平时吃饭一定要掌握分寸。要切记节制饮食，一定要适当控制饮食量，勿食过饱。不仅高血压患者如此，经常饱食对脑力劳动者的不利影响更大。因此，即使是正常人，饮食也要讲科学，不宜长期吃得过饱。

速食食品不能想吃就吃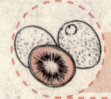

随着生活节奏加快，人们的饮食习惯也开始发生变化。由于工作或学习繁忙没有时间认真去吃一顿饭，往往选择速食食品解决自己的三餐，速食时代已经悄然而至。

速食食品是颇受欢迎的，且不说那些超市里配好了料只需回家加工的菜肴，还有很多洋快餐，譬如炸薯条、汉堡包、炸鸡……再有我们最为熟悉的方便面。这些，已经越来越频繁地走进我们的生活。平时懒得做饭，打开一桶方便面，开水一泡，数分钟之后便可，麻辣味的、红烧味的、海鲜味的，可谓样样俱全。虽然速食的品种十分丰富，口味也基本能涵盖不同人群，同时也为我们的生活增添了不少方便，但速食尚不足以取代正常饮食，因为维持人体正常生理代谢需要六大要素，即蛋白质、脂肪、碳水化合物（糖类）、矿物质、维生素和水，而速食食品容易造成一些维生素和矿物质的缺乏。如果毫无节制地食用速食食品，那就要准备为自己的营养和健康问题"埋单"。因为人体只要长期缺乏一种营养物质，日久便会生病。比如，加班一族经常吃的方便面，其主要成分是碳水化合物，其他营养成分很少，包括维生素、膳食纤维。而长期吃方便面最直接受害的就是胃肠道，此外，如果维生素、矿物质缺乏，就可能出现营养失调症，带来肾病和高血压。

专家提示，上班族加班是不可避免的，如果怕麻烦，吃速食食品也是可以的，也没必要过于恐慌。但要有所节制，不能经常吃，还要学会如何科学地吃。选择速食食品应避免随意性，应主副、荤素、粗细搭配，同时补充富含维生素和纤维素的食物，保证食物的多样化。另外，速食食品中确有"三高""三低"食物，如高热

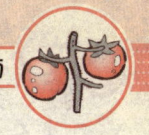

量、高脂肪的油炸食品等。但在选择时完全可以避开这些食品，同时注意食物的合理搭配。如吃炸鸡时，配用清淡的蔬菜，新鲜的水果，以纠正其高热量、高脂肪的饮食偏差；吃油炸方便面时，适当去油，或选择非油炸产品，并根据个人喜好，加入火腿、蔬菜或鸡蛋。

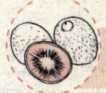 ## 醋是治疗高血压的"灶台良药"

醋不仅是上好调味品，而且是一种保健养生食品。醋除了含有大量的醋酸外，还含有钙、铁、葡萄酸、B族维生素、乳酸、甘油、脂肪酸以及一些盐类等人体必需物质，这些成分对皮肤有很好的美容作用。现代药理表明，醋具有软化血管的作用，醋里的皂素可以排除黏附在血管壁上的一种脂肪，减少血液中胆固醇含量，具有降血压的作用。

生活中以醋做食材，可以辅助降压治疗。如醋泡黄豆、醋泡花生等都可作为高血压患者的调理饮食，有助于辅助降压治疗。有研究人员曾做过一次试验，他们挑选了9个人，每天15时吃5粒醋泡黄豆，持续3个月，其间每周测量血压一次，每月验血一次，结果血压明显趋于正常。在我国民间，很早就有用醋泡花生米防治高血压了。选用饱满带衣的花生米半碗，倒入上等食醋至满，浸泡7日，从第8日起早、晚各服10粒，可降低血压。

食醋之所以能降低血压，是因食醋中含有维生素C和尼克酸，能扩张血管，促进胆固醇的排泄，并能增强血管的弹性和渗透力。此外，在内脏脂肪综合征的预防和改善方面，醋也有妙用。食醋还能增强肾功能，有利尿作用，通过利尿使钠排出，间接引起降压。因此，高血压患者除了多运动、避免暴饮暴食、减少

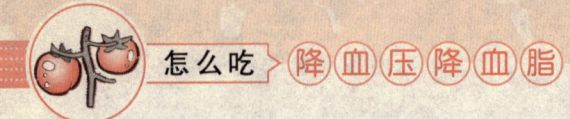 怎么吃 降血压降血脂

盐的摄入量、多吃蔬菜水果和少吃油炸食品等措施外,可选择多吃些醋,坚持每日食用醋,或食用醋浸泡黄豆、花生或食用醋蛋液,都能预防和治疗高血压。此外,醋还散发着谷物清香,蕴含丰富的食物精华。

对于高血压患者来说,吃醋无疑是一个简单、易行的降压方法。不过,要想确保醋能发挥更好的疗效,高血压患者可以选择直接喝醋,比如早晚各喝一勺。喝醋对于高血压患者的益处是非常明显的,而加热等烹饪方法会影响醋的此项作用,比如醋熘土豆丝、糖醋鱼,虽然其中也放了醋,但经过高温加热,醋的降压功效会大打折扣。

> **专家提示**
>
> 食醋虽然对高血压患者有诸多好处,但并不是所有人适合食醋,以下三种人不宜食醋:
>
> 1. 对醋过敏者及低血压者。因为食醋会导致这类人身体出现过敏现象;另外,低血压患者食醋会导致血压降低而出现头痛头昏、全身疲软等不良反应。
>
> 2. 胃溃疡和胃酸过多患者。因为醋会腐蚀这类患者的胃肠黏膜而加重溃疡病的发展。
>
> 3. 骨折的老年人。因为醋能软化骨骼和脱钙,破坏钙元素在人体内的动态平衡,会促发和加重骨质疏松症,使受伤肢体酸软、疼痛加剧,骨折迟迟不能愈合。

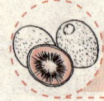 **当心,多吃甜食不利于降血压**

你有吃甜食的嗜好吗?生活中喜欢吃甜食的却大有人在,当然其中不乏高血压患者。对于健康者来说多吃一些甜食也许没什么,

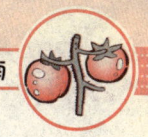

但是对于高血压患者来说,这样长期的不良饮食会造成很大的健康损害。

人体摄入过多的糖,可刺激人体内胰岛素水平升高,促进血中胰岛素、儿茶酚胺分泌,使交感神经活性增高,直接引起血管紧张度增加,这可能成为引发高血压的重要原因之一。另外,血中高胰岛素水平也会促进肾脏重吸收钠和水,引起体内水钠滞留,血容量增加而产生高血压。

食糖过多,剩余部分会转化为脂肪储藏起来,造成肥胖,而肥胖又是众多疾病之源。这一状况在儿童身上尤其常见,儿童喜好富含果糖的甜食,这可引起儿童内分泌系统发生变化,刺激体内一种引起暴食的激素分泌,导致儿童食欲大增。大量果糖在肝脏中代谢为脂肪,致使热量过剩,体重也随之上升而变成小胖墩,肥胖使得机体的脂质和糖代谢异常,儿童易患小儿高血压、糖尿病。有的儿童虽在孩提时未发病,却埋下了日后得高血压、动脉粥样硬化、冠心病、糖尿病等病的隐患。

通过以上内容可知,高血压患者或是并没有患高血压的儿童,在平时要注意饮食限糖,尽量不吃或少吃含糖量高的甜点。

> **专家提示**
>
> 运动少、轻体力劳动者,每天的食糖量不要多于20克,重体力劳动者也不要超过30克;主食要粗细搭配,不要仅限于吃米面,也要经常吃玉米、豆类、小米等。最好不吃或少吃油饼、油条、炸糕、奶油蛋糕、巧克力、奶油雪糕等。这对避免发生严重的高血压有很大的意义,是缓解病情、减轻病痛的有效方法。

喝牛奶有益降血压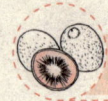

牛奶是人类最好的营养品，是优质蛋白质的重要来源，在欧美，卫生部门推荐成人每天摄入3份奶制品。但是很多人担心吃过多奶制品会升高胆固醇、诱发心脏病，一些高血压患者往往也不敢饮用。在一次国际心血管系统疾病专题讨论会上，美国两位学者提出，在调节血压上起重要作用的是血液中的钙，而不是高级神经中枢。由于牛奶中含有丰富的钙和蛋白质，所以多饮牛奶能平衡血压。

实际上，很多研究已证实，牛奶是我们身边最接近完美的食品。过量的钠是引起高血压的重要原因，而牛奶中的蛋白质有清除血液中过量钠的作用，所以能预防动脉硬化、高血压的发生。同时蛋白质中含有丰富的蛋氨酸，有抑制交感神经的作用。有医护人员指出，蛋白质还有防止血管硬化、保护血管弹性的功能。毫无疑问，牛奶中所含较多的钙、钾等元素对防治冠心病、高血压有好处。且大量流行病学调查发现，钙摄入量越少，高血压的患病率越高。据有关资料介绍，每天补充1克钙，8周可使高血压患者血压下降1~2毫米汞柱。

专家提示

高血压、血栓患者、糖尿病患者、肥胖者应饮用脱脂牛奶，这样可以减少脂肪，尤其是饱和脂肪酸的摄入。此外，酸奶也是非常好的补钙食品，它不仅可以补钙，而且其中所含的多种有益菌群可以调节肠道功能，适合于各类人群，尤其是老年高血压患者。而奶酪、奶豆腐、奶皮等，高血压患者也可以适当多食用一些。

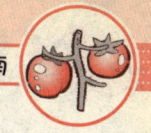

此外,有研究者对欧洲、美国和日本的17项研究成果进行了综合性分析。研究者发现,牛奶中的乳脂肪不会增加心血管疾病的风险。其中,瑞典一项涉及2.3万男性的调查发现,钙元素摄入充足的人,死于心脏病的风险相应降低25%。

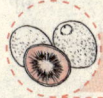 钾镁食物轻松帮你降血压

现代医学研究表明,膳食中的钾、镁与血压的升高呈负相关关系。如果高血压患者每天给予高钾饮食,可平均降血压3%~10%。高钾可对抗高钠引起的高血压效应,高血压患者在接受限钠饮食时,再辅以高钾的摄入,更能增强降压效果。日常饮食中富含钾的食物有:瘦牛肉、鱼、海藻类、贝类、花生、木耳、黄豆、蘑菇、番茄、豌豆、白薯、萝卜干、麦麸、茶叶、咖啡等,常轮流选食这类食物无疑是有益的。

镁是一种催化剂,可活化各种酶类,并能抑制神经的兴奋性,调节钙含量。同时,当镁摄入量高时血压低,摄入量低时血压高。研究证实,高血压患者镁的摄入量明显少于健康人。流行病学研究也发现,常饮软水的人群高血压及心血管疾病发病率较饮硬水的人群高。专家认为,常吃"镁食"对防治高血压有帮助。富含镁的食物有小米、麦类、香菇、豆类、杏仁、花生、核桃仁、绿叶蔬菜等。

除了以上这些大家熟悉的"降压食物"以外,生活中还有很多食物也含有钾和镁,它们都能起到一定的控制血压的作用。比如,所有的蔬菜和水果都含有丰富的钾。其中,黄绿色水果的钾含量更高,比如香蕉、柑橘、柿子、杏、荸荠等;蔬菜中钾含量高的除了芹菜、洋葱、土豆以外,还有胡萝卜、香菇等。粗粮、豆制品、坚

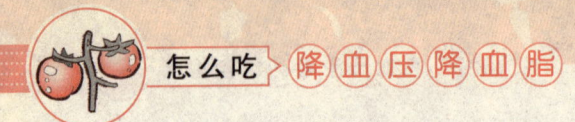

果类、绿叶蔬菜、肉类、海产品等是食物中镁的重要来源。

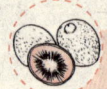 高血压患者要远离咖啡因

咖啡因是1819年由德国化学家发现的一种黄质生物碱，是一种可以从咖啡和茶中获得的白色结晶粉末，它被认为是一种中枢神经兴奋药，能够刺激中枢神经系统。精神药物影响人的意识、情绪或个人行为改变。除了咖啡以外，一些植物叶子（如茶）也包含咖啡因。现今，许多止痛剂、减肥药丸、健康饮料和软饮料都含有咖啡因。咖啡因因为本身具有的止痛作用，常与其他简单的止痛剂合成复方。但是，如果你本身已有高血压时，长期大量服用咖啡因只会使你的情况更为严重。

高血压患者应远离咖啡因，因为光是咖啡因就能使血压上升，尤其是在情绪紧张的时候，就会产生危险性的相乘效果。根据美国高血压杂志发表的一篇报告，在情绪处于压力状况之下的时候，咖啡因会把血压推高到不利健康的程度。除此之外，有家族高血压病史的人，也就是所谓的高危人群，在摄取咖啡因后，血压上升最多。一般而言，单是咖啡因就能使血压上升15毫米汞柱，比如，原来血压是120/60毫米汞柱的人，在摄取咖啡因后，可能上升至135/75毫米汞柱。血压若超过140/90毫米汞柱，对健康就有不利影响。

研究人员还认为，有些人在情绪紧张时喝咖啡，其实这是错误的做法。高血压的危险人群，尤其应避免在工作压力大的时候喝含咖啡因的饮料。

另外，有些长年有喝咖啡习惯的人，以为他们对咖啡因的效果已经免疫，事实并非如此。一项研究显示，喝一杯咖啡之后，血压升高的时间可长达12小时。

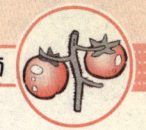

不必走"素食主义"道路

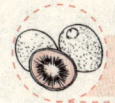

研究表明,一半以上的超重者可以通过减轻体重而使血压降至健康的水平。体重每降低1千克可使血压下降1~2毫米汞柱。因此,很多高血压患者为了减轻体重,采取"低盐、低脂、低油"的饮食方式,有些人甚至走向了素食主义的极端。其实这是没有必要的,对健康也极为不利,高血压患者不能只吃素食,要科学饮食。

因为长期素食会导致身体缺乏维生素B_{12},有可能会出现血管硬化的情况,患心脏病和中风的机会也会相应增加。部分高血压患者坚持饮食清淡的原则,连鸡蛋和牛奶都不吃,很容易造成体内维生素B_{12}的缺乏。维生素B_{12}能促进身体新陈代谢。人体缺乏维生素B_{12},会导致体内同型半胱氨酸的水平提高,从而不同程度地损坏血管内膜和令血管外皮加厚,引起血管硬化。后果是不但不利于高血压的康复,还可能增加心血管疾病的发病风险。

香港中文大学早年曾对100名素食超过10年的人进行跟踪研究,其中七成人连鸡蛋、牛奶及乳酪制品都不吃,结果发现四成被访者颈血管内膜比正常饮食者厚,血压也较高。研究人员发现,其血管硬化病变的发生率比非素食人士要高。

专家建议,高血压患者,即使是肥胖者,健康科学的膳食结构也应该包括一定量的动物蛋白,因为动物蛋白所含氨基酸与人体的需求相符,是植物蛋白所不能替代的,动物蛋白的主要来源是鸡蛋、牛肉、羊肉、牛奶等。如基于宗教或其他原因不愿进食蛋、牛奶、肉的话,可每日服用0.5毫克的维生素B_{12},这样有助于预防心脏病和中风。

此外,高血压患者应该建立起正确的膳食观念,在限盐的前提下做到平衡饮食，患者可以根据"平衡膳食金字塔"来规划自己的一日三餐。处于塔的底部的是日常应该摄入较多的食物，越往上摄入量应越少。

食物"金字塔"第一层，即处于塔的最底部的主要是谷物类，例如米饭、馒头、玉米等，每天摄入量为300~500克。第二层为蔬菜、水果，建议每日摄取新鲜蔬菜400~500克，新鲜水果100~200克。第三层为鱼、虾、肉、禽、蛋类。畜肉类每日的摄取量为50~100克，鱼、虾类每日为50克，蛋类每日为25~50克。鱼类是优质蛋白来源，且脂肪含量较低，建议患者多吃。第四层为奶类及其制品、豆类及豆制品，每日应摄取100克脱脂奶、酸奶，因为这两种奶既保留了奶中的营养素，同时又降低了脂肪和胆固醇含量，因此应优先选用。第五层为金字塔的顶端，主要是脂肪、油脂类，每日摄取25克左右。

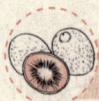

夏季不渴时也要补水

水乃生命之源，身体中的水对于维系机体健康起着非常关键的作用，正确饮水对于高血压防病保健有着重大意义。

缺水是高血压患者的潜在危险。一旦出现口干舌燥、心烦意乱的高血压患者就要注意了，这是身体因水量不足而进行自我调整的结果。尤其是在炎热的夏季，人体内的周身血管舒张、血流加快、阻力减少。同时夏季人体又容易出汗，排钠多、肾脏负担相对减小，部分患者的血压比其他季节低10毫米汞柱左右，不少轻度高血压病患者在夏季血压可降到正常。

合理补充水分，对于高血压患者来说尤为重要。因为水分摄入过少会导致血容量不足、血液浓缩、血液黏稠度增高，容易诱发脑

第二章 高血压患者的饮食指南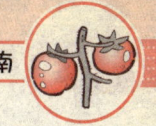

血栓的形成。因此,高血压患者在夏季应该多饮水,以保证血液正常的浓度。即使感到不太渴的时候,也要注意喝水。如果出汗过多,更应及时补充水分,尤以清茶或凉开水为好,同时也要多摄入些含水分多的水果。

在脑卒中易发生的清晨,有研究认为,这与夜间的缺水有关。所以,高血压患者在半夜醒来时适量饮水,可降低血液黏度,有助于预防血栓的形成。清早起来再饮用一杯约1000毫升的凉开水,这样可以使一夜失去的水分得以补充,可使血液至少6小时变淡,直接减轻心脏和血管的压力。还能使动脉粥样斑块液化,这是高血压患者每天应该坚持的一项食疗原则。另外,早晨外出锻炼回家后,喝一杯水,以补充运动中流失的水分。下午,每过一小时就适当喝点水。沐浴前喝一杯水,因沐浴时体温的升高能促进排汗,排出体内的废物。沐浴后再喝一点水,补充身体流失的水分。睡前喝一点水,有助于清除体内的毒素。

综上所述,水分的补充可以在一定程度上缓解血压升高,水分的摄入可以增加血容量,减少血压的黏稠度,不仅可以预防高血压,还可以避免一些心脑血管疾病,总体来说是治疗高血压的方法。

> **专家提示**
> 高血压患者宜喝白开水,不宜喝那些含糖的饮料。要养成自觉喝水的习惯,不要觉得渴了才喝水,因为当人感觉到口渴时,体内已经缺水了。主动喝水、改善饮食、积极运动,再配合一定的药物治疗,能使高血压恢复到正常值。

除了高血压患者外,患有肾结石、胆结石、高尿酸血症、痛风以及膀胱炎的患者,都应该注意多喝水。

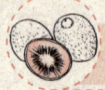

怎么吃 降血压降血脂

谨防日常生活中的饮食陷阱

高血压患者要注意饮食合理，谨防日常生活中的饮食陷阱。

陷阱一：高脂饮食

高血压患者在日常饮食中应当有所禁忌，世界各国流行病学调查结果表明，饮食中饱和脂肪酸的摄入量与高血压、动脉粥样硬化等发病率密切相关。在工业越发达、生活越富有的国家，高血压的发病率就越高，因为在这些国家膳食中饱和脂肪酸摄入量很高，如芬兰和美国。已有研究证明，降低膳食中脂肪总含量，减少饱和脂肪酸，增加不饱和脂肪酸，使人群血压平均下降约1.1千帕，血压正常者和轻型高血压患者血压均显著下降，高血压患者血压下降更为明显。近年来，我国社会经济迅猛发展，老百姓富裕了，饮食结构逐渐西化，表现为脂肪含量很高的西方快餐食品越来越多地被中国人特别是年轻人接受。随之而来的，是我国高血压发病率的不断上升。

为什么高脂食物会导致高血压呢？这是因为摄入过多的脂肪尤其是动物脂肪后，除了会造成脂肪沉积产生肥胖以外，还会增加饱和脂肪酸在人体的含量，这也是造成血压增高的重要原因。

另外，研究表明，高脂肪饮食会使人身体的氧化负担过重，造成一氧化氮生物活性降低，从而引起高血压。2005年，美国加利福尼亚大学的瓦则瑞博士做了一个有名的动物实验，他仿照美国人的饮食结构为大鼠制定食谱，结果发现，高脂饮食造成的氧化负担过重诱发了大鼠的血压增高。实验进行了2年以后，中止了给大鼠喂食高脂饮食，而代之以健康饮食，发现大部分的血压异常可以逆转。这表明，纠正不良的饮食习惯是可以防止高血压的。

陷阱二：长期食用高胆固醇食物

现代医学早已证明，胆固醇过高或过低都会影响身体健康，这就要求我们在平时饮食中要注意适量摄取胆固醇，高血压患者更是如此。高血压患者要控制富含胆固醇的动物脂肪和其他食物（如蛋黄、动物内脏、鱼子、虾、蟹黄、墨鱼等），这是因为：

其一，经过动物实验和人类饮食习惯的调查，确定高胆固醇的食物与动脉硬化的发生和发展有关系。

其二，进食的数量可直接影响血液中胆固醇的水平。血液中胆固醇增高后，便容易沉积到血管壁中而发生动脉硬化。不过，如果是年轻而且症状轻的高血压患者，几次测定血液中的胆固醇的数值又都不高，加上体形也不过于肥胖，其脂肪类食物的摄入可不必过分限制。但年龄在40岁以上的高血压患者，即使血液中的胆固醇的数量不高，仍应摒弃富含胆固醇的食物。荤腥食物都或多或少含有胆固醇，对高血压患者特别是动脉硬化的患者是很不适宜的。高血压患者应该根据血中胆固醇含量水平及是否有动脉硬化等情况适当予以控制。一般应选择每100克食物中含胆固醇在100毫克以下的为好。

陷阱三：过量饮酒

观察研究显示，过量饮酒与血压升高和较高的高血压流行程度相关联。酒中乙醇能使血管对多种升压物质和敏感性增加，从而致血压升高。

另据研究发现，长期大量饮酒还会造成心肌细胞损害，使心脏扩大而发展为心肌病；还可诱发酒精性肝硬化，并加速动脉粥样硬化。因此，已有高血压或其他心血管疾病的患者一定要忌酒。不过，传统医学认为，少量饮酒可扩张血管、活血通脉、助药力、增食欲、消疲劳。同时，一些针对病症的药酒可以少量饮用，特别是中风后遗症和冠心病患者可适当选择某种药酒饮用，但要将量控制在最低限度。已有饮酒习惯的成年人应限制饮酒量，每日饮用白酒最好不超过50毫升。

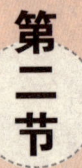

怎么吃 降血压降血脂

第二节 高血压患者宜食的五谷

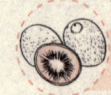 玉米：心脑血管的"保护神"

◎ 降压功效解读

玉米，又名苞谷、棒子、六谷等，是一年生禾本科植物。玉米中的不饱和脂肪酸，尤其是亚油酸的含量高达60%以上，它和玉米胚芽中的维生素E协同作用，可降低血液胆固醇浓度，并防止其沉积于血管壁。因此，玉米对冠心病、动脉粥样硬化、高血压等都有一定的预防和治疗作用。

现代研究表明，多食玉米可预防高血压、冠心病、心肌梗死的发生，并具有延缓细胞衰老和脑功能退化的作用。在我国的一些地

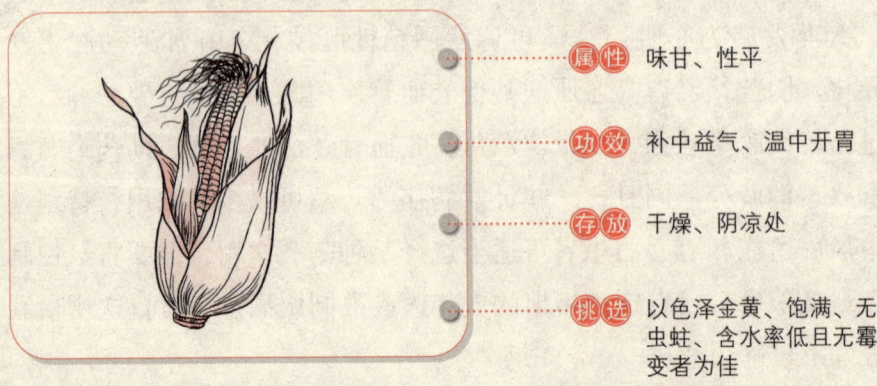

属性 味甘、性平

功效 补中益气、温中开胃

存放 干燥、阴凉处

挑选 以色泽金黄、饱满、无虫蛀、含水率低且无霉变者为佳

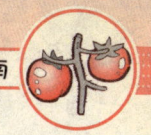

第二章 高血压患者的饮食指南

区和西方发达国家，玉米曾一度在餐桌上被排除；由于发现玉米对高血压、冠心病、动脉硬化等有良好的防治作用，目前在许多欧美国家玉米又备受青睐，并已成为一种热门的保健食品。

玉米作为高血压病患者的优质食品，由于和中、开胃、利尿、清湿热的作用显著，对脾虚肝旺型、痰浊内蕴型高血压病患者尤为适宜。为了降低和稳定血压，高血压病患者不仅可多吃玉米面、玉米油，也可用玉米须煎汤代茶饮。

降压食谱推荐

 玉米须茶

【原料】鲜玉米须30克左右（晒干样约10克），冷水400毫升。

【做法】清水洗净玉米须放入锅中，加冷水400毫升；大火煮开后，小火再煮5分钟；待凉，用漏勺将玉米须捞出即可。

保健贴士

> 玉米须含有大量营养物质和药用物质，如酒石酸、苹果酸、苦味糖苷、多聚糖、β－谷甾醇、豆甾醇等。玉米须煮水代茶饮，可以消暑清热。常饮有减肥作用，对防治动脉粥样硬化、高血压病大有裨益。

 番茄玉米羹

【原料】玉米粒150克，番茄2个，香菜末、奶油高汤、精盐、胡椒粉各适量。

【做法】番茄洗净后用热水汆烫去外皮、去籽，切丁；玉米粒洗净，沥干水分；锅中加适量奶油高汤煮沸，下入玉米粒、番茄，以精盐、胡椒粉调味，共煮5分钟，撒入香菜末即成。

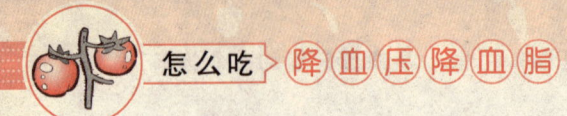

怎么吃 降血压降血脂

保健贴士

本品做法简单,食材荤素搭配,富含营养,常吃番茄玉米羹可延缓发生高血压和动脉硬化。

◎降压食用注意

由于玉米缺少一些必需的氨基酸,故不宜单独长期食用,可与豆类、小麦等混合食用,以提高营养价值。我们在吃玉米时应把玉米粒的胚尖全部吃进,因为玉米的许多营养都集中在这里。玉米不宜与富含纤维素的食物经常搭配食用,因为玉米含有较多的木质纤维素。青玉米棒宜煮食不宜烤食,烤食易产生多种有害物质。

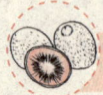 **薏苡仁:利尿消肿降血压**

◎降压功效解读

薏苡仁是我国古老的药食皆佳的粮种之一。它除了富含碳水化合物,还含有较高的B族维生素和维生素E,微量元素锌、硒、铜、锰等。薏苡仁中含有油酸、亚油酸,以及酸性多糖、薏苡多糖和挥发油。由此可见,薏苡仁的营养价值很高,因而被誉为"世界

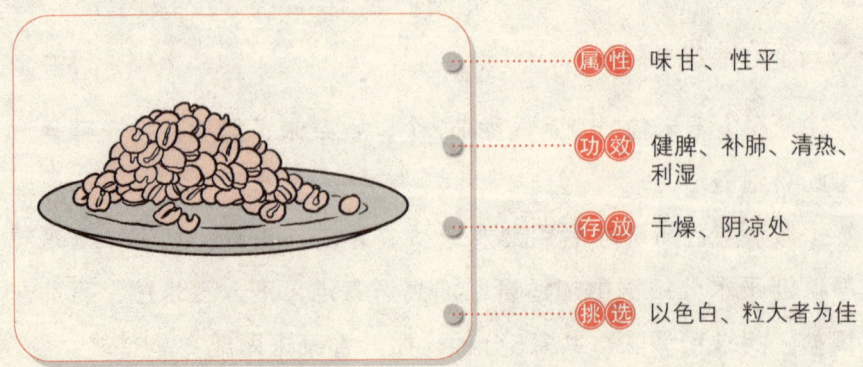

属性	味甘、性平
功效	健脾、补肺、清热、利湿
存放	干燥、阴凉处
挑选	以色白、粒大者为佳

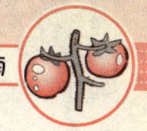

禾本科植物之王"。

大量的科学研究和临床实践证实,薏苡仁的特殊营养成分具有扩张血管和降低血压的功效,因为薏苡仁含有丰富的水溶性纤维,可促进体内血液和水分的新陈代谢,有利尿、消水肿的作用,借由吸附负责消化脂肪的胆盐,使肠道对脂肪的吸收率变差,进而降低脂肪,所以能达到减肥的效果。

降压食谱推荐

绿豆薏苡仁粥

【原料】薏苡仁、绿豆各30克,薄荷6克,冰糖15克。

【做法】将薄荷用水煎约30分钟,取汁去渣备用;将绿豆用开水浸泡后,用水煮至半熟;由于薏苡仁不容易煮熟,过度烹煮也会破坏效果,所以煮之前最好先用水浸泡3个小时以上,加入浸泡后的薏苡仁,煮至豆熟米烂,然后调入薄荷水及少许冰糖即成。

保健贴士

薏苡仁含有药用价值很高的薏仁酯、薏仁油、谷甾醇、生物碱,这些植物功效成分具有降血压、解热、镇痛的功效。而且薏苡仁中还含有一定的维生素E,而维生素E具有抗衰老的作用,加上薏苡仁的热量不高,却有饱足感,是养生保健的自然饮食中极富营养又能清除体内杂质的膳食。

薏苡仁冬瓜排骨汤

【原料】薏苡仁30克,排骨250克,冬瓜300克,香菇数朵,精盐、鸡精、姜片各适量。

【做法】锅内盛适量的水,将薏苡仁、排骨洗净,香菇泡发

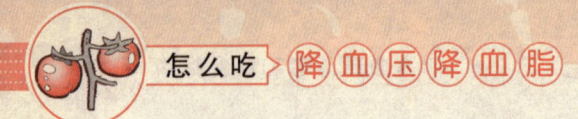

（去蒂），一起放入（如果想让汤清一些，可先将排骨飞水，去除血水后再放入，如果是一起放入，滚开后将汤表面的浮沫撇去也可以，这样汤味更浓一点），大火烧开后，撇去浮沫，放入冬瓜、姜，盖上锅盖，煮沸后转小火，煮50分钟左右，加入精盐和鸡精调味即可。

保健贴士

本方具有解毒的作用，使体内毒素尽快排出。每天早餐后喝一杯薏苡仁水，不但能排出多余水分，还兼具美白功效，而冬瓜含的微量元素，也有使肌肤润白的功效。同时，它还是一种低热量又可消脂的减肥食品。

◎ 降压食用注意

中医专家指出，薏苡仁会使身体冷虚，故虚寒体质的人不适宜长期吃薏苡仁；正值经期的女性也应该避免食用薏苡仁；薏苡仁所含的糖类黏性较高，可能会妨碍消化，所以消化功能不良的人不能吃薏苡仁；孕妇不宜多吃薏苡仁。

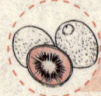 黄豆：扩张血管，降低血压

◎ 降压功效解读

黄豆被誉为"豆中之王"，味甘、性平，具有健脾宽中、润燥利水和活血解毒等作用。黄豆的营养成分比较齐全，具有很高的营养价值。现代医学研究认为，黄豆不含胆固醇，并可以降低人体胆固醇，减少动脉硬化的发生，预防心脏病；同时，黄豆内还含有一种脂肪物质叫亚油酸，这种脂肪优于动物脂肪，能促进儿童的神经发育。亚油酸还具有降低血中胆固醇的作用，是预防高血压、冠心

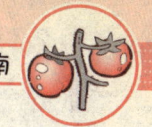

第二章 高血压患者的饮食指南

病、动脉硬化等的良好食品。因此,黄豆被营养学家推荐为防治冠心病、高血压、动脉粥样硬化等疾病的理想保健品。

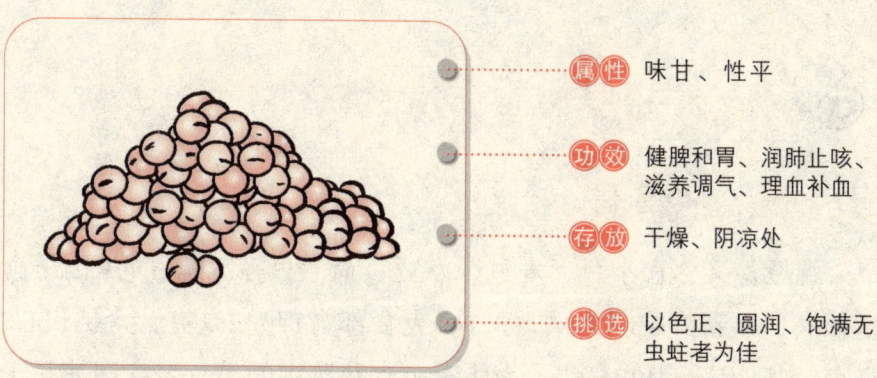

属性 味甘、性平

功效 健脾和胃、润肺止咳、滋养调气、理血补血

存放 干燥、阴凉处

挑选 以色正、圆润、饱满无虫蛀者为佳

降压食谱推荐

 干贝芹菜黄豆粥

【原料】干贝4粒,芹菜2棵,粳米70克,黄豆30克,红枣4枚。

【做法】干贝用温水浸软;芹菜洗净切段;粳米、黄豆洗净;红枣去核;烧热水将配料加入,煮成稀粥。

保健贴士

本方是适合高血压患者并发高血脂患者吃的食物。特别是夏季容易出现低钾的情况,这时吃点干贝芹菜黄豆粥,可以帮助体内补充钾元素。

◎降压食用注意

高血压、肾病患者食用黄豆应适量。因为高血压肾病患者的肾脏功能不好,钾元素不容易排出体外。吃黄豆太多,很容易导致高钾血症,出现胸闷、心慌、心律失常等危险情况。所以食用黄豆要适量。此外，不可生吃黄豆，因为生黄豆中含有抗胰蛋白酶因子，影响人体对黄豆内营养成分的吸收。

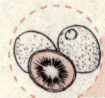 豌豆：和中下气，利尿降压

◎ 降压功效解读

豌豆，又称青小豆、麦豆、寒豆、荷兰豆等。豌豆的K因子含量很高，以新鲜豌豆为例，每100克食部含钾332毫克，含钠仅1.2毫克，其K因子为276.67，为所有可食蔬菜中的第一名，即使是干豌豆，其K因子也很高，每100克食部含钾610毫克，含钠4.2毫克，K因子为145.24。可见，豌豆无论是鲜品，还是干品，其K因子都

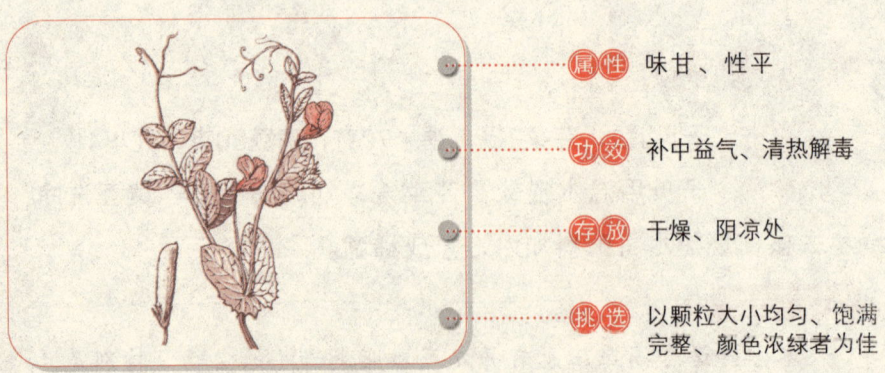

属性	味甘、性平
功效	补中益气、清热解毒
存放	干燥、阴凉处
挑选	以颗粒大小均匀、饱满完整、颜色浓绿者为佳

大大超过有效降压作用的界定范围（K因子≥10）。豌豆苗的含钾量也相当高，每100克食部含钾174毫克。对人体来说，良好的K因子应是3或大于3，因此，豌豆苗也有较好的降血压作用。现代食疗专家赞誉豌豆为"降压佳豆"。因此，患有高血压病或有血压升高及出现头痛、心烦、脉弦数或脉滑的患者，经常服食以豌豆及其制品烹饪制作的菜肴、汤羹，是大有裨益的。

第二章 高血压患者的饮食指南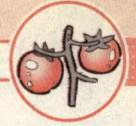

降压食谱推荐

 豌豆山药泥

【原料】鲜豌豆仁750克,鲜山药200克,核桃仁100克,红糖、白糖、湿淀粉各50克,植物油50毫升。

【做法】将鲜豌豆仁洗净,山药去皮切碎,一起入锅加适量水煮烂熟,捣成浆泥状,用干纱布过滤取汁;核桃仁用开水浸泡后,剥去仁膜,投入植物油锅炸透捞出,沥油后剁成细末,待用;锅中放入红糖、白糖,加适量水,以中火溶化后,加入豌豆、山药浆泥,拌匀后煮沸,调入湿淀粉,调匀成泥糊状,撒入核桃仁粉,调匀即成。

保健贴士

此菜肴具有补肾益气、利湿降压等功效,适用于肝肾阴虚、阴阳两虚型高血压病等。

 豌豆瘦肉粥

【原料】鲜嫩豌豆苗300克,瘦猪肉丝50克,葱花、姜末、料酒、精盐、味精、植物油各适量。

【做法】将豌豆苗洗净,切成小段,待用;植物油入锅烧热,投入葱花、姜末炒香,先放入肉丝煸炒,再加料酒、精盐、味精翻炒,然后加入豌豆苗炒匀即成。每日1剂,佐餐食用。

保健贴士

此品具有健脾益气、利尿降压等功效,适用于各型高血压病等。

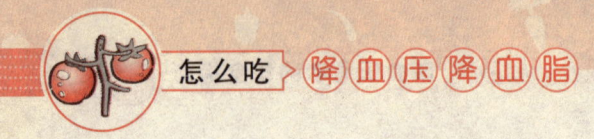

◎降压食用注意

豌豆在食用的时候要注意,不要吃得太多,豌豆食用过量会发生腹胀,因为豌豆易产气,慢性胰腺炎患者忌食,糖尿病患者也要慎食。

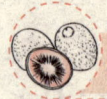 **花生:降压抗衰老的"长生果"**

◎降压功效解读

中医学认为,花生味甘、性温,具有补肺润燥、健脾养胃等作用。现代医学研究表明,花生中含有诸多降低血压和防止血压升高的成分。同时,花生因具有增强记忆力、延缓人体细胞衰老的作用,赢得了"长生果"的美誉,被人们视为养生保健佳品。

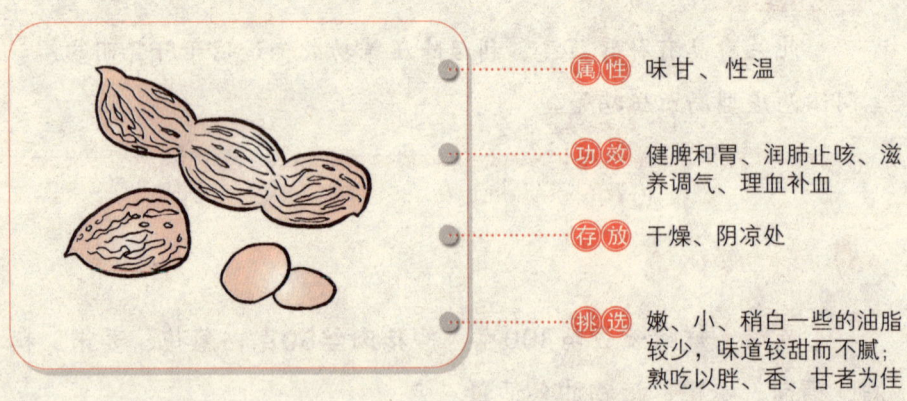

属性：味甘、性温

功效：健脾和胃、润肺止咳、滋养调气、理血补血

存放：干燥、阴凉处

挑选：嫩、小、稍白一些的油脂较少,味道较甜而不腻;熟吃以胖、香、甘者为佳

研究表明,花生中的糖类为复合糖,可以促进肠道蠕动,有利于胆固醇的排泄;而所含的植物性脂肪又不会引起血压升高。同时,花生含多种脂肪酸,其中80%以上为不饱和脂肪酸,且近一半为亚油酸,能使胆固醇氧化,具有降低血浆胆固醇、延长血小板的凝聚、抑制血栓形成、预防脑卒中(中风)、增加微血管弹性、预防血管破裂、防治动脉粥样硬化、降低血压等作用,可以有效防治

冠心病、高血压、脑动脉硬化等多种疾病。

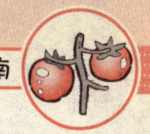

降压食谱推荐

老醋花生

【原料】红皮花生仁400克，醋300毫升。

【做法】将花生仁煮熟冷却后，放在有盖的玻璃器皿中，用优质食醋浸泡7~9天即成。

> **保健贴士**
>
> 醋与花生的"天仙配"是科学的，这在于花生的价值突出在含有人体所需要的不饱和脂肪酸。除了花生以外，醋也有一定的保健意义，又能起到耐储存和保鲜的作用。每天吃10粒醋泡花生，对高血压和冠心病有一定的辅助疗效。

◎ 降压食用注意

花生属高脂肪、高热量食品，所以宜常食，但不宜多食。花生中所含的油脂成分具有缓泻作用，需要大量的胆汁来消化，因此，高血压病患者如果有脾虚便溏、急性肠炎和痢疾者以及胆囊切除者，均不宜常食花生。霉变的花生因会产生致癌性很强的黄曲霉毒素，故不能食用。

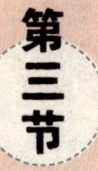

怎么吃 降血压降血脂

第三节 高血压患者宜食的蔬菜

芹菜：降压的"大将"

◎ 降压功效解读

芹菜是我们经常食用的蔬菜之一。芹菜分为水芹和旱芹两种，旱芹食用较多，其香气较浓，又名香芹，因入药较佳，故也称药芹，味甘、苦，性凉，具有平肝清热、祛风利湿、醒脑提神和润肺止咳等功效。经常食用芹菜能降压、安神、醒脑，是高血压、脑动脉硬化患者的优质蔬菜。芹菜含有蛋白质、糖类、维生素A、维生素C、维生素PP（烟酸）、钙、铁、磷、芹菜苷、挥发油、胡萝卜素、甘露醇等营养成分。其蛋白质和钙、磷、铁、维生素的含量高

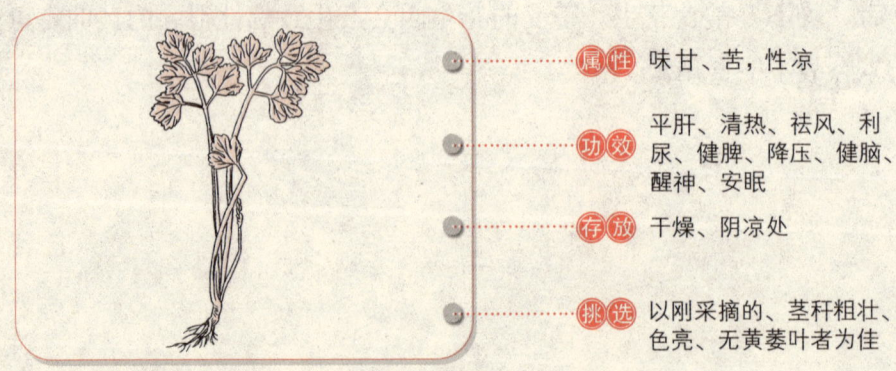

属性　味甘、苦，性凉

功效　平肝、清热、祛风、利尿、健脾、降压、健脑、醒神、安眠

存放　干燥、阴凉处

挑选　以刚采摘的、茎秆粗壮、色亮、无黄萎叶者为佳

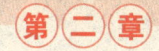

于一般蔬菜；芹菜中含有的维生素PP，能降低毛细血管的通透性，软化血管，具有降血压和降血脂的作用，用鲜芹菜捣汁加白糖饮用，对高血压有明显的防治作用。

降压食谱推荐

鲜榨芹菜汁

【原料】鲜芹菜250克，蜂蜜适量。

【做法】将芹菜用清水去泥沙洗净，并去除菜根及菜头、菜叶，备用；先用沸水将芹菜烫2分钟后，取出，用刀切碎，放进榨汁机内榨汁或用干净布块包住绞汁；取到菜汁后，加入适量蜂蜜，再用开水冲服。每日1剂，每次1小杯，每日2次，连服数天。

> **保健贴士**
>
> 将芹菜榨成汁，主要是为了便于吸收，而在其间加入适量的蜂蜜，则是因为芹菜汁的味道较苦，加入蜂蜜可以调和口感。此方对高血压有较好的疗效。

鲜芹苹果汁

【原料】鲜芹菜250克，青苹果1~2个。

【做法】将鲜芹菜放入沸水中烫2分钟，切碎后与青苹果榨汁，每次1杯，每日2次。

> **保健贴士**
>
> 鲜芹苹果汁也能降血压、平肝、镇静、解痉、和胃止吐、利尿。适用于眩晕痛、颜面潮红、精神易兴奋的高血压患者。

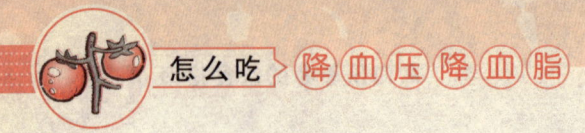

◎降压食用注意

芹菜富含营养，色美味佳，炒食和凉拌均可，荤素皆宜，还可做馅，别有风味。此外，芹菜叶柄应该尽可能地与叶子一起食用，因为芹菜叶含钙、铁、钾、维生素A和维生素C的量较叶柄要丰富得多，而且芹菜叶有挥发性物质，别具芳香，能增强人的食欲。血压偏低者不宜多吃。

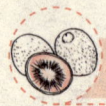 **菠菜：平衡血压，补血滋阴**

◎降压功效解读

菠菜，又称菠薐、波斯草，它的茎叶柔软滑嫩、味美色鲜，含有丰富的维生素C、胡萝卜素、蛋白质，以及铁、钙、磷等矿物质。菠菜中含有大量的β-胡萝卜素和铁，也是维生素B_6、叶酸、铁和钾的极佳来源。菠菜叶中含有铬和一种类胰岛素样物质，其作用与胰岛素非常相似，能使血糖保持稳定。此外，菠菜中含有丰富的维生素E、芸香苷、辅酶Q10等有益成分，能供给人体多种营养物质，起到平衡血压的作用；其所含铁质，对缺铁性贫血有较好的辅助治疗作用。菠菜作为一种缓和的补血滋阴之品，对"虚不受

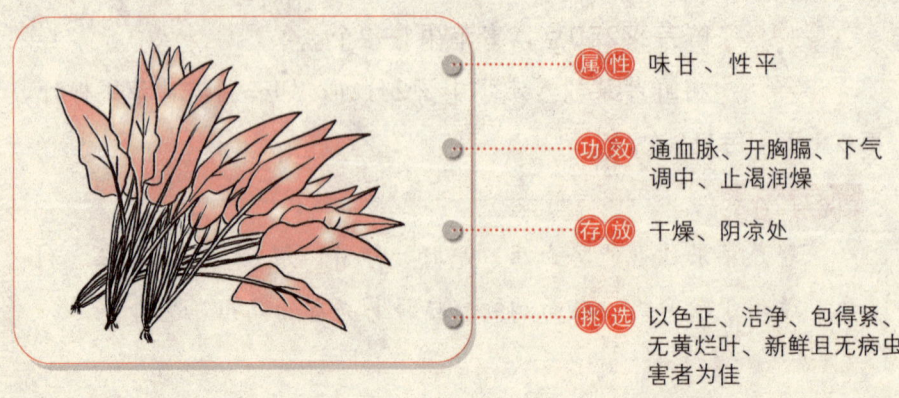

属性 味甘、性平

功效 通血脉、开胸膈、下气调中、止渴润燥

存放 干燥、阴凉处

挑选 以色正、洁净、包得紧、无黄烂叶、新鲜且无病虫害者为佳

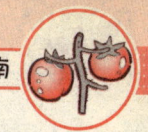

补"尤宜。菠菜所含的酶对胃和胰腺的分泌功能有良好的作用，宜于高血压、糖尿病患者。

降压食谱推荐

 菠菜大枣粥

【原料】菠菜250克，大枣15枚，粳米100克。

【做法】将菠菜择洗干净，入沸水锅中略焯，捞出过凉，挤干水分，切碎，备用；将大枣、粳米洗净，共置锅内，加水煮粥，八成熟时加入菠菜末，再煮至粥熟即成。每日1剂。

保健贴士

菠菜大枣粥敛阴润燥，益气养血。适宜于肝郁化火、风阳上扰型高血压，亦适宜于肝肾阴虚、肝阳上亢型高血压。

 姜汁菠菜

【原料】菠菜250克，姜汁、花椒油、精盐、白糖、醋各适量。

【做法】菠菜洗净，入沸水烫一下，过凉水沥干晾凉；菠菜入盆加姜汁、花椒油、精盐、白糖、醋拌匀即成。

保健贴士

本菜具有养阴血而不害脾胃的特点，适用于头昏头痛、面红目眩、尿黄、心悸等高血压患者。

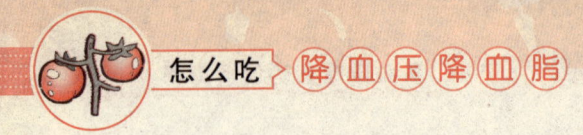

◎ 降压食用注意

菠菜含有草酸，草酸与钙质结合易形成草酸钙，它会影响人体对钙的吸收。因此，菠菜不宜与含钙丰富的豆类、豆制品类及木耳、虾米、海带、紫菜等食物同时烧。做菠菜时，先将菠菜用开水烫一下，可除去80%的草酸，然后再炒、拌或做汤。

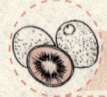 芦笋：去脂减肥降血压

◎ 降压功效解读

芦笋为食药佳品，它脆嫩清香，口感很好，很受国内外人们的喜爱。芦笋在国际上被公认为"世界十大名菜之一"。芦笋的营养价值很高，中医学认为，芦笋性平、味甘，有补虚、抗癌、去脂减肥、降压等功效，适用于癌症、贫血、肾炎水肿、高血压病、高脂血症、

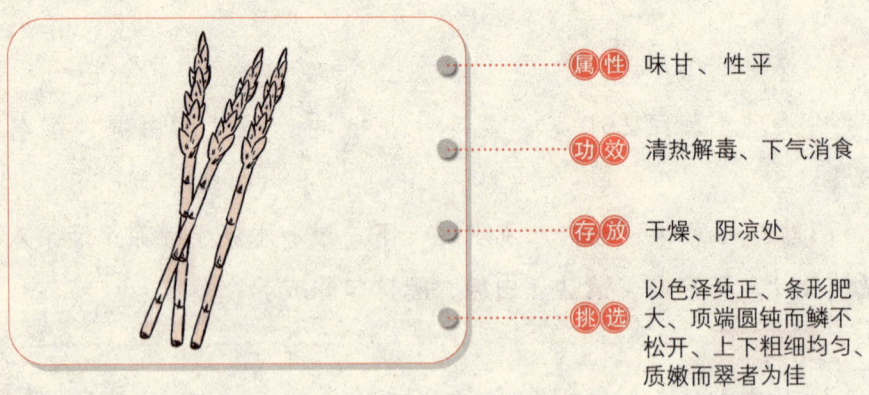

属性	味甘、性平
功效	清热解毒、下气消食
存放	干燥、阴凉处
挑选	以色泽纯正、条形肥大、顶端圆钝而鳞不松开、上下粗细均匀、质嫩而翠者为佳

肥胖等患者。芦笋含蛋白质及糖，几乎不含脂肪，故为很好的减肥食品；它含多种维生素，其中每100克可食部分含胡萝卜素100微克，含维生素C 45毫克，还含大量维生素P（即芦丁），这些对维护毛细血管的形态和弹性有利；芦笋含多种矿物质元素，除含硒外，还为高K因子食品，其K因子大于68，对高血压病有较好的防治作用。

降压食谱推荐

 ### 芦笋培根卷

【原料】芦笋1捆，培根4片，黑胡椒粉、鸡粉、花生油、精盐各适量。

【做法】芦笋只切头上嫩的部分约15厘米洗净，汤锅加清水、适量盐、少许花生油烧开后，下芦笋汆一下就捞起投入冰水里至凉透后捞起备用，这样芦笋碧绿且口感脆嫩；培根每片一分两段后，一片裹两根芦笋卷好后用牙签固定；平底锅放适量油，五成热，下芦笋培根卷煎，边煎边撒上少许精盐、鸡粉、黑胡椒粉，一面煎好再翻另一面煎，煎好装盘即可。

保健贴士

芦笋富含多种氨基酸、蛋白质和维生素，其含量均高于一般水果和蔬菜，特别是芦笋中的天冬酰胺和微量元素硒、钼、铬、锰等，具有调节机体代谢、提高身体免疫力的功效，在对高血压、心脏病、白血病、水肿、膀胱炎等的预防和治疗中，具有很强的抑制作用和药理效应。

 ### 芦笋扇贝汤

【原料】芦笋、鸡蛋清各50克，净鲜扇贝200克，青豆、熟火腿肉片各15克，葱花、姜末、料酒、精盐、味精、五香粉、湿淀粉、清汤、胡椒粉各适量，麻油10毫升。

【做法】扇贝肉切成薄片，放入碗中，加料酒、精盐、味精、鸡蛋清、湿淀粉腌制上浆，待用；锅内倒入清汤，精盐、味精、料酒、胡椒粉调好口味，用大火烧沸，放入青豆及火腿肉片，稍煮片刻，下入扇贝片氽透，用湿淀粉勾薄芡，撒入葱花、姜末，淋上麻油，拌匀即成。

保健贴士

此品具有滋阴润燥、去脂降压、补钙等功效，适用于肝肾阴虚、肝风内动性高血压病等。

◎降压食用注意

芦笋不应该存放1周以上，也不宜生吃。芦笋中的叶酸很容易被破坏，所以高血压患者若用来补充叶酸应避免高温烹煮，最佳的食用方法是用微波炉小功率热熟。

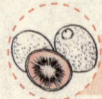

胡萝卜：降压的"廉价小人参"

◎降压功效解读

胡萝卜是一种质脆味美、营养丰富的家常蔬菜，具有健脾消食、下气止咳、清热解毒和养肝明目的功效。现代研究证明，胡萝卜有降压、强心、抗炎和抗过敏等作用，是难得的果、蔬、药兼用

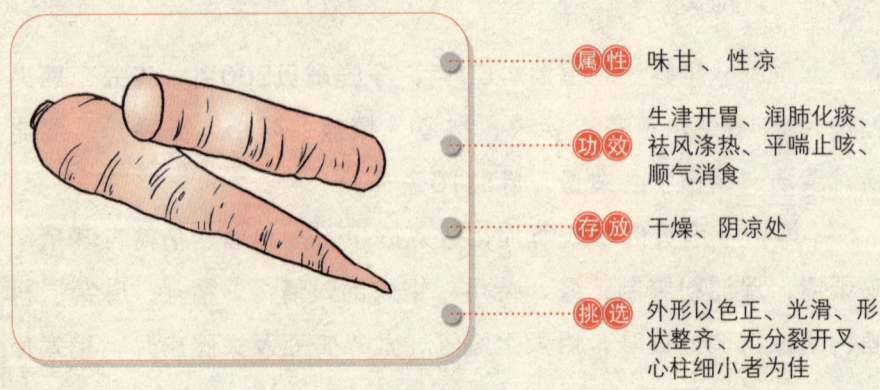

属性 味甘、性凉

功效 生津开胃、润肺化痰、祛风涤热、平喘止咳、顺气消食

存放 干燥、阴凉处

挑选 外形以色正、光滑、形状整齐、无分裂开叉、心柱细小者为佳

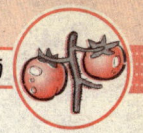

之品,因而有"廉价小人参"之称。

胡萝卜含有丰富的营养成分,如蛋白质、脂肪、糖类、钙、磷、铁、抗坏血酸等。现代研究还表明,胡萝卜中含有槲皮素、山柰酚等物质,能增加冠状动脉血流量,常食胡萝卜能改善微血管功能,降低血脂,增加冠状动脉血流量,具有降血压、降血糖、强心等作用,对高血压、冠心病、糖尿病、脑动脉硬化患者均有益。胡萝卜中的琥珀酸钾盐是降低血压的有效成分。高血压病患者饮胡萝卜汁可使血压迅速降低,所以高血压病患者宜多吃胡萝卜。

降压食谱推荐

熘胡萝卜丸子

【原料】胡萝卜400克,香菜末25克,小麦面粉80克,淀粉(豌豆)55克,五香粉、酱油、精盐、大葱、姜、植物油各适量。

【做法】胡萝卜洗净,切成丝,再剁几下,放入盆中,撒入香菜末、五香粉、精盐、面粉、淀粉,搅拌成馅;把拌成的馅做成小丸子,放入油锅中炸成金红色,捞出沥油;炒锅内放入植物油,烧热后放入葱、姜炝锅,加入少许酱油和精盐,并加入清水,待烧开后,用淀粉勾芡,放入丸子,搅拌均匀,略烧即成。

保健贴士

本品增加冠状动脉血流量,促进肾上腺素合成,具有降血压的功效。

胡萝卜瘦肉粥

【原料】大米50克，瘦肉、胡萝卜丁、洋葱末、芹菜末各少许，香葱段、姜末、料酒、白醋、精盐、大豆油各适量。

【做法】肉切细丁，然后剁上几刀；把肉用葱段、姜末、料酒、几滴白醋、精盐腌制15分钟以上；切好胡萝卜丁、葱花；把大米淘洗干净；先把水下锅烧至将开再放米；大火烧开后，中小火煮至黏稠，边煮边搅动；放入瘦肉丁，加点大豆油；再边搅边煮六七分钟；再入胡萝卜丁、洋葱末、芹菜末，稍煮；加入香葱调味即成。

> **保健贴士**
>
> 胡萝卜能增加冠状动脉血流量，促进肾上腺素的合成，因此本品具有降压、强心等功效。

◎ 降压食用注意

在吃胡萝卜时，应注意炒熟再吃，不宜生吃，因为生吃时不易消化，大部分维生素会随粪便排泄掉。过多食用胡萝卜时会出现皮肤发黄、恶心、厌食、乏力等，常被误认为得了肝炎，但停食后症状会很快消失。

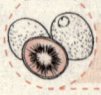

冬瓜：防治高血压的绝妙蔬菜

◎ 降压功效解读

冬瓜又名白瓜、水芝、地芝等，冬瓜以其特有的清热祛风、消痰利湿、解毒宽胸、舒心益颜等功效，极受人们的宠爱。俗话说：生来笼统君莫笑，冬瓜一身都是宝。冬瓜由外及里，从粉霜、瓜

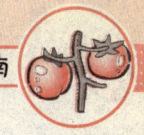

第二章 高血压患者的饮食指南

皮、肉质层,到瓤及瓜子都可入药,甚至藤、叶和花都具有较好的药用价值。冬瓜中的葫芦巴碱能促进人体新陈代谢,其富含的丙醇二酸能有效控制体内的糖类转化为脂肪,防止体内脂肪堆积,还能把多余的脂肪消耗掉,对防治高血压、动脉粥样硬化和促进减肥都有良好效果。

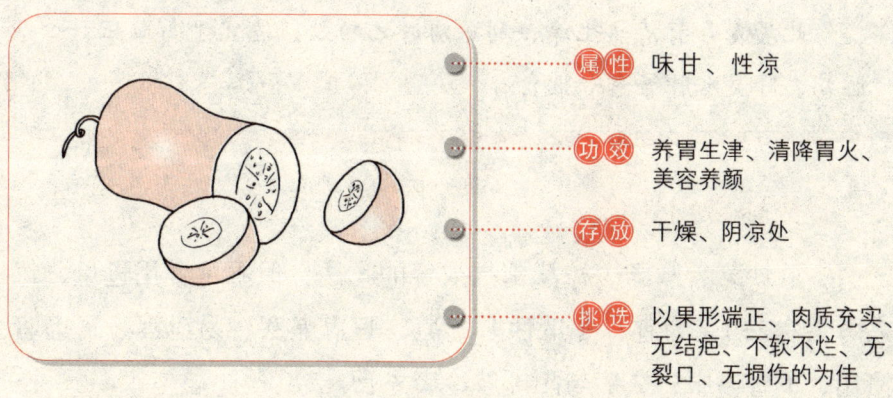

- **属性** 味甘、性凉
- **功效** 养胃生津、清降胃火、美容养颜
- **存放** 干燥、阴凉处
- **挑选** 以果形端正、肉质充实、无结疤、不软不烂、无裂口、无损伤的为佳

现代药理研究表明,冬瓜每100克食部所含脂肪量极微,仅为0.2克,而且冬瓜所含成分中的丙醇二酸可抑制糖类物质转化为脂肪,能有效地防止人体内(包括动脉、静脉、毛细血管等组织细胞在内)的脂肪沉积和堆积,有助于增强血管功能,减少外周阻力,从而起到降低血压的治疗作用。医学研究还表明,冬瓜含维生素量较高,以与保护和维护血管正常生理功能直接相关的胡萝卜素、维生素C为例,每日进食500克冬瓜,机体可获得胡萝卜素400微克,维生素C 90毫克,加上冬瓜的钙指数为1.58,又有助于钙的吸收,因此冬瓜是防治高血压的绝妙蔬菜。

降压食谱推荐

冬瓜银耳羹

【原料】冬瓜250克,银耳30克,味精、黄酒、精盐、芹菜粒各适量。

【做法】先将冬瓜去皮、瓤，切成片状；银耳水泡发，洗净；芹菜洗净，切粒；锅中加油烧热，把冬瓜倒入煸炒片刻后加芹菜粒翻炒，加水、精盐，烧至冬瓜将熟时，加入银耳、味精、黄酒调匀即成。

保健贴士

此汤羹具有清热生津、利尿消肿之功效，适宜于高血压、心脏病、肾炎水肿等患者服食。

◎ 降压食用注意

冬瓜炒菜、煮汤、榨汁都是很好的吃法，但不可食用过量，每人每天食250克为宜；冬瓜性寒、凉，脾胃虚寒、易泄泻、肾虚者慎用，不宜多服；久病与阳虚肢冷者忌食。

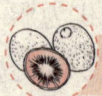

番茄：降压的蔬菜之王

◎ 降压功效解读

番茄又名番茄、洋柿子，古名六月柿、喜报三元。味甘、酸，性微寒，具有生津止渴、健胃消食、凉血平肝和清热解毒等功效，

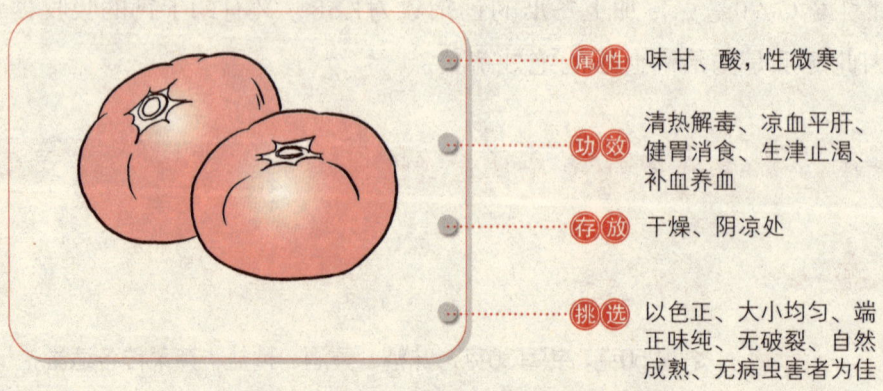

属性	味甘、酸，性微寒
功效	清热解毒、凉血平肝、健胃消食、生津止渴、补血养血
存放	干燥、阴凉处
挑选	以色正、大小均匀、端正味纯、无破裂、自然成熟、无病虫害者为佳

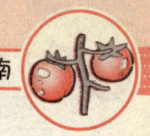

第二章 高血压患者的饮食指南

适用于高血压、眼底出血、冠心病等患者食用。

研究表明,番茄含蛋白质、脂肪、葡萄糖、蔗糖、维生素B_1、维生素B_2、维生素C以及钙、磷、铁、钾、锌等成分,营养丰富。它所含的葡萄糖、有机酸易被人体直接吸收。维生素C含量丰富,而且由于有机酸的保护,不易因加热而遭到破坏。番茄中的黄酮类物质有显著的降血压、止血、利尿作用。番茄中无机盐含量非常高,属高钾低钠食品,有利于高血压的防治。番茄中的B族维生素含量非常丰富,其中包括具有保护心脏和血管、防治高血压的重要物质芦丁。因此,番茄是高血压、冠心病患者的食疗佳品。番茄既可当水果生食,也可当蔬菜炒煮、烧汤佐餐等。吃生的番茄能补充维生素C,吃煮熟的番茄能补充抗氧化剂。

降压食谱推荐

 番茄炒鸡蛋

【原料】番茄2个,鸡蛋3枚,植物油、精盐、白糖、小葱各适量。

【做法】将番茄洗净后用沸水烫一下,去皮、去蒂,切片待用;将鸡蛋打入碗中,加精盐,用筷子充分搅打均匀待用;锅里放油3汤匙烧热,将鸡蛋放入锅中炒熟盛出待用;将剩余的油烧热,下番茄片煸炒,放精盐、白糖炒片刻,倒入鸡蛋翻炒;翻炒几下出锅即成,可以稍微加点葱花配色。

保健贴士

本品口感好,红黄相间,鲜香酸甜,营养丰富,能降低血中胆固醇的含量,有缓慢降血压和利尿消肿的作用。

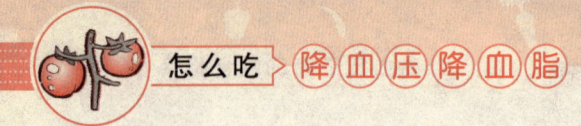

番茄牛肉汤

【原料】 牛肉500克，番茄250克，生姜10克，调味品适量。

【做法】 将牛肉放入水中浸泡2个小时，去腥；下锅焯水；牛肉切块，生姜切片；番茄切小块；锅内放入适量水，再加入牛肉、姜片，大火烧开，改小火煮1小时。再放入番茄、调味品，续煮约20分钟即可。

保健贴士

本品有缓慢降血压和利尿消肿作用，对高血压、肾脏病患者有良好的辅助治疗作用。

◎ 降压食用注意

青番茄和人工催熟的番茄不宜食用，青番茄含有生物碱苷（龙葵碱），其形状为针状结晶体，对碱性非常稳定，但能够被酸水解。食用青番茄会使人产生头晕、恶心、呕吐和倦怠等中毒症状。另外，长久加热烹制后就失去了原有的营养与味道，如果吃了已经变质的番茄还会导致食物中毒。

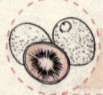 蘑菇：治高血压，预防食欲不振

◎ 降压功效解读

蘑菇是理想的天然食品或多功能食品。蘑菇又名口蘑、白菇、肉蕈等，目前在全世界食用最多的通称为蘑菇。蘑菇味道鲜美、营养丰富，被世界公认为高蛋白质、低脂肪、低热量、高维生素的保健食品。蘑菇含有蛋白质、脂肪、钙、磷、铁、碘、铜、锌、钾、镁等营养成分，很多蘑菇中都含有胡萝卜素，在人

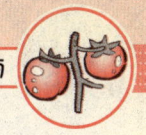

第二章 高血压患者的饮食指南

体内可转变为维生素A，因此蘑菇还有"维生素A宝库"之称，其味甘、性平，具有补气益胃和润燥透疹等功效。适宜于高血压

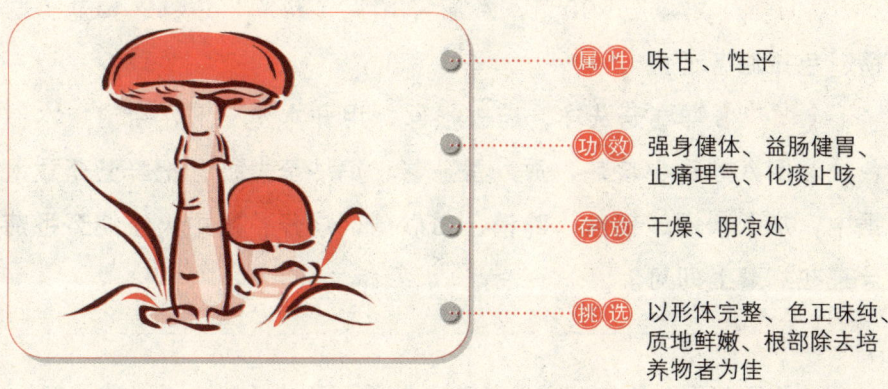

属性　味甘、性平

功效　强身健体、益肠健胃、止痛理气、化痰止咳

存放　干燥、阴凉处

挑选　以形体完整、色正味纯、质地鲜嫩、根部除去培养物者为佳

症、高脂血症、食欲不振、体虚乏力等患者食用。现代医学研究表明，蘑菇提取液可降低血糖及血清中胆固醇的含量，有预防动脉硬化、肝硬化的作用。

降压食谱推荐

 青菜炒蘑菇

【原料】鲜蘑菇250克，青菜心500克，蒜、姜、辣椒、酱油、植物油、淀粉、盐、味精各适量。

【做法】青菜心洗净切段，蘑菇切小片，姜切丝，辣椒、蒜剁碎；锅中放植物油烧至五成热，放辣椒、蒜、姜爆香；下青菜大火翻炒；倒入蘑菇翻炒，放少量的水，加酱油、淀粉勾芡；加入精盐和味精等调味后食用。

【保健贴士】本品能清热平肝，降血压。适用于高血压及冠心病等。

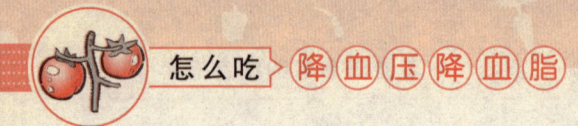

番茄烧鲜蘑

【原料】鲜蘑菇500克，番茄酱30克，料酒、白糖、精盐、味精、色拉油各适量。

【做法】鲜蘑菇洗净，剪去根部，用开水烫一下，捞出控水；色拉油倒入炒锅中烧热，放入番茄酱，煸炒至发稠，把鲜蘑菇放入锅中，加入料酒、精盐、味精、白砂糖，烧开，用中火慢烧至番茄汁裹在鲜蘑上即可。

保健贴士

本品有活血散瘀、滋养降压之功效。适宜于高血压患者食用。

◎ 降压食用注意

食用蘑菇应注意鉴别有毒的蘑菇。食用有毒的蘑菇，很容易导致食物中毒，出现头晕、头痛、呕吐、腹泻等症状。

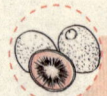 洋葱：厨房里的"健康守护神"

◎ 降压功效解读

洋葱供食用的部位为地下的肥大鳞茎（即葱头）。根据其皮色可分为紫皮、黄皮和白皮三种。紫皮洋葱的蛋白质、膳食纤维以及钙、磷、钾、钠、镁、锌、铁等矿物质含量均比黄皮、白皮高，但后两者的胡萝卜素、维生素C的含量比紫皮略高。总的来说，紫皮洋葱的营养价值高于白皮和黄皮洋葱。它们的吃法也略有不同。

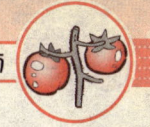

第二章 高血压患者的饮食指南

洋葱营养丰富，据近代医学研究发现，洋葱含有的前列腺素A_1能直接作用于血管，使血管舒张，减少外周血管和心脏冠状动

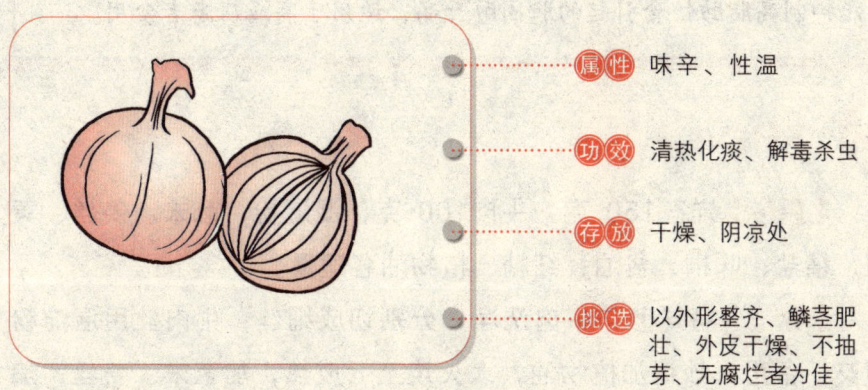

属性　味辛、性温

功效　清热化痰、解毒杀虫

存放　干燥、阴凉处

挑选　以外形整齐、鳞茎肥壮、外皮干燥、不抽芽、无腐烂者为佳

脉的阻力，并且对儿茶酚胺等升压物质有拮抗作用，从而促使血压下降。动物药理实验表明，洋葱所含活性成分可促进肾脏排尿和促进钠盐排泄，并可调节体内肾上腺素神经递质释放，使血压下降。研究发现，洋葱能舒张血管、降低血黏度，并可增加冠状动脉的血流量。因此，洋葱是中老年人，尤其是心血管疾病患者的保健蔬菜。

降压食谱推荐

 苹果百合炒洋葱

【原料】苹果100克，鲜百合50克，洋葱25克，精盐、味精、鸡精、白糖、橙汁、植物油各适量。

【做法】苹果去皮、核，洋葱剥去表皮，两者分别洗净，切成同样大小的菱形片；百合掰开，用清水浸泡一会儿，控去水分；油锅烧热，下入洋葱炒出香味，放入苹果、百合，调入精盐、味精、鸡精、白糖、橙汁，翻炒至熟即可。

> **保健贴士**
>
> 本品有温中、下气、消积等功效，能提高血中胰岛素水平，还能抑制高脂肪饮食引起的胆固醇升高，适用于高血压患者食用。

洋葱炒牛肉

【原料】洋葱150克，牛肉100克，湿淀粉、葱末、姜丝、黄酒、精盐、味精、酱油、红糖、植物油各适量。

【做法】将洋葱与牛肉洗净，分别切成细丝；牛肉丝用湿淀粉勾芡，备用；炒锅加植物油，大火烧至七成热，加葱末、姜丝，煸炒出香，加牛肉丝、黄酒，熘炒至九成熟，加洋葱丝，再翻炒片刻，加精盐、味精、酱油、红糖，炒匀即成。

> **保健贴士**
>
> 在肉类中，牛肉属于脂肪含量较低的种类，配上洋葱，还可以额外补充维生素和膳食纤维。所以，洋葱配牛肉为高血压患者的理想食品，特别适用于阴阳两虚型高血压患者。

◎ 降压食用注意

凡有皮肤瘙痒性疾病以及眼睛充血的人应忌食洋葱。而且洋葱易产生挥发性的气味，食用过多会使人感到腹胀不舒服。

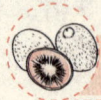

黑木耳：降压补血防肠癌

◎ 降压功效解读

黑木耳属高钾低钠、低热量、低胆固醇食品，是极好的降压食物，黑木耳中的膳食纤维含量极高，能很好地清除血管中的垃圾，

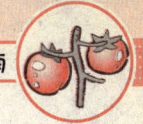

第二章 高血压患者的饮食指南

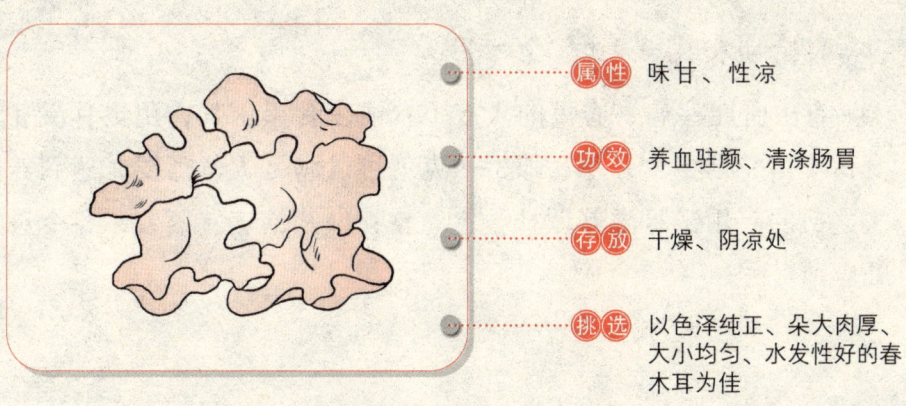

属性 味甘、性凉

功效 养血驻颜、清涤肠胃

存放 干燥、阴凉处

挑选 以色泽纯正、朵大肉厚、大小均匀、水发性好的春木耳为佳

预防心脑血管疾病,并且能稀释大肠中的致癌物质,有助于预防大肠癌。黑木耳中铁的含量是各种素食中最多的,常吃能养血驻颜,并可防治缺铁性贫血。此外,黑木耳中的胶质具有极强的吸附能力,可减少粉尘对肺的伤害;黑木耳内还有一种类核酸物质,可以降低血中的胆固醇水平,对冠心病、动脉硬化患者颇有益处。

降压食谱推荐

 双耳拌黄瓜

【原料】水发银耳、水发黑木耳各25克,黄瓜150克,熟豆油、香菜、葱花、姜丝各少许,调料适量。

【做法】将黄瓜洗净,切成小块,香菜洗净切成小段。将银耳、黑木耳洗净,撕片;将银耳、黑木耳分别用水烫熟,用凉开水过凉,沥干水分,装盘;放入黄瓜块、香菜、葱花、姜丝及其他调料,拌匀即可。

【保健贴士】

黑白木耳搭配食用,营养素会得到相互补充。适用于冠心病、中风后遗症、高脂血症以及高血压患者。

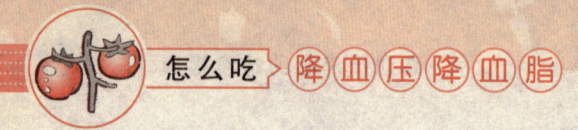

◎降压食用注意

有出血性疾病、腹泻的人应不食或少食黑木耳；用银耳滋补身体不需特别多食，每日服3～9克就可以满足人体需要，达到养生之目的。用银耳滋养调补，宜煮食；做药治病宜蒸食；冬令进补应炖食。

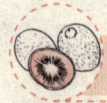 海带：降压消肿的"海上之蔬"

◎降压功效解读

海带是一种营养价值很高的蔬菜，同时具有一定的药用价值，可用来提取碘、钾等。常食海带能增加碘的摄入，中医入药时叫昆布，有"碱性食物之冠"之称。它能帮助钙的吸收，降低胆固醇与脂肪的积聚，对高血压、动脉硬化及脂肪过多症有一定的预防和辅助治疗作用。海带不含脂肪，所含纤维素和褐藻酸类物质和藻胶酸等可抑制胆固醇的吸收并促进其排泄。海带含有丰富的牛磺酸，可降低血压、血脂，并可防治胆结石、预防动脉粥样硬化，对肝脏、动脉血管有保护作用。海带上附着的白霜是药用物质——甘露醇，具有降低血压、利尿和消肿的作用。

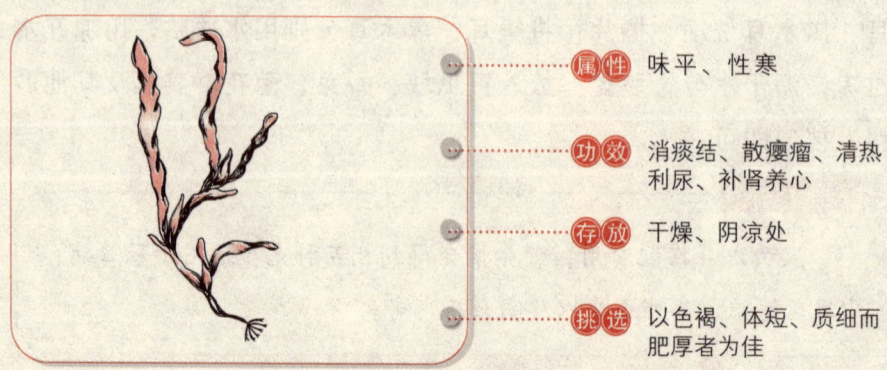

属性	味平、性寒
功效	消痰结、散瘿瘤、清热利尿、补肾养心
存放	干燥、阴凉处
挑选	以色褐、体短、质细而肥厚者为佳

降压食谱推荐

海带拌三丝

【原料】 干海带、熟瘦猪肉各100克，厚百叶150克，肉汤100毫升，黄酒、精盐、红椒酱、麻油、植物油各适量。

【做法】 海带用清水浸发一夜，加精盐捏后，洗去黏液切丝；厚百叶切细丝，用沸水煮10分钟，捞起；熟猪肉切丝；植物油置炒锅烧热，下海带丝炒透，烹上黄酒，加肉汤、百叶丝、肉丝、精盐、红椒酱，旺火煮至汁稠，淋上麻油即可。

保健贴士

本品有清热、消瘀、利水等功效，适用于糖尿病及肥胖症高血压患者。

◎ 降压食用注意

海带食前不要长时间浸泡，一般来说浸泡6小时左右就行了。因为浸泡时间过长，海带中的营养物质，如水溶性维生素、无机盐等也会溶解于水，营养价值就会降低；不能长期将海带当作主食，这样会摄入过多的碘，也会对身体健康产生影响。

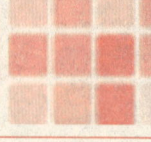

第四节 高血压患者宜食的畜肉和鱼

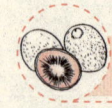 **鸡肉：富含多种营养素的降压良品**

◎ 降压功效解读

鸡在飞禽中被尊为羽族之首，主要是因为它对人类的贡献最大。鸡肉比起兽类的肉要嫩得多，味道更加鲜美，营养也更加丰富。鸡的品种比较多，鸡肉的肉质细嫩、滋味鲜美，适合多种烹调方法，并富有营养，有滋补养生作用。鸡肉与牛肉、猪肉比较，其蛋白质的质量较高，脂肪含量较低，且为不饱和脂肪酸，是老年人和心脑血管患者的理想食品。

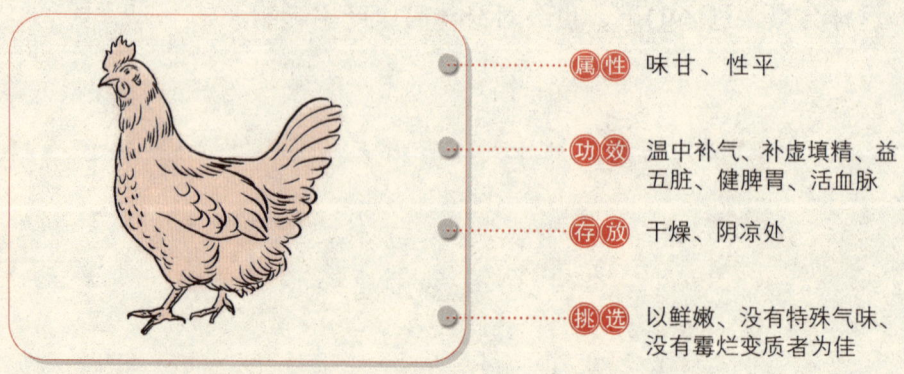

属性　味甘、性平

功效　温中补气、补虚填精、益五脏、健脾胃、活血脉

存放　干燥、阴凉处

挑选　以鲜嫩、没有特殊气味、没有霉烂变质者为佳

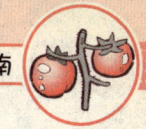

第二章 高血压患者的饮食指南

家常菜中除猪肉以外,鸡肉是吃得较多的荤菜。同时鸡肉比其他肉类的维生素A含量多,和牛肉和猪肉相比,维生素A的含量高出10倍左右。鸡肉也是磷、铁、铜与锌的良好来源,并且富含维生素B_{12}、维生素B_6、维生素A、维生素D、维生素K等。鸡肉的脂类物质和牛肉、猪肉比较,含有较多的不饱和脂肪酸——油酸(单不饱和脂肪酸)和亚油酸(多不饱和脂肪酸),能够降低对人体健康不利的低密度脂蛋白胆固醇。

降压食谱推荐

 淫羊藿炒鸡片

【原料】鸡脯肉200克,水发木耳30克,淫羊藿12克,豌豆15粒,绍酒10毫升,清汤50毫升,鸡蛋清1个,湿淀粉30克,花生油500毫升(约耗50毫升),芝麻碘盐、葱末、姜末、鸡精、麻油各适量。

【做法】淫羊藿洗净,放入炖杯内,加水2000毫升,炖煮25分钟,去渣留汁待用;将鸡脯肉切薄片,放入碗内,加入芝麻碘盐、鸡蛋清、湿淀粉抓匀;木耳洗净,与豌豆一起用沸水氽过;清汤、芝麻碘盐、绍酒、鸡精、湿淀粉放入碗内兑成芡汁;炒勺放在中火上,倒入花生油,烧至五成热时,将鸡片下入油内,用铁筷子搅动拨散,至八成熟时倒入漏勺内;炒勺内留油,放入葱末、姜末,炸出香味后放入鸡片、木耳、豌豆、淫羊藿汁搅炒均匀,随即倒入兑好的芡汁,淋入麻油,颠翻盛入盘内即成。

保健贴士

本品温中益气、补精添髓。适宜于高血压、腰痛患者食用。

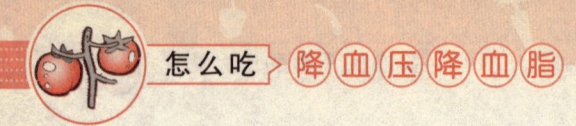

◎降压食用注意

患了感冒的人,如伴有头痛、乏力、发热,应忌食鸡肉,忌饮鸡汤,因为鸡肉温热的食性会使病情加重,因此不宜多食。鸡屁股上的肥厚的肉块是淋巴最为集中的地方,也是储存病菌、病毒和致癌物质的"仓库",不宜食。

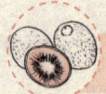 鸭肉:降低血液中的胆固醇

◎降压功效解读

鸭肉指的是鸭科动物家鸭的肉。家鸭又称鹜、家凫、舒凫,其肉为餐桌上的上乘肴馔,也是人们进补的优良食品。鸭肉的营养价值很高,蛋白质含量比畜肉高得多。而鸭肉的脂肪、碳水化合物含量适中,特别是脂肪均匀地分布于全身组织中。鸭肉中的脂肪酸主要是不饱和脂肪酸,含饱和脂肪酸量明显比猪肉、羊肉少。有研究表明,鸭肉中的脂肪不同于黄油或猪油,其饱和脂肪酸、单不饱和脂肪酸、多不饱和脂肪酸的比例接近理想值,其化学成分近似橄榄油,有降低胆固醇的作用,对防治心脑血管疾病有益,对于担心摄入太多饱和脂肪酸会形成动脉粥样硬化的人群来说尤为适宜。

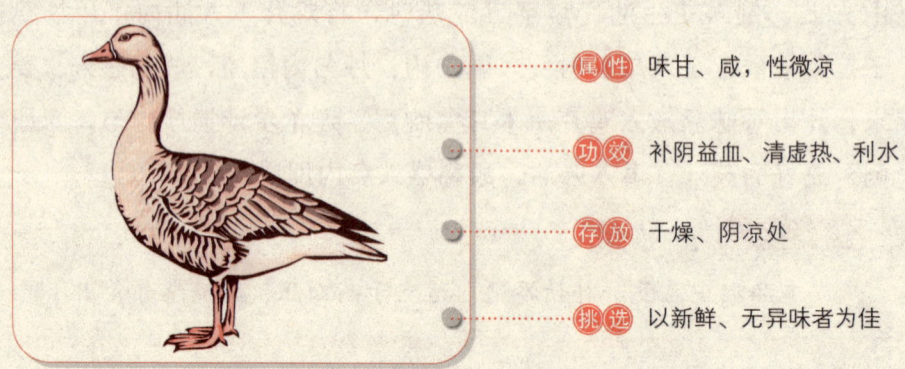

属性	味甘、咸,性微凉
功效	补阴益血、清虚热、利水
存放	干燥、阴凉处
挑选	以新鲜、无异味者为佳

第二章 高血压患者的饮食指南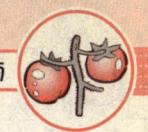

降压食谱推荐

🌿 鸭肉煮海带

【原料】鸭肉250克，海带200克，姜、精盐、味精各适量。

【做法】鸭肉洗净切块，海带切碎，将上述材料同放于沙锅中，加水500毫升，烧开后，撇去浮沫，加入姜片和精盐，炖至酥烂，下味精调味即可。分1~2次趁热服用。

保健贴士

本品适用于高血压、冠心病、动脉硬化患者食用。

🌿 当归炖牛肉汤

【原料】牛腱子肉500克，清汤或水1500毫升，当归20克，黄芪30克，姜、味精、绍酒、精盐、酱油各适量。

【做法】将牛腱子肉洗净，放入沸水锅内氽烫片刻，捞出切成片，姜切成片；当归、黄芪洗净；把锅置火上，加入清汤烧开，放入牛肉片、姜片、当归、黄芪、绍酒，大火烧开，改小火慢炖1个半小时左右，牛肉熟烂时，将当归拣出，放入精盐、酱油再煮一会儿，放味精，调好口味即可食用。

保健贴士

本品中当归味甘、辛、微苦，性温，归肝、心、脾经；牛肉性平、味甘，具有健脾益肾、补气养血、强筋健骨的功效。其汤味浓香甜，具有养气血、防治高血压的作用。

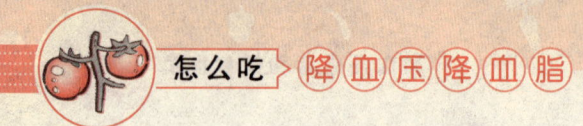

◎ 降压食用注意

鸭肉忌与兔肉、杨梅、核桃、木耳、胡桃、大蒜、荞麦同食；也不能与鳖肉同食，会引起阴盛阳虚、水肿腹泻。不应久食烟熏和烘烤的鸭肉，因其加工后可产生苯并芘物质，此物有致癌作用。

 草鱼：降低血压、祛痰镇咳

◎ 降压功效解读

草鱼，又称草鲩、鲩鱼、混子等，因吃水草而得名，形似青鱼，与青鱼、鳙鱼、鲢鱼同为我国四大淡水鱼。栖息于平原地区的江河湖泊，一般喜居于水的中下层和近岸多水草区域。性活泼，游泳迅速，常成群觅食。其肉嫩刺少、营养丰富，很适合制作菊花鱼等造型，用于宴席深受人们的喜爱。它除了有很大的食用价值外，还有相当的药用价值，可以作为滋补的食物。草鱼所含有的丰富的不饱和脂肪酸，对血液循环有利，是心血管患者的良好食物；草鱼含有丰富的硒元素，经常食用有抗衰老、养颜的功效，而且对肿瘤也有一定的防治作用；并具有暖胃和中、平肝祛风、治痹、截疟、

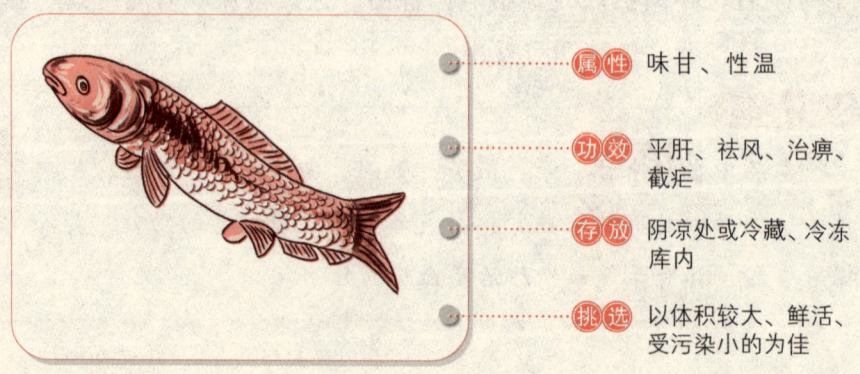

属性	味甘、性温
功效	平肝、祛风、治痹、截疟
存放	阴凉处或冷藏、冷冻库内
挑选	以体积较大、鲜活、受污染小的为佳

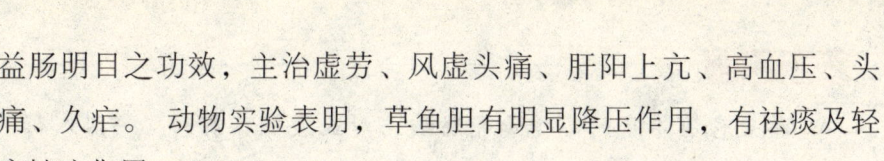

益肠明目之功效，主治虚劳、风虚头痛、肝阳上亢、高血压、头痛、久疟。动物实验表明，草鱼胆有明显降压作用，有祛痰及轻度镇咳作用。

降压食谱推荐

 红烧酿草鱼

【原料】草鱼750克，猪肉400克，虾米25克，香菇（干）8克，荸荠150克，淀粉（蚕豆）30克，姜、黄酒、小葱、精盐、味精、老抽、麻油、胡椒粉、植物油各适量。

【做法】将草鱼去鳞，洗净血水，沥干水分后斩断鱼头颈部的脊骨，剥离出整条鱼皮，连头带尾完整，不要弄破；把无皮鱼的肉剔出来，剁成鱼蓉；鱼蓉内加盐、味精、清水100毫升拌成鱼胶；取猪肉剁烂；荸荠去皮洗净，剁成碎粒；虾米、葱白、去蒂洗净的香菇切成细末，加入鱼胶搅拌成馅料；余下的猪肉、葱白、香菇分别切成丝待用；将鱼皮摊开在盘中，在皮内拍上干淀粉后，把肉馅酿入复制成整条鱼形，外皮沾上干淀粉；中火烧热炒锅，下油烧至微沸，放入酿鱼，炸至金黄色捞起，沥去油；余油倒出，再下油，投入肉丝、菇丝、葱丝爆香，烹入黄酒，加精盐、味精、老抽和汤（或水）300毫升，随后将炸酿鱼放入锅中焖10分钟，取出鱼盛在碟中；将锅中丝料和原汁用湿淀粉勾芡，加胡椒粉、麻油推匀，淋在鱼身上即成。

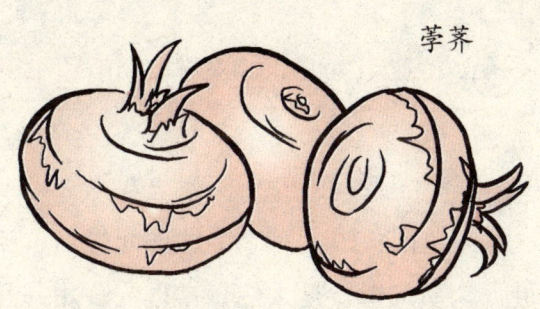

荸荠

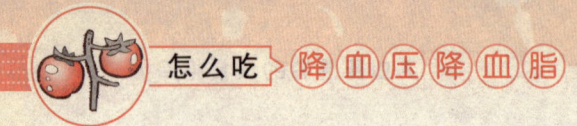

保健贴士

草鱼含有丰富的不饱和脂肪酸，对血液循环有利，一般人群均可食用，尤其适宜虚劳、风虚头痛、肝阳上亢高血压、头痛、久疟、心血管病患者。

◎ 降压食用注意

草鱼胆虽可治病，但胆汁有毒，常有因吞服过量草鱼胆致中毒的事件发生。对吞服草鱼胆中毒者尚无特效疗法，故不宜将草鱼胆用来治病，如必须应用，亦需慎重。

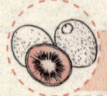鲤鱼：有益排出"血管垃圾"

◎ 降压功效解读

鲤鱼因鱼鳞上有十字纹理而得名，味甘、性平，无毒，体态肥肚，肉质细嫩，是人们日常喜爱食用并且很熟悉的水产品。逢年过节，餐桌上都少不了它，取其"年年有余""鱼跃龙门"之意，增添喜庆气氛。鲤鱼的蛋白质不但含量高，而且质量也佳，人体消化吸收率可达96%，并能供给人体必需的氨基酸、矿物质、维生素

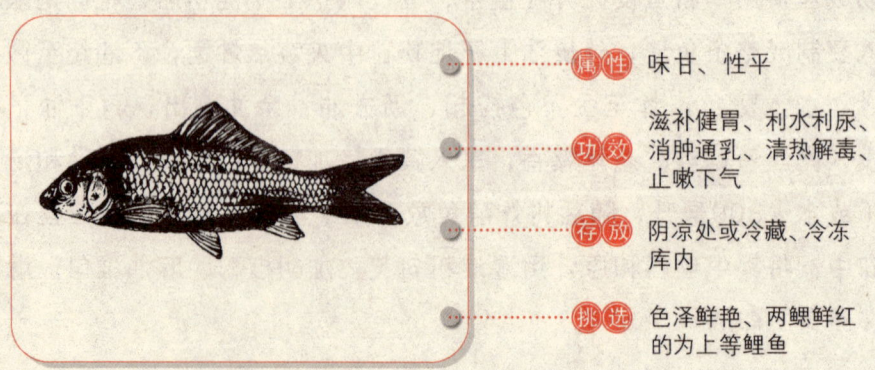

属性	味甘、性平
功效	滋补健胃、利水利尿、消肿通乳、清热解毒、止嗽下气
存放	阴凉处或冷藏、冷冻库内
挑选	色泽鲜艳、两鳃鲜红的为上等鲤鱼

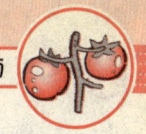

A和维生素D。鲤鱼的脂肪含量高,多为不饱和脂肪酸(如EPA和DHA组成),是人体必需的脂肪酸,能帮助人体排出"垃圾",对防治动脉硬化、冠心病大有好处。

降压食谱推荐

清炖鲤鱼

【原料】鲤鱼1条(300克左右),芦笋100克,豌豆苗50克,料酒、葱花、姜末、精盐、味精、胡椒粉、麻油、醋各适量。

【做法】芦笋洗净,切成小段,入沸水中稍烫,捞出,置于冷开水中,待用;鲤鱼入锅,加水适量,先用大火烧沸,撇去浮沫,加入料酒、葱花及姜末,再用小火煨煮至鱼肉熟烂,放入芦笋段及拣好洗净的豌豆苗,并加入精盐、味精、胡椒粉,改小火煮沸,淋入麻油,加少许醋即成。

保健贴士

本品具有滋阴清热、利湿降压等功效,适用于肝肾阴虚型高血压病等。

肉苁蓉杞子炖鲤鱼

【原料】鲤鱼1条,猪瘦肉50克,枸杞子30克,肉苁蓉10克,生姜3片,精盐适量。

【做法】肉苁蓉、枸杞子稍浸泡;鲤鱼宰洗净,煎至微黄,溅入少许清水;猪瘦肉洗净,切丝。一起下炖盅,加热开水1300毫升(约5碗量),加盖炖约2.5小时,进饮时方下精盐,为3~4人用。

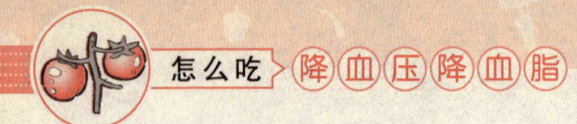

怎么吃 降血压降血脂

保健贴士

本品加枸杞子、肉苁蓉等中药炖之，有助阳补肾、降压降脂的作用，尤其适宜体虚的中老年人和妇人食用。

◎降压食用注意

凡患有恶性肿瘤、淋巴结核、红斑性狼疮、支气管哮喘、血栓闭塞性脉管炎、痈疽疔疮、荨麻疹、皮肤湿疹等疾病之人均忌食。同时鲤鱼是发物，素体阳亢及疮疡者慎食。

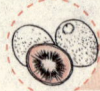

黄鳝：降压防动脉硬化

◎降压功效解读

黄鳝也叫鳝鱼、长鱼、海蛇等，是我国特产。鳝鱼味鲜肉美，并且刺少肉厚，又细又嫩，我国民间有"小暑黄鳝赛人参"的说法。黄鳝味甘、性温，中医认为它有补虚损、除风湿、强筋骨的作用。现代营养学研究也表明，黄鳝中含有丰富的DHA和卵磷脂，它是构成人体各器官组织细胞膜的主要成分，而且是脑细胞不可

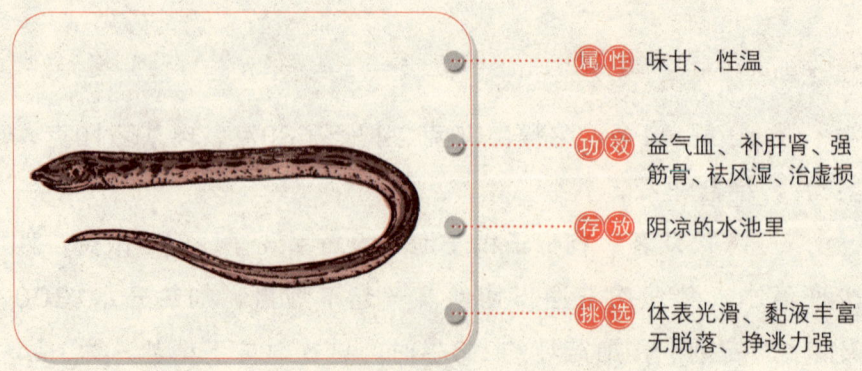

属性　味甘、性温

功效　益气血、补肝肾、强筋骨、祛风湿、治虚损

存放　阴凉的水池里

挑选　体表光滑、黏液丰富无脱落、挣逃力强

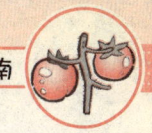

缺少的营养。每100克黄鳝肉中蛋白质含量达17.2~18.8克，脂肪0.9~1.2克，钙质38毫克，磷150毫克，铁1.6毫克；此外还含有硫胺素（维生素B_1）、核黄素（维生素B_2）、尼克酸（维生素PP）、抗坏血酸（维生素C）等多种维生素。鳝鱼所含丰富的钙质能强化食物，排出脂肪酸，从而降低胆固醇；铁、磷、钾、钠等元素可以降低血液中胆固醇含量，防治动脉硬化。

降压食谱推荐

 ### 酥炖黄鳝

【原料】黄鳝700克，火腿、豆瓣辣酱、猪油各30克，薄荷、大蒜各50克，小葱、辣椒油、草果、白糖、姜、花椒、干辣椒、精盐、鸡汤各适量，八角、味精、麻油、胡椒粉各少许。

【做法】黄鳝切段，加精盐捏匀；火腿（云腿）切片；薄荷洗净入盘；干辣椒剪成小段；草果用刀拍开；炒锅中注入熟猪油，烧至六成热，下黄鳝段炸至七成熟，控干油分；炒锅注入熟猪油，烧至十成热，下蒜瓣炸至黄色捞出；再依次下草果、八角、花椒、干辣椒炸香；接着下葱、姜、豆瓣辣酱、火腿炒酥炒香；倒入黄鳝段，将锅翻颠几下，注入鸡汤、精盐、白糖、胡椒粉，烧制；沸后下蒜瓣，移至微火上炖5分钟；再加入味精拌匀，淋上辣椒油、麻油，起锅浇在薄荷上即成。

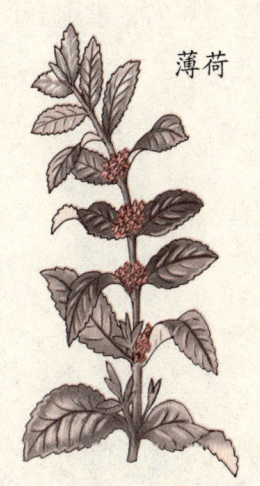

薄荷

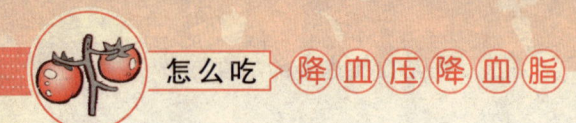

保健贴士

本品主、副结合，营养丰富，具有降血脂、降血糖、降血压、减肥、美容、保健、通便及等多种疗效。适用于肥胖高血压患者减肥食用。

◎ 降压食用注意

黄鳝营养虽高，但必须是鲜活的才能食用，死黄鳝千万不可食用。这是因为黄鳝蛋白质构造中含有很多组氨酸，黄鳝一旦死亡蛋白质结构就会迅速分解，细菌乘虚而入，组氨酸很快就会转化为一种有毒物质——组胺，人吃了之后会中毒，轻则头晕、头痛、心慌、胸闷，重则会出现低血压等不适。

第二章 高血压患者的饮食指南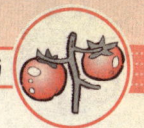

第五节 高血压患者宜食的水果

山楂：扩张血管，降低血压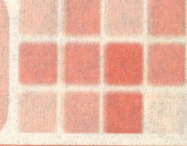

◎ 降压功效解读

山楂又名柿楂子、山里果子、映山红果、山果子、大山楂等，味甘、酸，性平，无毒。现代研究表明，山楂是高钾食品，每100克山楂食部含钾量299毫克，含钠量为5.4毫克，其K因子为55.37，为高K因子食物，对高血压有较好的防治作用。临床观察也表明，山楂煎剂用于治疗高血压病有较好的降压效果。山楂所含胡萝卜素、维生素C和维生素E等量均相当高，其所含的山楂酸、柠檬酸、苹果酸等活性成分，不仅可保护维生素C免受破

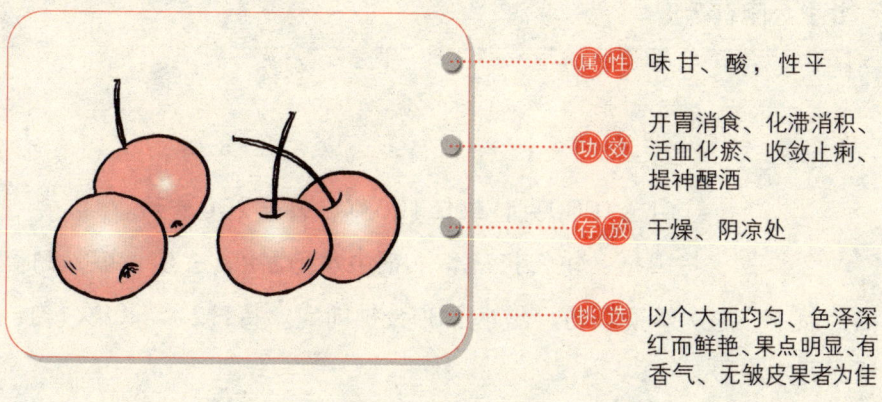

属性 味甘、酸，性平

功效 开胃消食、化滞消积、活血化瘀、收敛止痢、提神醒酒

存放 干燥、阴凉处

挑选 以个大而均匀、色泽深红而鲜艳、果点明显、有香气、无皱皮果者为佳

坏，而且可促使其为保护血管细胞发挥更显著的作用。研究人员还发现，山楂的含钙量也较高，且钙指数（即钙／磷比值）>2，不仅有利于钙的正代谢平衡，而且有助于降低血压。国内外用山楂制成各种制剂，治疗高血压病、冠心病、高脂血症等均获得了明显效果。因此，中老年患有心血管系统疾病者可经常服食山楂及其制品，以增强机体的防御功能。

降压食谱推荐

山楂橘皮粥

【原料】山楂、粳米各50克，鲜橘皮30克，桂花2克，红糖、白糖各10克。

【做法】将新鲜橘皮反复用清水洗净，切成豌豆大小的丁；山楂洗净后切成薄片，与桂花、橘皮、粳米同入沙锅，加适量水，大火煮沸后改用小火熬煮20分钟；调入白糖、红糖，煨煮几分钟即成。

保健贴士

本品活血化瘀，健脾开胃，消食导滞。对过食肉食而致肉食积滞、胃口骤减者，可消积导滞、开胃进食，其消食之功主要对肉食类较好。适用于治疗痰浊内蕴兼有血瘀型高血压病，可辅助老年人降血压。

山楂桃仁露

【原料】鲜山楂1000克，桃仁100克，蜂蜜250毫升。

【做法】将山楂、桃仁打碎，入锅中水煎2次，去渣，盛入耐高温的瓶中，加入蜂蜜调匀，隔水蒸30分钟即成。每日2次，每次1勺，饭后开水冲服。

第二章 高血压患者的饮食指南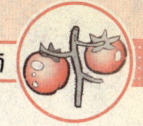

> **保健贴士**
>
> 本品能活血化滞、健胃消食、降血压、降血脂、降胆固醇、扩张血管、营养心肌，适用于心血管病患者长期服用。

◎ 降压食用注意

最好将山楂煮熟后再吃。不能空腹吃山楂，因为山楂含有大量的有机酸、果酸、山楂酸、枸橼酸等，空腹食用，会使胃酸猛增，对胃黏膜造成不良刺激，使胃胀满、反酸，若在空腹时食用会增强饥饿感并加重原有的胃痛。

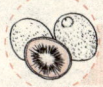 香蕉：富含钾镁的降压佳品

◎ 降压功效解读

水果的营养众所周知，香蕉也不例外。香蕉是人们喜爱的水果之一，因为生长时一叶舒展，一叶枯焦，所以又叫焦果，原产地为印度和马来西亚，随后被传到了世界各地。

香蕉的营养价值颇高，含糖类（碳水化合物）、蛋白质、粗纤维，以及钙、磷、镁、锰、锌、铜、铁等矿物质元素，而脂肪含

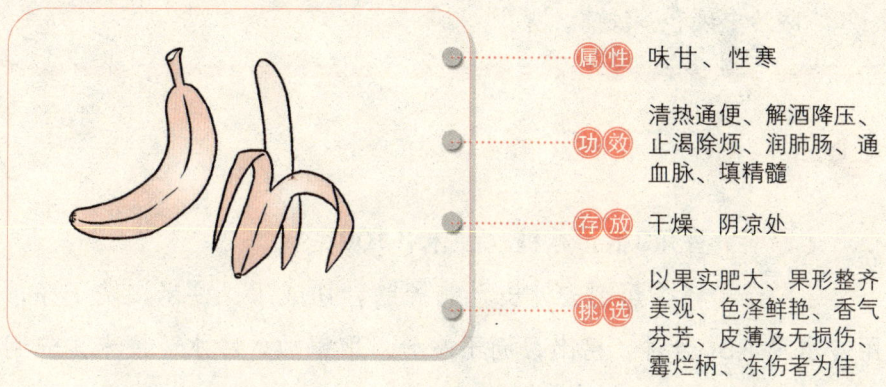

属性	味甘、性寒
功效	清热通便、解酒降压、止渴除烦、润肺肠、通血脉、填精髓
存放	干燥、阴凉处
挑选	以果实肥大、果形整齐美观、色泽鲜艳、香气芬芳、皮薄及无损伤、霉烂柄、冻伤者为佳

87

量很低，是一种营养价值很高的食物。常食香蕉可以降低血压，还可以治疗动脉粥样硬化及冠心病，特别对小儿高血压有较好的疗效。

香蕉是十分典型的高钾食物，且不含胆固醇类成分。香蕉中所含降血压的钾离子，有抵制钠盐过多所致的升压和损伤血管的作用；相关研究则显示，每天吃2根香蕉，能够降低10%血压。同时，香蕉可改善并调整钾钠比，即适当服食高钾食物可有效地降低机体对钠盐的吸收，并且对心肌细胞也有较好的保护作用。

对于高血压病并发动脉粥样硬化（包括脑动脉硬化、眼底动脉硬化等）、冠心病患者来说，常食香蕉或香蕉茶、香蕉粉等均有较好疗效。尤其是患有大便燥结的高血压病者，食用香蕉效果尤为显著。

降压食谱推荐

香蕉皮煎汤

【原料】香蕉皮30~60克，冰糖适量。

【做法】把香蕉皮和冰糖一起加水煎炖，每日饮用2次。

保健贴士

本品能医治风火牙痛，还有扩张血管的作用，可以辅助降血压、防治中风和心绞痛。

香蕉粥

【原料】香蕉3根，冰糖、粳米各100克。

【做法】将香蕉剥去外皮，撕掉筋，切成丁；粳米淘洗干净，用冷水浸泡30分钟，捞出，沥干水分；取锅放入冷水、粳米，先用

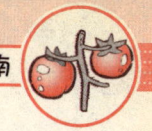

第二章 高血压患者的饮食指南

旺火煮沸，然后改用小火熬煮，待粥将成时，加入香蕉丁、冰糖，再略煮片刻即成。

保健贴士

本品可以降血压、润滑肠道。在煮粥的时候可以放一滴油，这样可以防止溢锅。

◎ 降压食用注意

香蕉虽好，但并非人人皆宜。患有急慢性肾炎、肾功能不全者，都不宜多吃香蕉，以1/2根为限。香蕉性寒，脾胃虚寒、胃疼腹泻者宜少食。香蕉中含有大量的镁，多食可使血中的镁含量大幅度增加，对人的心血管系统产生抑制作用，可引起明显的感觉麻木、肌肉麻痹、嗜睡乏力的症状，这时开车就容易发生交通事故。故医学专家认为，司机不可空腹吃香蕉。

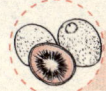

苹果：软化血管，降血压

◎ 降压功效解读

苹果是人们日常生活中最常见的水果之一，因其丰富的营养价值和香甜可口的口味特点，而受到大众的喜爱。苹果素有"智慧果""记忆果"的美称，苹果的营养价值和医疗价值都很高，被越来越多的人称为"大夫第一药"。

现代医学研究表明，苹果中富含钾盐，食用后可将人体血液中的钠盐排出，进而降低血压，防止脑出血疾病的产生。有学者建议，为了治疗高血压病和实施减肥，每周可安排一次"苹果日"，高血压患者可以在每周的"苹果日"吃300~400克苹果，而不吃别

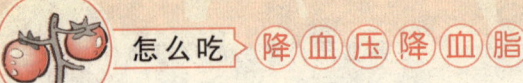

的食物，大约5个"苹果日"后，便可见血压下降。以后再视血压的情况决定是否继续进行下一个疗程。日本对30名高血压病患者进行的比较观察研究发现，一组吃苹果辅助以治疗，一组不吃苹果，10日后，吃苹果者比不吃苹果者的血压明显降低。苹果能防止血中胆固醇的增高，高血压病、动脉粥样硬化症、冠心病患者，适宜长年不间断地食用苹果，至少每日吃1~2个中等大小的苹果，持之以恒，必见其效。

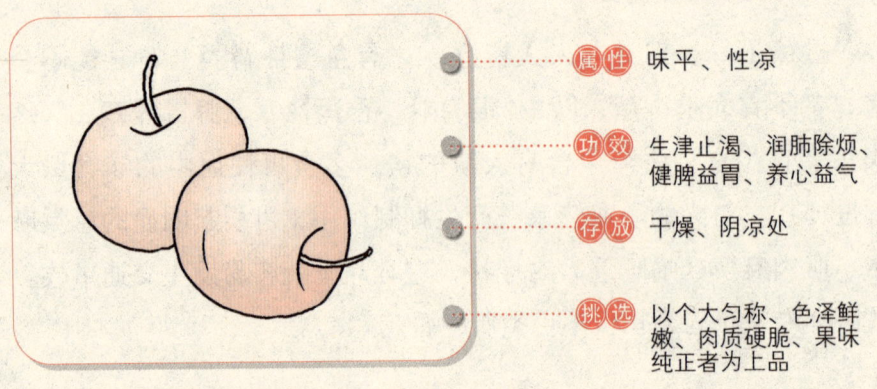

属性：味平、性凉

功效：生津止渴、润肺除烦、健脾益胃、养心益气

存放：干燥、阴凉处

挑选：以个大匀称、色泽鲜嫩、肉质硬脆、果味纯正者为上品

降压食谱推荐

 苹果绿茶

【原料】绿茶5克，苹果1/2个，冰块适量。

【做法】苹果洗净，去皮，切细丝备用；将绿茶和苹果丝放入玻璃杯中，注入不超过60℃的白开水200~300毫升，加盖闷10分钟左右，加入适量冰块搅拌几下就可以喝了。

【保健贴士】本品可以治疗便秘、贫血，有助于高血压持续降压，并且能润肤养颜。

第二章 高血压患者的饮食指南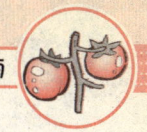

◎降压食用注意

苹果不宜与海味同食。苹果中含有鞣酸，与海味同食不仅降低海味蛋白质的营养价值，还易发生腹痛、恶心、呕吐等。同样道理，其他含鞣酸多的水果，如草莓、杨梅、柿子、石榴、柠檬、葡萄、酸柚等，都不宜与海味同食。

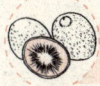 西瓜：利尿降压的"瓜中之王"

◎降压功效解读

西瓜堪称"瓜中之王"，因是在汉朝从西域引入，故称"西瓜"。西瓜味道甘美多汁，清爽解渴，是盛夏佳果，西瓜几乎不含脂肪，而西瓜的汁液几乎包括了人体所需的各种营养成分，如瓜氨酸、精氨酸、苹果酸、乙二醇、甜菜碱、腺嘌呤、蛋白酶、配糖体以及胡萝卜素、维生素C、多种矿物质等。西瓜为高K因子食物，每100克食部含钾量87毫克，含钠量仅有32毫克。这对中医运用西瓜食疗"除烦止渴，宽中下气"，防治高血压病是有力的佐证。西瓜肉中的瓜氨酸及精氨酸等活性成分，能增进大鼠肝中尿素形成，有助于利尿、降低血压。西瓜所含配糖体成分有降低血压的作用。

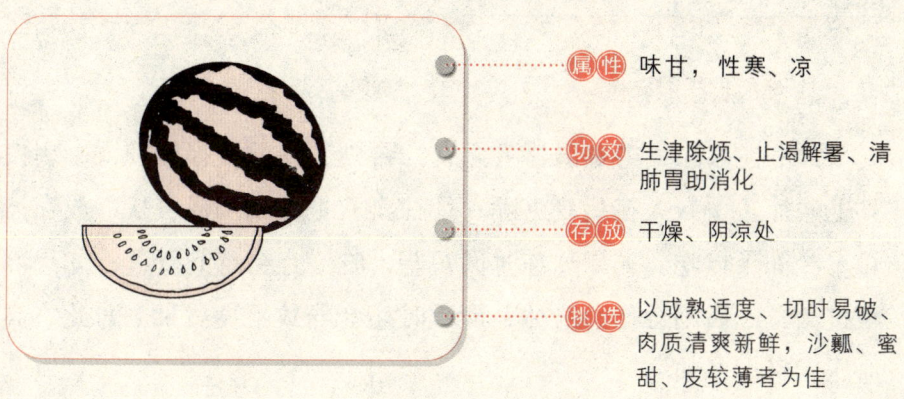

属性	味甘，性寒、凉
功效	生津除烦、止渴解暑、清肺胃助消化
存放	干燥、阴凉处
挑选	以成熟适度、切时易破、肉质清爽新鲜，沙瓤、蜜甜、皮较薄者为佳

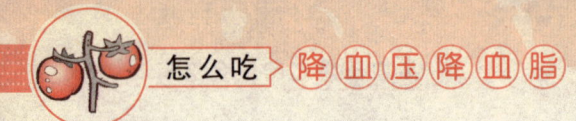

因此，高血压病患者以及有血压升高现象的人，在春、夏之交到秋、冬季节适量服食西瓜，对治疗高血压病是大有帮助的。西瓜皮（俗称西瓜翠衣）、西瓜子仁与西瓜肉一样，也有较好的防治高血压的作用。

降压食谱推荐

爽口瓜皮

【原料】西瓜皮、精盐、酱油、醋、白糖、蒜蓉、麻油各适量。

【做法】西瓜皮切丝，快速焯水，捞起后浸凉水；控干水分后根据个人口味加点精盐、白糖、酱油、醋、麻油等调料拌匀即可；还可将西瓜皮丝放在较深容器中，用盐拌匀，上面压一块石头等重物，腌制半天左右，要吃的时候取出，用手挤掉腌出的水，加醋、麻油、少许白糖，拌匀即可食用。

保健贴士

西瓜皮有降血压、降血糖、清除黄疸、活血止痛等功效，对高血压、糖尿病、黄疸性肝炎、口舌生疮等患者来说，是极好的食品。除此之外，西瓜子也有降压作用，西瓜子仁煎汤内服，或者生吃，或者炒熟嚼食，均有一定的降压效果，适合高血压患者食用。

 降压食用注意

西瓜性寒凉，中寒湿盛者忌食，否则，反而会损伤脾胃，引发其他病症。少数人在盛夏之际，往往喜欢把西瓜切成块状，放在冰箱里冷冻了再吃。如果冰冻时间短些，吃一点会感到舒适；如果冷藏过久，吃后则会伤害身体，严重时还会导致不良后果。对此，高血压病患者尤须注意。

草莓：有效调节血压的"神奇之果"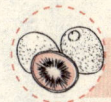

◎ 降压功效解读

草莓又叫红莓、洋莓、地莓等，是一种红色的水果。草莓柔嫩多汁，酸甜宜人，果香浓郁，有"水果皇后"的美称。

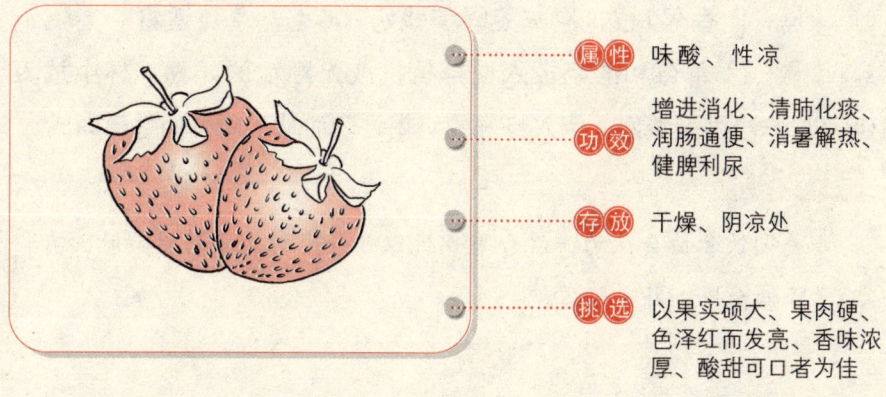

属性：味酸、性凉

功效：增进消化、清肺化痰、润肠通便、消暑解热、健脾利尿

存放：干燥、阴凉处

挑选：以果实硕大、果肉硬、色泽红而发亮、香味浓厚、酸甜可口者为佳

草莓除了可以预防维生素C缺乏症外，对防治动脉硬化、冠心病、脑出血等均有较好的功效。草莓中的维生素及果胶对改善便秘和治疗痔疮、高血压、高胆固醇等均有一定的效果。草莓中钾含量也很高，吃500克草莓即能满足成人每天钾需要量的1/3。而钾有降低血压的作用，因此，草莓是高血压患者适宜选择的水果。

同时，草莓含有花青素等黄酮类化合物，这些物质有抗氧化、延缓衰老的功效，也是草莓呈现鲜红颜色的来源。美国哈佛大学公共卫生学院追踪15万名受访者长达14年，其中有近3万名女性和5000名男性有高血压问题。研究人员分析他们的血压和饮食后发现，常吃草莓等富含花青素莓果类的人，罹患高血压的风险较一般人降低8%。以年龄来看，60岁以上人群吃草莓降低高血压风险的效果最明显。进一步控制其他高血压相关危险因子，包括家族史、体重指数（BMI）、运动量及其他饮食因子之后，结果仍旧相同。研究人员指出，花青素是一种强力抗氧化剂，有助于血管畅通，让血流更顺畅，因此能降低高血压罹患风险。

降压食谱推荐

香蕉草莓果奶

【原料】香蕉1根，原味凝固型酸奶200克，草莓适量。

【做法】草莓和酸奶放入搅拌机打成无颗粒的奶糊；杯中放入100克原味凝固型酸奶，倒入打好的奶糊，表面放上新鲜的香蕉即成。

保健贴士

美国饮食协会认为，混合果奶就像是一个钾元素的供应站，有助于降低血压、补充钙质。

◎ 降压食用注意

不要吃畸形草莓，因为正常生长的草莓外观呈心形，而畸形草莓往往是在种植过程中滥用激素造成的，长期大量食用这样的果实，有可能损害人体健康。另外，草莓入口前一定要把好"清洗关"。患有尿路结石和肾功能不好的人不宜多吃，因为草莓含草酸钙较多，过多食用会加重患者病情。

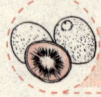 柚子：心脑血管病患者的保健佳果

◎ 降压功效解读

柚子又名香栾、臭柚，为芸香科植物柚的成熟果实，多产于我

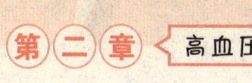 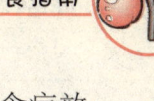

国南方地区，其味清香、酸甜、凉润，是医学界公认的最具食疗效果的水果。

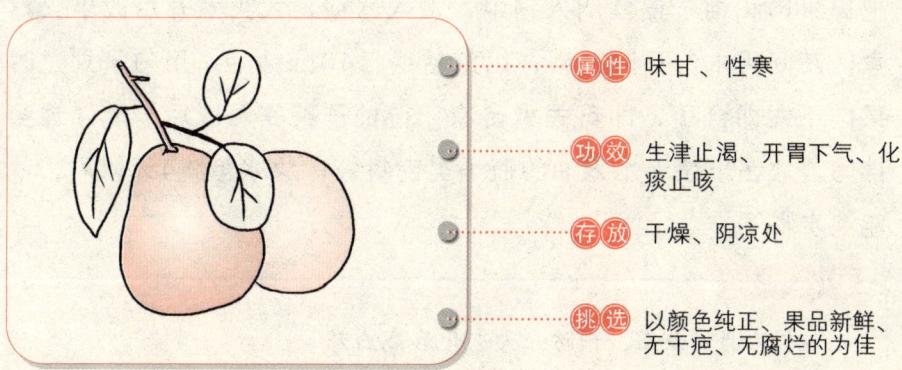

属性 味甘、性寒

功效 生津止渴、开胃下气、化痰止咳

存放 干燥、阴凉处

挑选 以颜色纯正、果品新鲜、无干疤、无腐烂的为佳

柚子营养丰富，每100克可食部分，含水分84.8克、蛋白质0.7克、脂肪0.6克、糖类（碳水化合物）12.2克、粗纤维0.8克、钙41毫克、磷43毫克、铁0.9毫克、胡萝卜素0.12毫克、硫酸素0.07毫克、核黄素0.02毫克、尼克酸0.5毫克、抗坏血酸41毫克。柚子味甘、性寒，具有健脾消食、止咳化痰、消肿止痛、行气解酒、抗炎解痉等功效，对缓解咳嗽气逆、痰多气喘、消渴心烦和胃病等症状有一定的疗效。柚子鲜果汁中还含有作用类似于胰岛素的成分——铬，能降低血糖，为高血压、糖尿病患者的保健佳果。此外，柚子中还含有高血压患者必需的天然微量元素钾，几乎不含钠，因此是心脑血管病、肾脏病患者最佳的食疗水果。

降压食谱推荐

 蜂蜜柚子茶

【原料】柚子、柠檬各1个，冰糖、蜂蜜各250克，盐适量。

【做法】用盐在柚子表面细细揉搓5分钟，去除柚子表面的果蜡，温水洗去柚子表面盐分，剥去柚子黄色的外皮；泡在淡盐水

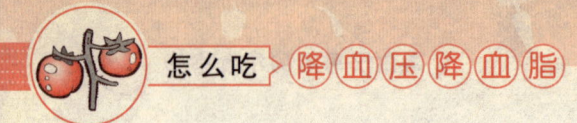

里8小时以上（中间最好换两次水），去除苦味；把柚子果肉瓣成小块，柠檬切小块儿，全部用粉碎机打成碎末；柚子皮切细丝，把碎果肉和柚子皮丝倒入锅中，加入冰糖，大火煮开后改小火熬煮，其间用木勺不时搅动，以免粘锅；40分钟后，用勺子划过时果肉不立即合拢，即可关火待凉；待柚子茶变温以后，倒入蜂蜜拌匀，放在干净无水无油的瓶子里密封好，放冰箱腌4天以后，就能泡水喝了。

保健贴士

本品调节血压，预防血管老化和高血压。

◎降压食用注意

中医学认为，柚子性寒，因此，身体虚寒的人不宜多吃。一般人每天食用量最好别超过200克。

第二章 高血压患者的饮食指南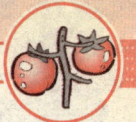

第六节 高血压患者宜食的干果

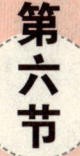

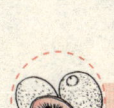 **核桃：高血压患者的"长寿果"**

◎ 降压功效解读

核桃又叫羌桃，既可以生食、炒食，也可以榨油、配制糕点、糖果等，不仅味美，而且营养价值很高，被誉为"万岁子""长寿果"。核桃被广泛用于治疗神经衰弱、高血压、冠心病、肺气肿、胃痛等症。

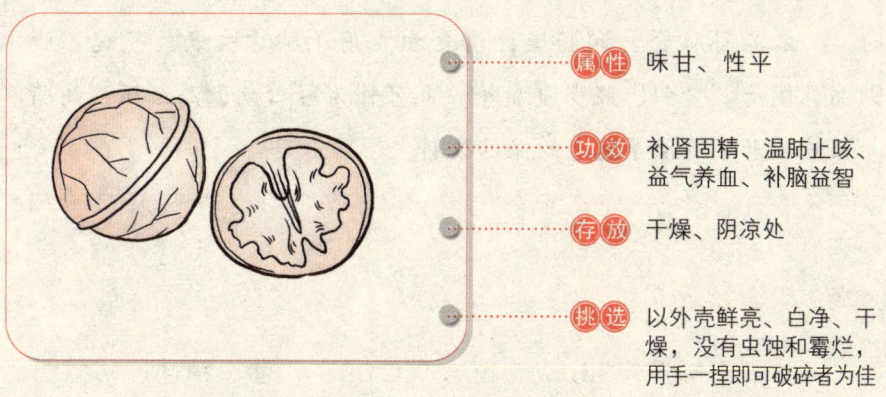

属性	味甘、性平
功效	补肾固精、温肺止咳、益气养血、补脑益智
存放	干燥、阴凉处
挑选	以外壳鲜亮、白净、干燥，没有虫蚀和霉烂，用手一捏即可破碎者为佳

在国外，核桃果被称为"大力士食品""营养丰富的坚果""益智果"。其显著的效果和丰富的营养价值，已经为越来越多的人

所推崇。国外的一项研究发现，吃核桃和核桃油1周后，人们的平均舒张压明显下降。核桃含脂肪40%~50%，其中主要为不饱和脂肪酸，能降低胆固醇、防止动脉硬化和高血压。核桃仁还富含磷脂和维生素E，能增强细胞活性，促进造血功能，增进食欲。核桃中丰富的碳水化合物产热量高，冬季食用可增加机体热量，御寒保暖。

降压食谱推荐

山楂核桃饮

【原料】核桃仁150克，山楂50克，白糖200克。

【做法】核桃仁加水少许，用石磨磨成浆，装入容器中，再加适量凉开水调成稀浆汁；山楂去核，切片，加水500毫升煎煮30分钟，滤出头汁，再煮取二汁，一二汁并发，复置火上，加入白糖搅拌，待融化后，再缓缓倒入核桃仁浆汁，边倒边搅匀，烧至微沸即可。

保健贴士

本品补肺肾，润肠燥，消食积。用于肺虚咳嗽、气喘、腰痛、便干、食积、经少腹痛等。也可作为冠心病、高血压、高脂血症及老年便秘等患者的保健饮料。

芦笋核桃仁

【原料】鲜芦笋300克，鲜核桃仁60克，油、精盐、胡椒粉、湿淀粉、料酒各适量。

【做法】鲜核桃仁剥去内皮，备用；将芦笋洗净，修成长度一

第二章 高血压患者的饮食指南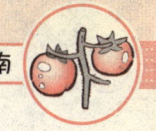

致的段,备用;锅中放油,油热后放入芦笋快速翻炒,随即放精盐和湿淀粉翻匀;倒入鲜核桃仁,烹入料酒,撒上胡椒粉提鲜,装盘即可。

> **保健贴士**
>
> 每日1剂,佐餐食用。具有滋补肝肾、平肝降压等功效,适用于肝肾阴虚型老年性高血压病等。

◎ 降压食用注意

核桃不宜与酒同食,是因为核桃性热,多食生痰动火,而白酒也属甘辛大热,两者同食,易致血热的缘故。食用核桃也不可过量,一般认为每天吃5~6个核桃,20~30克核桃仁为宜;吃得过多,会生痰、恶心,严重者会有严重的腹泻,甚至水样大便,造成身体脱水,如果因食用核桃造成腹泻,请及时就医。

榛子:降血压、降血脂的"坚果之王"

◎ 降压功效解读

在"世界四大坚果"中,榛子不仅被人们食用的历史最长久,营养价值也最高,有着"坚果之王"的美称。榛子营养丰富,果仁中除含有蛋白质、脂肪、糖类外,胡萝卜素、维生素B_1、维生素B_2、维生素E含量也很丰富;榛子中人体所需的8种氨基酸样样俱全;榛子中各种微量元素如钙、磷、铁含量也高于其他坚果。榛子中不饱和脂肪酸和蛋白质含量异常丰富,胡萝卜素、维生素A、维生素C、维生素E、B族维生素,以及铁、锌、磷、钾等营养素的含量也非常可观,在四大坚果中都居前列。

怎么吃 降血压降血脂

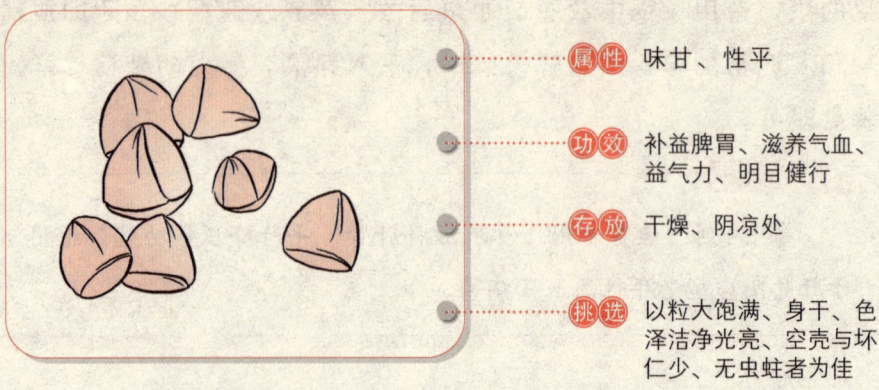

属性　味甘、性平

功效　补益脾胃、滋养气血、益气力、明目健行

存放　干燥、阴凉处

挑选　以粒大饱满、身干、色泽洁净光亮、空壳与坏仁少、无虫蛀者为佳

　　榛子虽然富含丰富的油脂，但都是对人体有利的，有助于降血压、降血脂、维护视力以及延缓衰老。而且榛子中富含的油脂有利于其中脂溶性维生素在人体内的吸收，对体弱、病后衰弱、易饥饿的人都有很好的补养作用。榛子中富含的不饱和脂肪酸，一方面可以促进胆固醇的代谢，另一方面可以软化血管，维护毛细血管的健康，从而预防和治疗高血压、动脉硬化等心脑血管疾病。

降压食谱推荐

 榛子杏仁薏苡仁粥

【原料】榛子、甜杏仁各30克，薏苡仁100克，蜂蜜15毫升。

【做法】将榛子和杏仁洗净去皮，磨碎取其汁；薏苡仁淘洗干净，放入锅中，加适量清水煮沸，倒入浆汁熬至黏稠，拌入蜂蜜即可。

保健贴士

　　榛子、杏仁都含有微量元素铜，每100克的含量分别约为3030微克、810微克。此粥香甜味美，营养丰富。可补益骨肤、益气养胃，对骨质疏松、皮肤干燥、气血不足、脾胃虚弱、高血压等症状有防治作用。

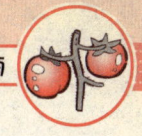

第二章 高血压患者的饮食指南

◎ 降压食用注意

榛子的存放时间不宜过长；榛子含有丰富的油脂，肝胆功能严重不良者慎用。建议每天食用不超过100克。

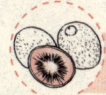

杏仁：有效降低心血管病的发病危险

◎ 降压功效解读

杏仁分为甜杏仁及苦杏仁两种。杏仁富含蛋白质、脂肪、糖类、胡萝卜素、B族维生素、维生素C、维生素P以及钙、磷、铁等营养成分。其中胡萝卜素的含量在果品中仅次于芒果，人们将杏仁称为抗癌之果。杏仁含有丰富的脂肪油，有降低胆固醇的作用，因此，杏仁对防治心血管系统疾病有良好的作用。

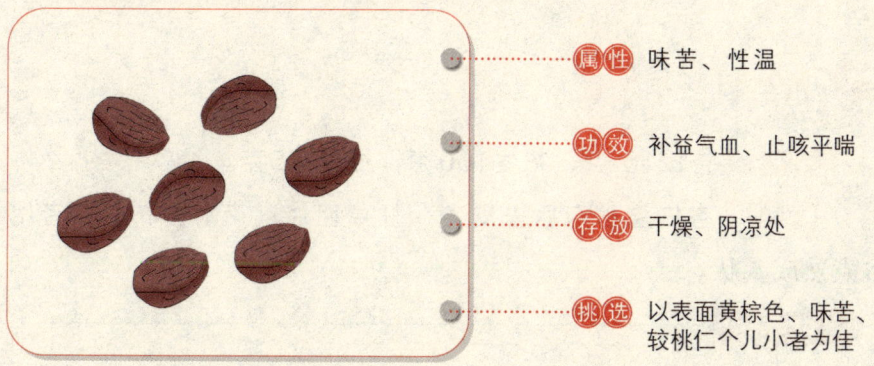

属性　味苦、性温

功效　补益气血、止咳平喘

存放　干燥、阴凉处

挑选　以表面黄棕色、味苦、较桃仁个儿小者为佳

一项最新的研究成果显示，胆固醇水平正常或稍高的人，可以经常食用杏仁达到降低血液胆固醇并保持心脏健康的目的。研究者认为，杏仁中所富含的多种营养素，比如维生素E、单不饱和脂肪酸和膳食纤维共同作用能够有效降低心脏病的发病危险。样本中85位中老年志愿者（平均年龄56岁）的总胆固醇水平降低了7.6%，低密度脂蛋白胆固醇水平下降了9%，也未造成体重的增加。当然，

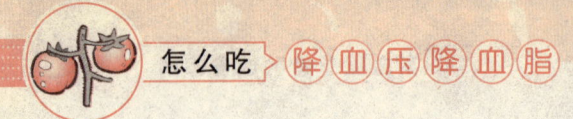 怎么吃 降血压降血脂

杏仁中的微量元素如钙、磷、铁等人体不可缺乏的微量元素含量，也同样不逊色。这些营养素的独特作用，让杏仁可有效降低心血管病的发病危险。

降压食谱推荐

杏仁粥

【原料】去皮甜杏仁10克，粳米50克。

【做法】将去皮甜杏仁研成泥状加入到淘洗干净的粳米中，加入适量水煮沸，再以慢火煮烂即可。

 保健贴士

杏仁粥适宜于肝阳上亢型、肝火上炎型高血压病，此药膳还有养心安神的功效，有失眠、焦躁症状的人不妨试一试。

杏仁甘草花生羹

【原料】杏仁10克，花生100克，生甘草5克。

【做法】杏仁温水泡后去皮尖，甘草切片，花生去衣，三者用水煮熟成羹状。

保健贴士

降压，降糖，止咳化痰。适用于高血压、糖尿病、慢性支气管炎等病患者食用。

◎ 降压食用注意

杏仁不可以大量食用，过量服用可致中毒。所以，食用前必须先在水中浸泡多次，并加热煮沸，减少以至消除其中的有毒

第二章 高血压患者的饮食指南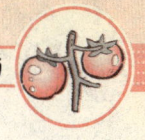

物质。产妇、幼儿、实热体质的人和糖尿病患者，不宜吃杏仁及其制品。

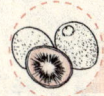 **栗子：降血压的"灵丹妙药"**

◎ 降压功效解读

栗子又名栗、中国板栗，其全身是宝，可以加工制作栗干、栗粉、栗酱、栗浆、糕点、罐头等食品，栗子羹则是老幼皆宜、营养丰富的点心。板栗中所含的矿物质很全面，有钾、镁、铁、锌、锰等，虽然达不到榛子、瓜子那么高的含量，但仍然比苹果、梨等普通水果高得多。尤其是板栗中钾元素的含量很突出，每100克鲜板栗中含钾量为442毫克，比号称富含钾的苹果还高3倍。因此，栗子很适合高血压患者食用。此外，栗子中所含的不饱和脂肪酸和维生素也非常丰富，能防治高血压、冠心病、动脉硬化、骨质疏松等疾病，是抗衰老、延年益寿的滋补佳品。栗子中还含有大量淀粉、蛋白质、脂肪、B族维生素等多种营养素，是防治高血压、冠心病、动脉硬化、骨质疏松等疾病的"灵丹妙药"。

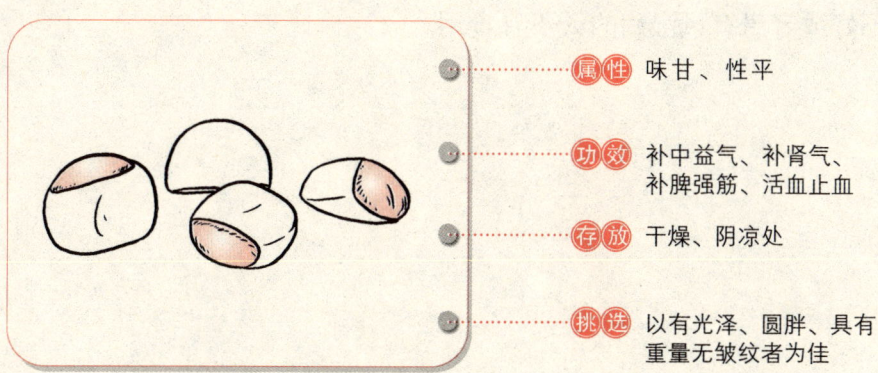

属性	味甘、性平
功效	补中益气、补肾气、补脾强筋、活血止血
存放	干燥、阴凉处
挑选	以有光泽、圆胖、具有重量无皱纹者为佳

降压食谱推荐

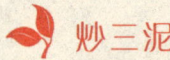 炒三泥

【原料】栗子泥、山药泥各100克，赤豆泥150克，白糖、桂花酱、花生油各适量。

【做法】炒锅中加入花生油、白糖，烧至糖溶化时，加入赤豆泥，改用微火炒至松散起沙时，盛在盘内中间；栗子泥用同法炒好，盛在盘内赤豆泥的一边。山药泥也用同法炒好，盛在盘内赤豆泥的另一边。将锅刷洗干净，放入清水、白糖、桂花酱，用文火烧至糖溶化后，浇在"三泥"上即成。

> **保健贴士**
>
> 本品能扩张血管，降低血压，适用于高血压患者食用。

◎ 降压食用注意

板栗热量较高，生吃难消化，熟食又容易滞气，因此一次不能多吃，每天最多不超过10颗。因栗子的含糖量较高，糖尿病患者最好也要对栗子"敬而远之"；变质的栗子不能吃；脾胃虚弱、消化不好或者患有风湿病的人不宜食用。

第二章 高血压患者的饮食指南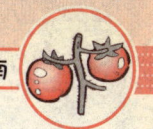

第七节 可降血压的药食两用食品

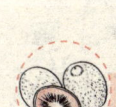 **菊花：降低血压、治疗冠心病**

◎ 降压功效解读

菊花品种繁多，除具有观赏价值外，它还有很高的食用、药用价值，有良好的保健功效。菊花的食用方法很多，除用作饮料服用外，还可烹制以清淡见长的美味佳肴，可制成菊花酱、菊花小吃，如与药食之品配伍，可制成煎剂、汤剂、羹剂、散剂等。现代药理研究表明，菊花具有治疗冠心病、降低血压、预防高血脂、抗菌、抗病毒、抗炎、抗衰老等多种药理活性。中医学认为，菊花性微寒，味甘、苦，归肺、肝经，具有疏风清热、明目

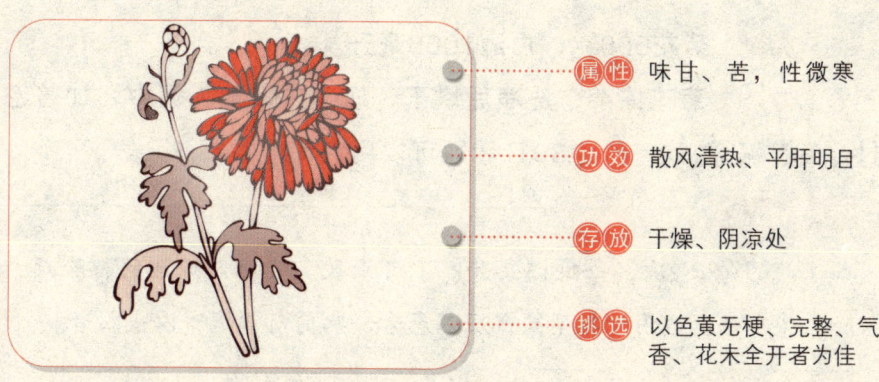

属性	味甘、苦，性微寒
功效	散风清热、平肝明目
存放	干燥、阴凉处
挑选	以色黄无梗、完整、气香、花未全开者为佳

解毒、利血脉、去心烦等功效，适用于头痛眩晕、目赤心烦等，这与高血压病症完全一致。食用、药用菊花，以白菊、黄菊为主，尤以杭白菊最佳。

降压食谱推荐

菊花粥

【原料】干菊花20克，粳米100克，白糖适量。

【做法】将菊花去蒂烘干或阴干，研粉备用；粳米淘洗干净，加水煮粥，待粥成时调入菊花粉末和白糖，再煮1~2分钟即可。

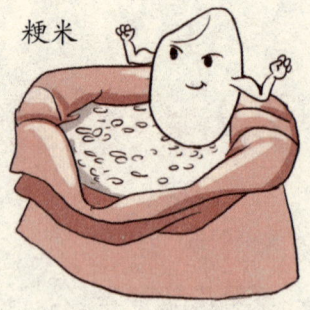

保健贴士

此粥具有清肝健脾、降压养神的功效，适用于冠心病、高血压、动脉硬化等病症。

菊花酒

【原料】菊花500克，白酒1000毫升。

【做法】菊花拣杂，洗净后烘干，研为末，放入酒中，加盖密封，每日振摇1次，浸泡30日后即可饮用。

保健贴士

此品每日2次，每次15毫升，不可多饮。具有疏风润肤、除烦降压等功效，适用于各型高血压病患者，病前有酒瘾难以戒断者。

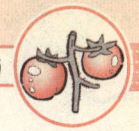

◎降压食用注意

高血压患者按中医辨证可有多种证型，属于阴虚阳亢型者用菊花最好。属于阴阳两虚型者则不宜用寒凉的菊花。若用菊花、钩藤、石决明等，血压则居高不降。另外，痰湿型、血瘀型高血压病患者也不宜用菊花。滥用菊花治疗高血压病的现象较普遍，应对其不良反应引起重视。

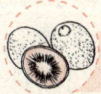

天麻：平肝益气、保护心脏

◎降压功效解读

天麻为多年生草本植物，其干燥块茎亦称天麻，是一味常用而较名贵的中药。天麻不仅具有较高的药用价值，而且还具有较高的药膳、保健、滋补和食用价值。民间常用天麻蒸鸡蛋、煮鸡蛋、煮猪脑、蒸羊脑、蒸猪肉、炖鸡、烧鸭等。其特点是，食用方便，味道可口，营养丰富，风味独特。既满足了人们品尝天麻的口福，又可强身健体，抵御风寒，还可以治疗头晕目眩、偏头疼、高血压等多种疾病。久服还可平肝益气、利腰膝、强筋骨，还可增加外周及冠状动脉血流量，对心脏有保护作用。长期服用天麻的人气色不错。

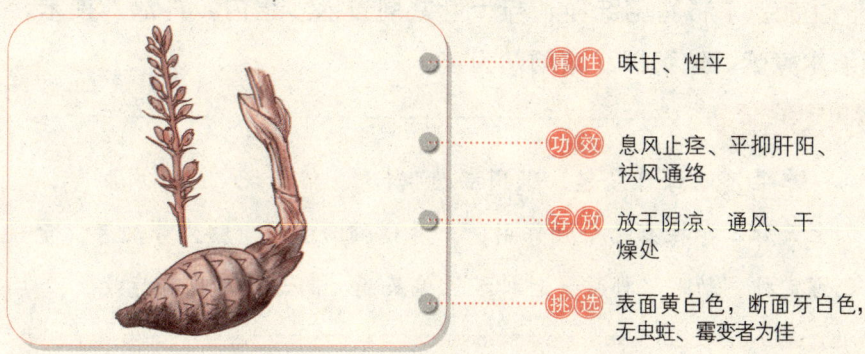

属性	味甘、性平
功效	息风止痉、平抑肝阳、祛风通络
存放	放于阴凉、通风、干燥处
挑选	表面黄白色，断面牙白色，无虫蛀、霉变者为佳

降压食谱推荐

 凉拌天麻

【原料】天麻、辣椒、葱丝、姜丝、精盐、味精各适量。

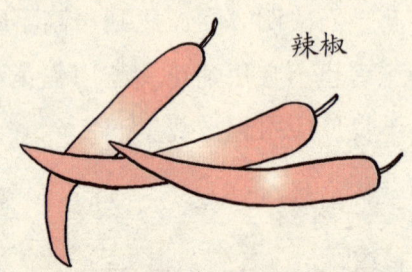
辣椒

【做法】将天麻块洗净，用刀像切土豆一样切丝，然后用开水焯一下，捞出，待凉后和姜丝、葱丝一起加精盐、味精等调料拌和就成了；此外也可以根据个人喜好，增加一些搭配的食材。如果喜欢吃辣椒，也可以加入。喜欢海藻类也可加入。总之，与天麻为伍，不需有太多顾忌，因为它可以与众多食材兼容。

保健贴士

常吃天麻可以增强大脑健康和机体的免疫功能，增进人体血液循环，对高血压等病有显著的疗效。

 天麻猪脑粥

【原料】猪脑1个，天麻10克，粳米100克。

【做法】将猪脑洗净，与天麻共同置入沙锅内，再放入粳米，加清水煮粥，以粥稠、猪脑熟为度。

保健贴士

本品可以每日晨起，服用温热粥1次。俗话说"吃脑补脑"，加上天麻本身特有的平肝作用，天麻猪脑汤适用于脑力劳动者，食之可定神、助眠、补脑，对神经性偏头痛、高血压等症有疗效。

第二章 高血压患者的饮食指南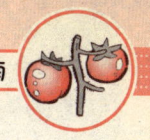

◎ 降压食用注意

很多人把天麻当成"补药"长时间服用,殊不知天麻也是有不良反应的,古人对此早有认识。《本草纲目》说:"久服天麻,遍身发出红丹。"服用天麻常见不良反应有头晕、恶心、胸闷、皮肤丘疹伴瘙痒等,个别会出现脱发现象。因此,不可随便和久服天麻。

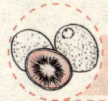
决明子:清肝明目降血压

◎ 降压功效解读

决明子又名草决明、马蹄决明等,早在《神农本草经》中就有记载:"主青盲目淫,眼赤泪出,久服益睛光。"它是性凉而味甘苦的药物,其临床应用较广。主要功能为清热明目、润肠通便,它可以用来治疗目赤肿痛、羞明多泪、目暗不明、头痛、眩晕、肠燥便秘;还可用于咽喉肿痛、咽喉糜烂性溃疡等症。另外,它还是降压、降脂的良药,因此还可以减肥,用于肥胖人的亚健康状态等。

决明子中含对人体有益的17种氨基酸,包含8种必需氨基酸,长期服用,可抑制血清胆固醇升高和动脉硬化斑块形成;而决明子

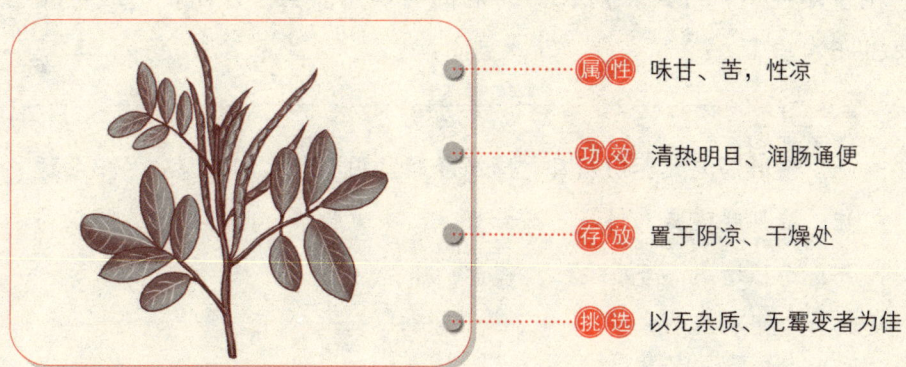

属性	味甘、苦,性凉
功效	清热明目、润肠通便
存放	置于阴凉、干燥处
挑选	以无杂质、无霉变者为佳

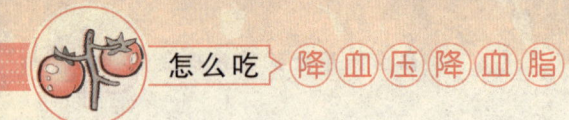

中所含的蒽醌苷是其降脂的主要成分之一。因决明子有导泻作用,所以还能减少胆固醇的吸收及增加胆固醇的排泄,从而降低血中胆固醇的水平,起到辅助降血压的功效。

降压食谱推荐

决明子粥

【原料】决明子15克,粳米50克,冰糖适量。

【做法】先将决明子放锅内炒至微有香气,待冷却后加水煎汁,去渣,加入粳米煮粥,粥将成时加入冰糖,再煮一二沸即成。

> 保健贴士
>
> 此粥功能清肝、明目、通便,适用于高血压、高血脂,以及习惯性便秘者。

杞菊决明子茶

【原料】枸杞子10克,菊花3克,决明子20克。

【做法】将枸杞子、菊花、决明子同时放入较大的有盖杯中,用沸水冲泡,加盖,闷15分钟后即可饮用。当茶饮用,一般可冲泡3~5次。

> 保健贴士
>
> 清肝泻火,养阴明目,降压降脂。用于肝火阳亢型脑卒中后遗症,症见肢体麻木瘫痪,头晕目眩,头重脚轻,面部烘热,烦躁易怒,血压增高,舌质偏红,苔黄,脉弦。

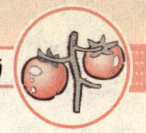

第二章 高血压患者的饮食指南

◎ 降压食用注意

决明子药性寒凉,有泄泻和降血压的作用,所以不适合脾胃虚寒、脾虚泄泻及低血压等患者服用。此外,决明子主要含有大黄酚、大黄素等化合物,长期服用可引起肠道病变。

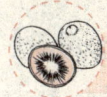

夏枯草:清肝降压、散郁结

◎ 降压功效解读

夏枯草,为唇形科多年生草本植物夏枯草的果穗,我国各地均产,主要产于江苏、浙江、安徽、河南等地。其性寒,味苦、辛,归肝、胆经,是一味清热泻火的中草药,可清肝火,散郁结,用于目赤肿痛、头痛眩晕、瘰疬、瘿瘤,现代常用于高血压病属肝热、阳亢之证者,有清肝降压之效果。夏枯草水煎当水喝,作为一种辅助疗法,特别是夏天,既可当凉茶,也能降血压,过了夏天,也可以继续当茶喝,细水长流降血压,效果不错。随着时间的推延,有的高血压患者还可以用夏枯草"茶"来维持正常血压,当然这应在医师指导下进行,不能擅自采取。

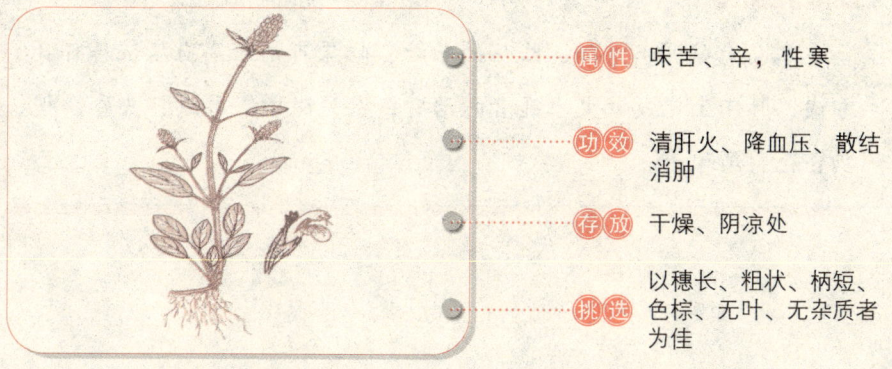

属性	味苦、辛,性寒
功效	清肝火、降血压、散结消肿
存放	干燥、阴凉处
挑选	以穗长、粗壮、柄短、色棕、无叶、无杂质者为佳

降压食谱推荐

夏枯草降压凉茶

【原料】 夏枯草3~6根（一人一天的剂量），白糖或冰糖适量。

【做法】 夏枯草加适量冷水（根据喝水多少加减），浸泡1小时左右，开大火烧开，改用小火煮30分钟，加入白糖或冰糖适量，再煮待糖溶化后去渣取汁，即可随意饮用。

> **保健贴士**
>
> 本品有高血压的人可以喝，没有高血压的人也可以喝，只是高血压患者要每天坚持服用，长期坚持，定会有收获。

杜仲夏枯草

【原料】 杜仲、夏枯草、黄芩各15克。

【做法】 将夏枯草去杂质洗净，杜仲、黄芩洗净；把全部用料一起放入沙锅内，加清水适量，水煎即可。

> **保健贴士**
>
> 本品有强肾、潜阳、降压的功效，临床可用于高血压证属肝肾亏虚、肝阳上亢或肝火上炎者的治疗，症见眩晕、耳鸣、头昏、视物昏花、烦躁等。

第二章　高血压患者的饮食指南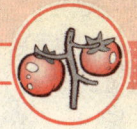

◎ 降压食用注意

夏枯草性凉,"湿气"重,脾胃虚弱的人或患风湿的人喝了,就容易造成腹泻甚至加重病情,所以要慎用。此外,长期大量服食夏枯草,可能会增加肝、肾的负荷,还会造成中药成分蓄积中毒,严重的会引起肝、肾等疾病。这就是有些人服用过多之后感觉肾痛的原因。

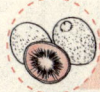 **荷叶:扩张血管预防高血压**

◎ 降压功效解读

荷叶为睡莲科植物莲的叶,它是一种"药食两用"的食物,荷叶中富含的黄酮类物质可以增加冠脉流量,降低舒张压,防治心律失常、心肌缺血、心肌梗死及冠心病、高血压等症,因此荷叶既可作为心血管疾病的原料药,还可广泛应用于功能食品、保健食品和饮料中。此外,荷叶具有清暑利湿、清头目、止血、散瘀除烦等功效,适用于中暑、高血压病、高脂血症、肥胖、各种出血等。荷叶的浸剂和煎剂实验发现能直接扩张血管,起到中等程度的降压作用。

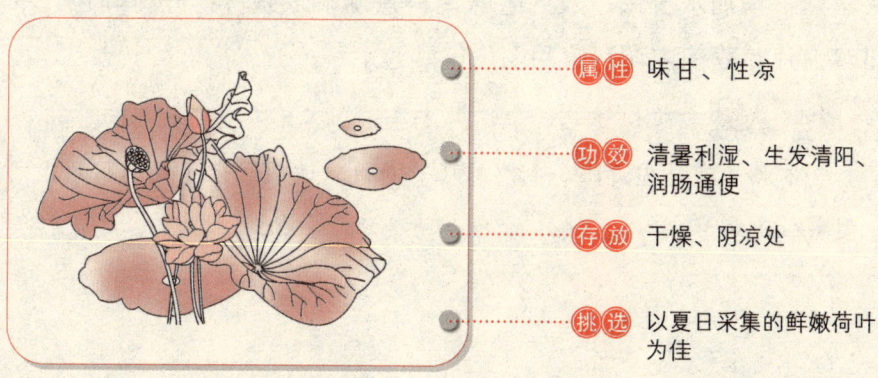

属性　味甘、性凉

功效　清暑利湿、生发清阳、润肠通便

存放　干燥、阴凉处

挑选　以夏日采集的鲜嫩荷叶为佳

降压食谱推荐

🍃 荷叶粥

【原料】新鲜荷叶1张，粳米100克，冰糖适量。

【做法】取粳米煮粥，待粥熟后加适量冰糖搅匀，趁热将荷叶撕碎覆盖粥面上，待粥呈淡绿色取出荷叶即可食用。可做夏季清凉解暑食品，也可用做早晚餐的点心，既可温热食用，也可凉饮。

保健贴士

> 荷叶粥清暑利湿，升发清阳，止血，降血压，降血脂。适用于中暑、高血压、高脂血症、肥胖病以及夏天感受暑热致头昏脑胀、胸闷烦渴、小便短赤等。

🍃 荷叶鸡

【原料】鲜荷叶1张，白鸡1只（约500克），葱花、姜末、精盐、酱油、味精、醋、麻油各适量。

【做法】鸡洗净，切成5厘米长、3厘米宽、0.5厘米厚的鸡肉片，用洗净的荷叶按鸡肉片大小分别包好，装入炖盘内，上笼用大火蒸熟；锅加水少许，放入各味调料煮沸，入碗；打开荷叶包，取出鸡肉片，蘸碗内调料食用。

保健贴士

> 本品具有补虚清阳、利湿降压等功效，适用于老年性阴阳两虚型高血压病等。

第二章 高血压患者的饮食指南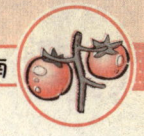

◎ 降压食用注意

荷叶有清暑作用,适宜于夏季风热感冒者食用。用荷叶煎水代茶,频频饮用,对预防和治疗暑期感冒最为适宜。

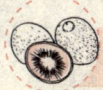 **枸杞子:降压降糖又降脂**

◎ 降压功效解读

枸杞子是茄科落叶灌木枸杞的干燥成熟果实,夏、秋季节果实呈橙红色时采收,晾至皮皱后,再暴晒至外皮干硬、果肉柔软,除去果梗,或热风低温烘干后使用。作为一种阴阳双补的滋补佳品,几千年来受到人们的广泛推崇和使用。枸杞子不仅有较高的经济价值,而且还有较丰富的营养成分,这些营养成分在治疗与保健中发挥不同的作用,其中主要包括蛋白质、脂肪、粗纤维、维生素以及铜、铁、锌、锰、镁、铬等多种人体所必需的营养成分。据食品专家们科学分析,每100克枸杞子中,约含蛋白质4克,脂肪0.8克,糖类(碳水化合物)19.3克,粗纤维2.7克,钙55毫克,磷86毫克,铁1.4毫克,胡萝卜素8.6毫克,维生素B 10.52毫克,维生素B 60.13毫克,尼克酸1.9毫克,维生素C 34毫克。因此,枸杞子的

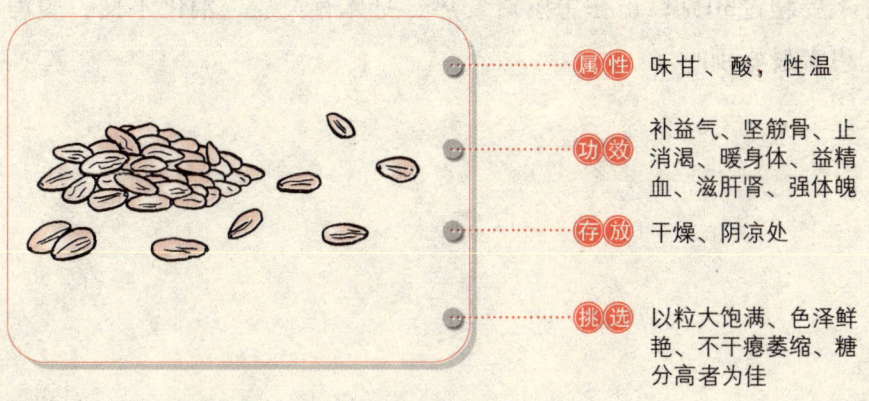

属性 味甘、酸,性温

功效 补益气、坚筋骨、止消渴、暖身体、益精血、滋肝肾、强体魄

存放 干燥、阴凉处

挑选 以粒大饱满、色泽鲜艳、不干瘪萎缩、糖分高者为佳

115

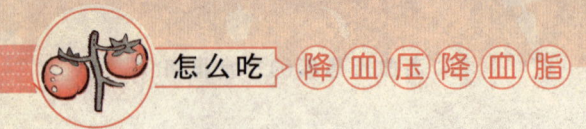

营养成分是非常丰富的，对慢性肝炎、中心性视网膜炎、视神经萎缩等疗效显著，还可降血压、降血糖、降血脂。

降压食谱推荐

天麻枸杞子瘦肉粥

【原料】天麻、枸杞子各12克，猪瘦肉、粳米各100克，精盐少许。

【做法】将天麻、枸杞子洗净，天麻切成薄片，猪瘦肉洗净，切成丝状，粳米淘洗干净，入锅；加清水1000毫升，置武火上烧沸腾后，再加入天麻、枸杞子、猪瘦肉、精盐，如常法煮粥，粥熟即成。

> 保健贴士
>
> 本品有滋阴潜阳、平肝降压的作用。适用于高血压病之肝肾阴虚型，症见头晕目眩者。

◎ 降压食用注意

一般来说，健康成年人每天吃10克左右的枸杞子比较合适，最好不要超过30克；正在患感冒发热、身体有炎症、消化不良、腹泻的患者最好别吃。

第三章

不同年龄段和妊娠高血压患者饮食指南

　　就高血压而言，年龄不同，其血压值意味的危险程度也不尽相同。因为处于不同年龄段的高血压患者受到不同行业、不同文化程度以及生活习惯等因素的影响，对科学饮食如低钠饮食、清淡饮食、低脂饮食等，存在着认识上的不同。因此，针对不同年龄段的高血压患者和妊娠高血压患者，优化高血压的管理措施，建立明确的饮食安排就显得尤为重要。本章通过对不同年龄段和妊娠高血压人群的饮食原则、一日三餐和食谱推荐三方面的介绍，为其"量身定做"降压方案。

怎么吃 降血压降血脂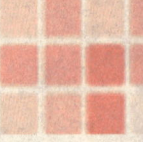

第一节 老年高血压患者的饮食指南

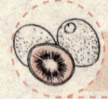 **老年高血压患者的饮食原则**

高血压是老年人常见病，一般50岁以上的人，其收缩压超过20千帕（150毫米汞柱）、舒张压超过12千帕（90毫米汞柱）的就属于高血压。高血压病的临床表现：初期患者主要是头痛头晕、记忆力减退、失眠、健忘、心悸、乏力等症状，而到了晚期患者可发生心、脑、肾和视网膜的小动脉硬化和痉挛等危险。

中医学认为，饮食对人体不但有滋养作用，使人体气血充盛，足以抗御外邪；而且可以调整人体的阴阳平衡，以防止疾病的发生。同时，也可以发挥某些食物的特异性作用，直接用于一些疾病的预防。真正降血压要从平时的生活习惯和饮食调节，由内而外地治疗高血压。专家表示，对于老年人高血压的饮食治疗原则，可以简单归纳为以下四点：

1. 控制热量和体重

老年高血压患者需要控制热量和体重，因为肥胖是高血压病的危险因素之一，而肥胖的主要原因是热量摄入过多造成的。体

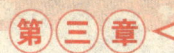 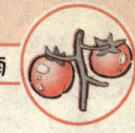

内多余的热量能转化为脂肪储存于皮下及身体各组织中,从而导致肥胖。控制热量摄入,保持理想体重是防治老年高血压的重要措施之一。

2. 忌饮食过饱

老年人胃肠功能减弱,消化机能减退,吃得过饱容易引起消化不良、急性胃炎等疾病;同时,吃得过饱会使胃部胀满,膈肌位置上移,压迫心肺,从而影响心肺正常功能;加之消化食物需大量的血液集中到消化道,使心脑供血供氧量减少。

3. 控制膳食脂肪

食物脂肪的热能比应控制在25%左右,最高不应超过30%。脂肪的质量比数量有更重要的意义。动物性脂肪含饱和脂肪酸高,可升高胆固醇,易导致血栓形成,使高血压脑卒中的发病率增加;故食用油宜多选植物油,其他食物也宜选用低饱和脂肪酸、低胆固醇的,如蔬菜、水果、全谷食物、鱼、禽、瘦肉及低脂乳等。

4. 宜低盐

老年高血压患者由于年老,味蕾退化,对味道的感知度降低,因此偏爱咸味及口味重的食物,这对高血压是大忌,因为食盐摄入量与高血压病的发病呈正相关,食盐销售量大的地区高血压病的发病率显著升高。凡有轻度高血压或有高血压病家族史的,其食盐摄入量最好控制在每日5克以下。

除此之外,专家还提醒,若是患上高血压,则需要同时注意饮食、运动、药物治疗等几个方面。

老年高血压患者的一日三餐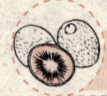

参考食谱一

早餐	1碗粥（或1杯奶或1碗百合粉糊），1片面包（或1个小肉包或1个馒头），1块蛋糕（或1小碟水煮花生米）。粥最好是红豆粥、枸杞子粥、红枣粥、莲子粥、薏苡仁粥、怀山药粥等，或者200毫升鲜豆奶。
午餐	一蔬一荤一碗米饭。一蔬，即任选一种蔬菜，约200克；一荤，即在鱼、鸭、鸡、瘦肉、蛋等之中任择一种，约50克；一碗米饭，为200~300克。
晚餐	一蔬一素一碗面条（或米饭）。一蔬任选，但应与午餐有别；一素，指各种豆类及其制品，如大豆、豆腐、腐竹、豆干、豆丝、豆芽等，约100克；一碗面条，约100克。

参考食谱二

早餐	煮鸡蛋胡萝卜热汤面1碗，素炒青菜150克。饭后2小时可加餐干果100克。
午餐	大蒜炒木耳150克，蒜泥茼蒿150克，天麻鸡翅150克，馒头1个。饭后2小时可加餐降压茶1杯。
晚餐	清蒸鱼200克，素炒五丝150克，海藻焖黄豆100克，米饭1碗，青菜汤1碗。餐后30分钟可加餐水果150克。

第三章 不同年龄段和妊娠高血压患者饮食指南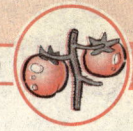

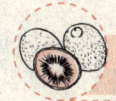 **老年高血压患者的推荐食谱**

降压食谱推荐

 豆腐蒸鱼

【原料】草鱼（或黑鱼、鲫鱼等均可）1条，豆腐150克，瘦猪肉30克，黑木耳少许，麻油、精盐、葱、醋、姜各适量。

【做法】鱼清洗干净，在鱼身两侧剞上花刀；豆腐切成丁状后在沸水锅中焯一下捞出备用；生姜分别切片和切末；葱切成段；将瘦肉和黑木耳分别斩成末；精盐、姜末、麻油、黑木耳末、猪肉末放入鱼腹中，再将鱼放入盘内（在盘底需先放入生姜片和葱段）。上面放入豆腐，再撒上少量精盐，浇一点醋，蒸6分钟熄火后，别打开锅盖，鱼不取出锅，利用锅内余温"虚蒸"8分钟后立即出锅，取出盘底的葱段、姜片后即成。

保健贴士

本品有清理和软化血管、降低胆固醇、抑制高血压、心肌梗死、动脉硬化的作用，高血压患者常食鱼极为有利。豆制品含镁很丰富，鱼与豆腐同煮能起到蛋白质互补的作用。黑木耳也能降低血黏度。所以这几种原料混合食用，再用低脂烹调是老年高血压患者的理想菜谱。

 荞麦韭菜饺子

【原料】荞麦面250克，鸡蛋1个，韭菜100克，干虾仁10克，

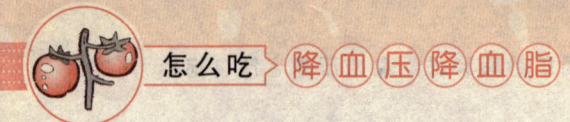

姜末、精盐、麻油各适量。

【做法】荞麦面、精盐、热水半杯、冷水半杯混合在一起,揉搓成荞麦面团,再分成多个小面团擀成饺子皮;把鸡蛋、虾仁、韭菜、姜末放入盆中,加入精盐、麻油拌匀,调成素馅;用饺子皮包入素馅,收边捏紧,呈饺子状码入蒸笼屉;放入锅中,大火蒸20分钟即可。

保健贴士

荞麦中含有大量的蛋白质、芦丁、纤维素、硒及维生素等营养物质,具有降血压、降血脂及保护视力的功效。

第二节 中青年高血压患者的饮食指南

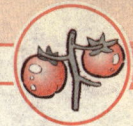

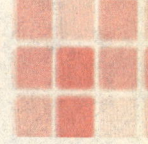

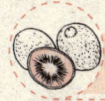 **中青年高血压患者的饮食原则**

近年来,中年甚至青年人也越来越多地患上了高血压,尤其是白领、学生阶层居多,究其原因,无外乎与工作、学习压力大,自我调节不好,脾气急躁、情绪不稳定等因素相关。中青年高血压初期,多数的特点是血压的压差小、单纯舒张压高。有调查发现,在40岁以下的中青年高血压人群中单纯舒张压高的高血压占60%。单纯舒张压高的患者常会有头晕、胸闷等症状出现。很重要的一点是,在中青年高血压人群中,大约有40%的人并没有感到身体不适,不知道自己患有高血压。有的人即使知道了,也常因工作繁重等诸多原因而无暇关心,结果常常导致病情的延误和加重,有的中青年高血压病患者甚至出现心、脑、肾等重要器官的损害。因此,要想将中青年高血压的危害降低到最低程度,首先应该从调整饮食习惯方面入手。

首先,要戒烟限酒。如今烟酒对中青年人来说几乎必不可少,那么如果患有高血压,戒烟限酒就尤为重要,嗜烟、酒有增加高血压并发心脑血管疾病的可能,酒还能降低患者对抗高血压药物的反应性。此外，有统计数据表明，吸烟者发生心血管死亡或致残的概率要比不吸烟者高4倍，已患有高血压的人此概率还要大幅度上升。长期的过量饮用白酒可使血压升高，对降压药也易形成耐受性，随着饮酒年限、饮酒数量的增加，高血压的患病率亦升高，因此应控制饮酒的量，建议中青年高血压患者戒酒或者改饮红酒。

其次，在饮食结构上以碳水化合物为主，蛋白质为辅，脂肪应加以控制。这就是说，要多吃主食和蔬菜，少吃油和肉。同时还应注意规律饮食、节制饮食，有饥饿感时以水果、蔬菜等补充。

再次，对于消瘦的中青年高血压患者，要多吃些鱼、瘦肉、豆及豆制品，以增加蛋白质的摄入。豆制品中含有谷固醇，可以抑制小肠吸收胆固醇，维生素C也可降低血浆中的胆固醇，故中青年高血压患者要多吃豆制品、新鲜蔬菜和富含维生素C的水果（酸味水果）等，能延缓动脉硬化的进程。同时要控制摄入过多糖类，防止糖尿病发生，否则可导致三酰甘油升高，使血黏增高，血钙降低。

最后，对于上班族青年人来说，饮食的规律性和合理性非常重要，每日三餐对于上班族补充每日消耗和人体必需的营养是必不可少的，其重要性对于上班族的健康来说是不容忽视的。因为上班族一般生活节奏较快，生活没有规律，忙起来有上顿没下顿，或者干脆用方便食品充饥，这样的饮食方式对健康非常不利。同时，还要尽量避免外出就餐，因为饭店的菜品或快餐中糖分、盐分和脂肪含量比较高，经常食用不利于高血压患者控制血压。

第三章 不同年龄段和妊娠高血压患者饮食指南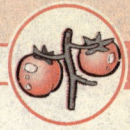

中青年高血压患者的一日三餐

参考食谱一

早餐	豆浆1杯，煮鸡蛋1个，面包50克，凉拌海带丝50克。饭后1小时可加餐香蕉1根。
午餐	芹菜炒瘦肉丝150克，芦笋鸡片150克，大葱炒豆腐150克，米饭1碗。饭后2小时可加餐降压茶1杯。
晚餐	糖醋鲫鱼200克，香菇油菜100克，紫菜笋干汤（加入少量虾皮）1碗。

参考食谱二

早餐	小米粥（小米50克），馒头（面粉25克），蔬菜沙拉150克。
午餐	清蒸鱼（鲫鱼100克），素炒油菜（油菜200克），米饭（大米100克），水果（苹果200克）。
晚餐	肉末豆腐（瘦猪肉50克，北豆腐100克），拌黄瓜（黄瓜100克），拌番茄（番茄100克，白糖10克），米饭（大米100克），水果（鸭梨100克）。

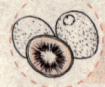

中青年高血压患者的推荐食谱

降压食谱推荐

 苦瓜熘鸡片

【原料】苦瓜200克，鸡胸脯肉250克，油、绍酒、白糖、湿淀粉各适量，酱油1茶匙，精盐、鸡粉、葱末、淀粉各少许，鸡蛋清1个。

【做法】将苦瓜去瓜蒂、去瓤，切成厚片，用精盐拌匀，腌一小会儿，放入开水锅中烫一下，捞出沥干水分，待用；将鸡胸脯肉洗净，切成片，用少许酱油、鸡蛋清、淀粉拌匀；炒锅中放入适量油烧至温热，放入鸡片，滑散至变色，捞出沥干油；炒锅中留少许底油，放入葱末炒香，下苦瓜片略炒，加入酱油、白糖、鸡粉和2汤匙水，用湿淀粉勾芡，倒入炒好的鸡片，炒匀后即成。

保健贴士

炒苦瓜前可以将其放在水中汆烫一下再炒，以除去其中的草酸，避免影响钙的吸收。但汆烫时间不宜过长，否则苦瓜容易变色，也会失去脆嫩的口感。

 燕麦绿豆粥

【原料】燕麦片100克，绿豆、玉米粉各60克，蜂蜜适量。

【做法】将洗净的绿豆入锅，加水煮沸，改小火煮至绿豆软烂；加入用温开水调和的燕麦片、玉米粉和匀煮沸；再煮至豆粥成糊，稍凉；加入蜂蜜调味即成。

【保健贴士】

调中健脾，清热利水，去脂降压。适用于脾虚湿盛型高血脂患者食用。

蓑衣黄瓜

【原料】黄瓜250克，香菇、胡萝卜、冬笋各25克，大葱、生姜、植物油、醋、精盐、白糖、味精各适量。

【做法】将黄瓜洗净，切成蓑衣花刀，用盐腌10分钟；用清水冲洗后沥干水分装盘；将香菇、胡萝卜、冬笋、葱、姜洗净切丝；锅内放植物油，油烧至六成热时放入葱丝、姜丝，炒出香味后再倒入香菇丝、胡萝卜丝、冬笋丝翻炒，加入白糖、醋、精盐、味精，炒熟；将糖醋汁放凉后倒入装黄瓜的盘中，浸泡几小时后即可食用。

【保健贴士】

蓑衣黄瓜属于家常菜谱，黄瓜味甘、性凉，富含水分和多种矿物质，能有效地抑制糖类物质转化为脂肪，因此，常吃黄瓜对减肥和预防高血压、冠心病有很大的好处。

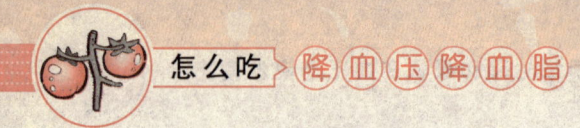

第三节 妊娠高血压患者的饮食指南

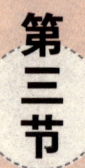

妊娠高血压患者的饮食原则

妊娠高血压是威胁母婴健康最常见、最严重的一种疾病。发病率高达10%左右，一般在妊娠24周后发生。多见于初产妇、多胎妊娠和羊水过多或者贫血的孕妇以及原有糖尿病、慢性肾炎或高血压的孕妇，表现为高血压、蛋白尿、水肿等。一般认为本病与心理因素、社会因素、膳食营养因素、体重因素、遗传因素，以及少运动、吸烟、酗酒等因素有关。目前比较一致的观点认为与某些营养素的不足和过多，以及运动量过少均有关系。患了妊娠高血压，饮食要围绕着有利于消肿、降压、增加蛋白质这几个原则安排。

1. 限制水分的摄入

水分在体内的积蓄是引起水肿的重要原因。根据妊娠高血压症状的不同，对水分的限制也不同。一般轻度高血压可根据情况尽量减少水分的摄入。中度和重度高血压患者，则要定量控制。一般中度高血压时，每天水摄入量不超过1000毫升，重度高血压时，可按前1天尿量加上500毫升计算摄入。这些水量应包括食物的水分。

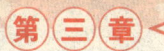

2. 限制钠盐的摄入

妊娠高血压妇女应控制钠盐的摄入。同时，也要避免所有含盐量高的食品如浓肉汁、调味汁、方便面的汤料；所有的腌制品、薰干制品、咸菜、酱菜；罐头制品的肉、鱼、蔬菜等；外卖油炸食品如匹萨饼、薯条等；香肠、火腿等熟食。酱油也不能摄入过多，6毫升酱油约等于1克盐的量。如果已经习惯了较咸的口味，可用部分含钾盐代替含钠盐，能够在一定程度上改善少盐烹调的口味。还可以用葱、姜、蒜等调味品制出多种风味的食品来满足食欲。

3. 摄入足够的优质蛋白质和必需脂肪酸

以豆类及鱼、牛奶、蛋、鸡、鸭等脂肪少的优质蛋白质为主，量要充足。烹调以植物油为主，可选用花生油、菜籽油、大豆油等，补充不饱和脂肪酸，尽量少用猪油、黄油，因为必需脂肪酸的缺乏，往往会加重病情。

多吃一些清淡食物，蔬菜水果要充足，多选用绿色蔬菜及水果。如茄子、番茄、黄瓜、菜花、山楂、橘子等。长期进食清淡食物会引起食欲下降。食物多样化，能增进食欲。

4. 烹调多样化

利用酸味刺激食欲，如用醋拌凉菜，做鱼、肉类食品要注意色、香、味俱佳，也能增进食欲。肉汤含丰富的氨基酸，可以诱发强烈的食欲。巧妙制作甜食和肉冻，花样翻新，可使人胃口大开。

5. 搭配丰富的蔬菜和水果

保证每天摄入蔬菜500克以上，水果200~400克，多种蔬菜和水果搭配食用。因为蔬菜和水果可以增加食物纤维素的摄入，对防止便秘、降低血脂有益，还可补充多种维生素和矿物质，有利于妊娠高血压的防治。

妊娠高血压患者的一日三餐

参考食谱一

早餐	牛奶250毫升，小笼包100克，蟹壳黄25克。饭后1小时左右加餐豆浆250毫升。
午餐	米粉50克，花生仁拌芹菜50克，大葱炒豆腐100克，天麻炖鲤鱼100克。饭后1小时加餐蔬菜沙拉100克。
晚餐	当归、枸杞子炖牛肉150克，冬菇拌苋菜150克，紫菜青菜海米卷50克，草菇瘦肉粥1碗。饭后1小时加餐苹果1个。

参考食谱二

早餐	无花果粥1碗，嫩姜拌莴笋50克，面包50克，菜花50克。饭后2小时加餐香蕉汁200毫升，杏仁红薯饼50克。
午餐	米饭100克，青炖鸡（鸡块100克），炒芹菜（芹菜100克），鸡血豆苗汤（鸡血50克，豌豆苗100克）。饭后30分钟加餐柑橘1个。
晚餐	炒菠菜（菠菜150克），茄汁大排（番茄100克，大排100克），紫菜虾米汤（紫菜10克，虾米10克）。饭后30分钟加餐苹果1个。

第三章 不同年龄段和妊娠高血压患者饮食指南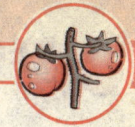

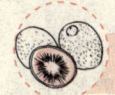 ## 妊娠高血压患者的推荐食谱

降压食谱推荐

 菊茉鸡片

【原料】鸡脯肉250克,鸡蛋清40克,杭白菊3朵,茉莉花7朵,茶叶15克,菜心200克,清汤、精盐、味精、绍酒、淀粉、橄榄油各适量。

【做法】鸡脯肉去筋膜,切成薄片,加精盐、绍酒、味精、鸡蛋清、淀粉拌匀上浆;菜心洗净;杭白菊、茉莉花、茶叶放入大碗,沸水冲泡,取花茶汁500毫升;花茶汁烧沸,倒入鸡片氽熟,捞出;原锅加入清汤烧沸,加精盐、味精、鸡片、菜心再烧沸,淋上橄榄油装盘即成。

保健贴士

本品所含有效成分能明显扩张冠状动脉,增加血流量和毛细血管抵抗力,对妊娠高血压的头涨、头痛、眩晕尤有食疗功效,对高血压和冠心病也有防治作用。

 千金鲤鱼汤

【原料】青鲤鱼1尾(约500克),白术、生姜、陈皮、白芍、当归各10克,茯苓5克。

【做法】青鲤鱼去鳞甲、内脏;白术、生姜、陈皮、白芍、当归及茯苓用干净纱布包裹,与鲤鱼同煮1小时,去药包。饭前空腹

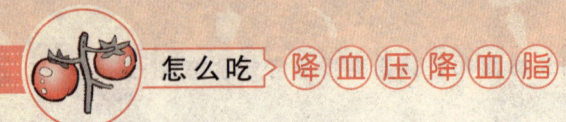

吃鱼饮汤，每日1次。

> **保健贴士**
>
> 鲤鱼健脾行水，安胎，主治脾虚型妊娠高血压患者，症见水肿甚者。

🍃 木瓜花生排骨汤

【原料】鲜熟木瓜1个（约500克），干花生仁100克，鲜猪排骨250克，调味料适量。

【做法】将鲜木瓜洗净去皮，并切成粗块备用；用清水把干花生仁洗净；用清水把鲜猪排骨洗净，斩成块，并加用精盐稍拌匀；将上述汤料同放进汤煲内，加进适量清水，先用武火，后用文火煲煮，煮至花生仁熟透变软即可。

> **保健贴士**
>
> 本方中木瓜含有一种酵素，能消化蛋白质，有利于人对食物进行消化和吸收。花生又称"长生果"，中医学认为，花生能调和脾胃，补血止血，降压降脂，很适合妊娠高血压患者食用。

第四章

高血压并发症饮食营养指南

  高血压病患者由于动脉压持续性升高,引发全身小动脉硬化,从而影响组织器官的血液供应,造成各种严重的后果,成为高血压病的并发症。高血压常见的并发症有冠心病、糖尿病、肾功能减退、高血脂、心力衰竭等。毋庸置疑,是病就要吃药,另外还要加强饮食管理。在高血压并发症的膳食调理上,总的原则是适量控制热量及食盐量,降低脂肪和胆固醇的摄入水平,控制体重,防止或纠正肥胖,利尿排钠,调节血容量,保护心、脑、肾血管系统功能。由此可见,正确配餐对于高血压并发症患者来说,就显得相当重要了。

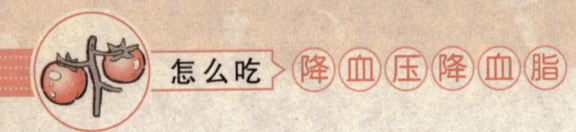

第一节 高血压并发糖尿病饮食指南

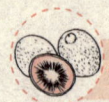 **高血压并发糖尿病饮食原则**

临床上许多高血压患者经常伴有糖尿病,而糖尿病也较多地伴有高血压,可以说高血压和糖尿病是"狼狈为奸",它不但使心、脑血管的损害"雪上加霜",而且特别容易伤害肾、眼等器官。流行病学研究显示:高血压并发糖尿病对心血管的危害明显增多。高血压可使糖尿病患者的心血管风险提高近2倍,糖尿病也可使高血压病患者的心血管风险增加2倍,所以,两者并存的心血管损害的净效应是普通人群的4~8倍。因此,积极对糖尿病和高血压进行干预,对于预防糖尿病大血管病变和微血管并发症,预防心血管疾病发生,减少致死、致残率,提高患者生存质量,延长患者寿命,均具有十分重要的意义。这类患者除了坚持合理的药物治疗外,对饮食和运动等生活方式进行调整也非常重要。高血压并发糖尿病患者如果能在饮食方面多加注意的话,能够改善病情。具体的饮食原则如下:

1. 多食富含纤维食物

多吃纤维多的食物,如海带、紫菜等。食物纤维不被小肠消化

第四章 高血压并发症饮食营养指南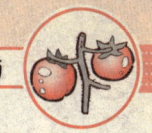

吸收,但能带来饱食感,有助于减食,并能延缓糖和脂肪的吸收。可溶性食物纤维(谷物、麦片、豆类中含量较多)能吸附肠道内的胆固醇,有助于降低血糖和胆固醇水平。

2. 选择低糖水果

如果血糖控制不好,可能造成水溶性维生素及矿物质的过量丢失,因此需要补充新鲜的含糖量低的水果、蔬菜,如草莓、番茄、黄瓜等。通常可在两餐之间或睡前1小时食用,也可选在饥饿时或体力活动之后。为了避免餐后血糖增高,一般不建议正餐前后吃水果。

3. 少吃葵花子、花生

很多女性喜欢吃瓜子、花生等零食,这类食物都含有一定量碳水化合物,且脂肪含量高。

4. 少食多餐

每顿少吃,多吃几顿,总量不变。这样的方法,可保证在餐后血糖不会升得太高。

5. 严格限盐

普通人每天钠盐的摄入量应控制在6克以内,而高血压并发糖尿病患者则最高不应超过3克。

6. 注意晚餐时间

如果晚餐吃得太晚,饭后又缺乏适量的活动,那么食物中的热量来不及消耗就会转化成脂肪储存起来。因此,最好把晚饭时间安排在下午6:30~7:30,这样就有时间在晚饭后进行适量的运动。

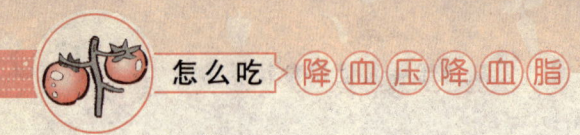

高血压并发糖尿病的一日三餐

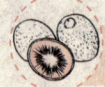

参考食谱一

早餐	豆浆100毫升，面包1个，鸡蛋1个，白腰豆50克。饭后30分钟加餐1个番茄。
午餐	雪里蕻炖豆腐150克，生菜2棵，黄豆50克，紫菜汤1碗。饭后1小时加餐降压茶1杯。
晚餐	大米粥1碗，蔬菜适量。饭后30分钟加餐鸭梨1个。

参考食谱二

早餐	南瓜粥100克，面包1个，白腰果50克，亚麻粉50克，饭后30分钟加餐番茄1个。
午餐	米饭100克，黄豆50克，生菜2棵，莴笋鸡丝150克，紫菜汤1小碗。饭后1小时加餐降压茶1杯。
晚餐	可以少吃大米粥和蔬菜。饭后30分钟加餐鸭梨1个。

第四章 高血压并发症饮食营养指南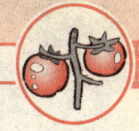

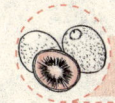 **高血压并发糖尿病的推荐食谱**

降压食谱推荐

 雪莲果炖排骨

【原料】排骨500克,雪莲果300克,姬松茸20克,精盐适量。

【做法】排骨飞水,姬松茸用热水泡20分钟,雪莲果去皮切块;将排骨、姬松茸炖20分钟,放入雪莲果、精盐再炖15分钟即可。

> **保健贴士**
>
> 雪莲果的外形像番薯,果肉吃起来口感却很像水梨,汁多而晶莹剔透,甘甜爽脆,属低热量食品。雪莲果的营养价值很高,富含微量元素,可调理血压、软化血管、治便秘、消化不良、养颜美容、增加免疫力等。

 川芎天麻鲤鱼汤

【原料】天麻5克,茯苓10克,川芎50克,鲜鲤鱼500克,清汤、料酒、精盐、味精、胡椒粉、大葱、生姜、麻油各适量。

【做法】鲤鱼去鳞剖腹,去鳃和内脏后洗净,去腥线,从鱼背部剖切为两半,每一半再切成三四段,每段划几刀,装在汤碗内;将川芎、茯苓切成大片,用米泔水泡上,再将天麻放入泡过川芎、茯苓的米泔水中浸泡4~6小时,捞出天麻置米饭上蒸透,切成薄片,将天麻片、川芎片、茯苓片分别夹在鱼肉中,然后放入料酒、

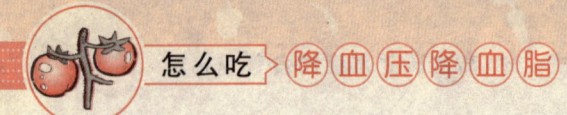 怎么吃 降血压降血脂

葱、姜，加入适量清汤，上笼蒸30分钟；鱼蒸好后，拣去葱、姜，把鱼和天麻等扣入碗中，原汤倒入锅内，调入白糖、精盐、味精、胡椒粉、麻油，烧沸撇去浮沫，浇在碗中即成。

【保健贴士】

降压去湿，平肝熄风，定惊止痛，行气活血。适用于神经衰弱、脑力劳动、精神紧张以及颈椎病眩晕、高血压病眩晕患者，有治疗抑郁症之效。

 荷叶山楂茶

【原料】山楂25克，荷叶15克，红枣2~3枚，冰糖适量。

【做法】把山楂和荷叶都用温水洗一洗；将500毫升开水煮沸，放入山楂、荷叶、红枣煮沸约5分钟，放入冰糖至融化即可饮用。

【保健贴士】

此道茶饮可以降血脂、健脾、降血压、清心神，可以预防肥胖症、高血压、动脉硬化等疾病，因为山楂食用过多会对肠胃产生刺激，可以加入红枣让茶饮更平和好喝。

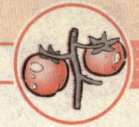

第四章 高血压并发症饮食营养指南

第二节 高血压并发肾功能减退饮食指南

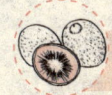 **高血压并发肾功能减退饮食原则**

肾脏是高血压病的主要靶器官之一。一方面，高血压往往是肾脏病的一种结果；另一方面，高血压又能加速肾衰的进展，两者互为因果。此病患病年龄多在40～50岁以上，高血压病史5～10年以上。高血压病对肾脏的损害最早是从肾脏的细小动脉上开始的，在漫漫的病程中，肾脏的自身调节功能减退，钠负荷增加，血容量急骤升高，非生理状态适应能力下降。由于高血压肾病病程进展缓慢，少部分逐渐发展成肾功能衰竭，所以日常的保健调养变得十分重要。下面就介绍几项适于高血压并发肾功能减退患者的饮食原则。

1. 限制饮食，防止过胖，饮食要有节度

长期食量过大，易使痰湿内盛而肥胖，肥胖者又易发高血压病。所以高血压病（尤其是体胖者）要适当限制饮食，或少食精白米饭，多食糙米及杂粮。

2. 控制食盐量

患高血压病尤其是并发有心、肾功能不全者食盐摄入量应减量，一般每日3~4克。

3. 饮食宜清淡

对饮食的基本要求是以清淡素食为主，少食肥甘油腻，饮食合理搭配。此外，还需了解三点：①宜以豆类及谷类为主食，如黄豆、大麦、小米、玉米、小麦、高粱等，以白菜、芹菜、番茄、豆芽、菠菜、萝卜、海带等为主要蔬菜；多食新鲜水果如柑橘、山楂、苹果等。②少食或不食动物脂肪，而以植物油如豆油、菜籽油等为主；少食含胆固醇高的食物，如动物内脏、蛋黄、螃蟹、带鱼、鱼子等。③少食发物如雄鸡、猪头肉、狗肉、鹿茸等，因这一类发物均易耗损肝阴，使肝阳易亢，病情复发或加重。

4. 戒烟忌酒

烟草中的尼古丁易使人体去甲肾上腺素分泌增加，引起血管痉挛，血压升高。长期大量饮酒，对本病不仅易诱发中风，还会促使内源性（肝）胆固醇合成，血脂升高，引起动脉硬化和加重高血压病。

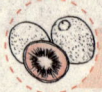 高血压并发肾功能减退的一日三餐

参考食谱一

早餐	肉丝鸡蛋面200克，牛奶100毫升，杏仁或核桃50克，饭后半小时加餐1个番茄。
午餐	米饭100克，萝卜焖排骨150克，虾皮香菇炒菜心150克，花生煲猪腱汤1碗。饭后加餐苹果1个。

第四章 高血压并发症饮食营养指南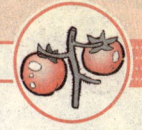

| 晚餐 | 豆腐干芹菜炒牛肉100克，虾米煲大芥菜100克，海带猪骨汤1碗。加餐牛奶200毫升，全麦面包片1片。 |

参考食谱二

早餐	小米粥（小米50克），馒头（面粉25克），少吃或不吃咸菜。
午餐	清真鲫鱼100克，素炒油菜200克，米饭（大米100克）。饭后2小时加餐水果（苹果200克）。
晚餐	肉木豆腐（瘦猪肉末50克，豆腐100克），拌黄瓜（黄瓜100克），拌番茄（番茄100克，白糖10克），米饭（大米100克），水果（鸭梨100克）。

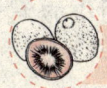 高血压并发肾功能减退的推荐食谱

降压食谱推荐

 冬瓜赤豆粥

【原料】冬瓜100克，赤小豆200克。

【做法】赤小豆用冷水浸泡1小时，冬瓜切块；将赤小豆熬粥，待快熟时加入切成块的冬瓜，焖熟后食用。

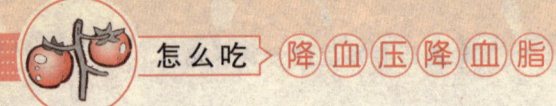

> 保健贴士
>
> 本品清热利水,用于肾炎高血压而水肿较重,属湿热者。

🍃 清蒸甲鱼

【原料】鲜活甲鱼1只(约1000克),水发松蘑10朵,罐头竹笋、鸡肉各150克,鸡汤1500毫升,大葱、生姜、料酒、精盐、胡椒粉、味精各适量。

【做法】活甲鱼宰杀放血后,去苦胆,洗净,剁成块,用葱、姜、料酒、精盐加水入锅氽透,捞在凉水内,洗净,控干;罐头竹笋和姜切成片,大葱切小段,鸡肉去筋膜,剁成泥,用500毫升鸡汤泡上;甲鱼同葱、姜、料酒上蒸锅蒸到能拆骨时,取出,拆去骨后,放入盆内,将水发松蘑洗净泥沙和竹笋整齐地摆上,再放葱、姜、盐、胡椒粉、料酒、鸡汤;将盆放入锅内,上旺火蒸烂,取出;将蒸甲鱼汤汁滗入小锅内,上火,将鸡泥汤汁冲入,待鸡泥浮起、凝结时,用小眼漏勺捞出,将汤倒入甲鱼盆内,即成。

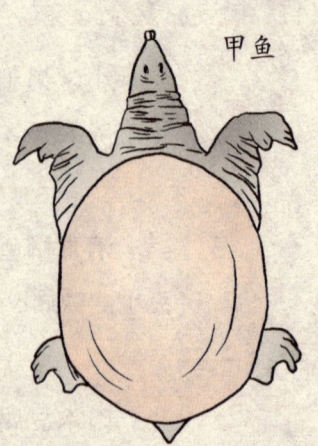

甲鱼

> 保健贴士
>
> 本品滋阴潜阳。用于慢性肾炎、高血压而属于阴虚阳亢者。

🍃 罗布麻茶

【原料】罗布麻叶6克,山楂15克,五味子25克,冰糖适量(肥胖患者可不放糖)。

【做法】上述原料用开水冲泡,代茶常饮。

第四章 高血压并发症饮食营养指南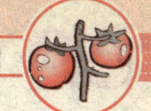

保健贴士

　　罗布麻茶含有芸香苷，类似于维生素P的活性，能保持或恢复毛细血管的正常抵抗力，增强血管的柔韧性和弹性，能降低血清胆固醇，防止脂肪在血管壁中沉积。茶叶中的单宁酸能抑制血压升高，有降血压的作用。特别是罗布麻茶对蛋白质和脂肪有很好的分解作用，适宜于肾性高血压。

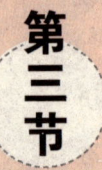

怎么吃 降血压降血脂

第三节 高血压并发冠心病饮食指南

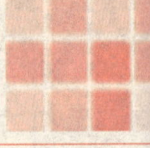

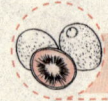 **高血压并发冠心病饮食原则**

高血压是冠心病发病的独立危险因素。冠心病的发病及其并发症所造成的死亡，是随着血压的升高而增加的。由于长期的血压增高，血流有力地冲击血管壁，血管的机械负荷加大，动脉壁容易受到损伤，使它的正常生理功能发生紊乱，并由于动脉侧压的变化，脂类容易侵入并沉积在血管壁上形成斑块。或由于血管壁的张力增加，动脉内膜过度伸张，弹性纤维破裂，造成内膜损伤，如果血栓形成，内膜纤维增生，这样就为形成动脉粥样硬化奠定了基础。另外，还可由于血管痉挛与收缩，造成血管营养不良，也可促发形成冠状动脉粥样硬化，以后就容易发展为冠心病。国内外的资料也显示，冠心病患者有50%～70%患高血压，而高血压患者中得冠心病的要比没有高血压的人多2～4倍，并且高血压的病程越长，冠心病的发生率也就越高。可见，高血压与冠心病之间存在着非常密切的关系，可以称它们为"姊妹病"！

为了防止长期高血压导致冠心病的发生与发展，我们除合理的用药外，还有一个重要的环节就是饮食。高血压并发冠心病在饮食

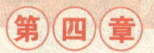 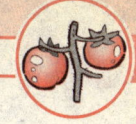

上还应该注意以下几点：

1. 限制总热量，避免肥胖

热量的摄入视年龄、性别、劳动强度和体重来决定。一般应使体重控制在略低于标准体重。因为肥胖是高血压病的危险因素之一，而肥胖的主要原因是饮食摄入总热量过多。人随着年龄的增长，体力活动和其他活动相对减少，基础代谢率也随之下降。所以，每天所需的热能也相应减少。若体重超标，应减少热能的供给以降低体重，维持理想体重是饮食营养预防高血压并发冠心病的目标。许多冠心病患者常并发有超重或肥胖，所以应通过限制食物中热能的摄入或增加能量消耗，使体重控制在理想范围内。

2. 补充维生素和矿物质

多食用新鲜绿叶蔬菜，特别是深色蔬菜，这些食物都富含胡萝卜素和维生素C。水果含维生素C丰富，并含有大量果胶。山楂富含维生素C和胡萝卜素，具有显著的扩张冠状动脉和镇静的作用。海带、紫菜、黑木耳等富含蛋氨酸、钾、钙、碘，均有利于冠心病的治疗。另外，蔬菜含大量纤维素，可减少胆固醇的吸收。

3. 控制饮食中能引起血压升高的物质

高血压是冠心病的重要危险因素，因此，控制饮食中高血压发病的危险因素，实际上就是预防冠心病。因此，冠心病患者饮食宜清淡，改变嗜咸的饮食习惯，多吃新鲜蔬菜、水果，以提高膳食中钾、钙及纤维素的含量。

4. 控制饮食中总脂肪量及饱和脂肪酸的比例

美国心脏病学会提出：饮食中总脂肪量应小于总热量的30%，饱和脂肪酸应小于总热量的10%，胆固醇应小于300毫克/日。因此，烹调菜肴时，应尽量不用猪油、黄油、骨髓油等动物油，最好

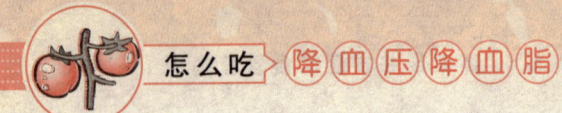 怎么吃 降血压降血脂

用麻油、花生油、豆油、菜籽油等植物油。应尽量减少肥肉、动物内脏及蛋类的摄入；增加不饱和脂肪酸含量较多的海鱼、豆类的摄入。可适当吃一些瘦肉、鸡肉。

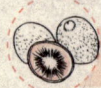 高血压并发冠心病的一日三餐

参考食谱一

早餐	玉米粥1小碗，水煮鸡蛋1个，凉拌莴笋丝1份（150克）。饭后30分钟加餐芹枣饮1杯。
午餐	红豆饭半小碗，双鱼戏桑枝150克，蒸蒜蓉扇贝几个，小白菜牛尾汤1小碗（牛尾小块的不超过3个，以小白菜为主）。饭后30分钟加餐绿茶1杯。
晚餐	小米粥1小碗，苦瓜炒蛋少许。饭后1小时加餐水果150克。

参考食谱二

早餐	冬瓜虾仁粥1小碗，水煮鸡蛋1个，杏仁红薯饼2个，拌紫甘蓝1份（150克）。饭后1小时加餐水果沙拉150克。
午餐	五谷饭大半碗，素蒸黄豆芽150克，蒸鱼少许，排骨面1碗。饭后30分钟加餐人参果1个。
晚餐	蒸香菇鲫鱼150克，芒果栗米饭1碗，海带豆腐牡蛎汤1小碗，生菜几片。饭后30分钟加餐绿豆粥1碗。

第四章 高血压并发症饮食营养指南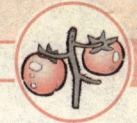

高血压并发冠心病的推荐食谱

降压食谱推荐

 ### 女贞子蜂蜜饮

【原料】女贞子20克,蜂蜜30毫升。

【做法】先将女贞子放入锅中,加水适量,小火煎煮30分钟,去渣取汁,调入蜂蜜即可。

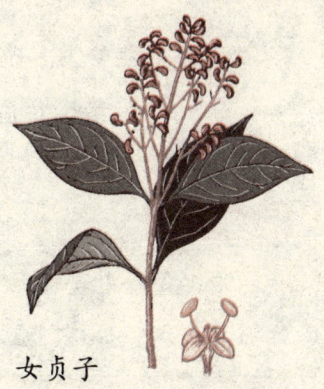

女贞子

保健贴士

女贞子具有抗动脉硬化作用,蜂蜜具有扩张血管、防止动脉粥样硬化发展的作用。本食疗甘凉清补,性味平和,滋补肝肾,软化血管。对改善老年动脉硬化患者之眩晕、视力减退等自觉症状的效果较为明显。

 ### 三七炖鸡

【原料】母鸡1只,三七片10克,料酒、精盐、姜各适量。

【做法】母鸡宰杀后清洗干净,斩成小块;大火烧开锅中的水,放入切好的鸡块汆烫2分钟,捞出待用;取一只沙锅,放入鸡块、姜片,加入料酒和清水1000毫升,大火煮开后转小火继续炖煮30分钟至鸡肉微烂;加入三七片、精盐继续炖煮20分钟,至鸡肉烂熟即可。

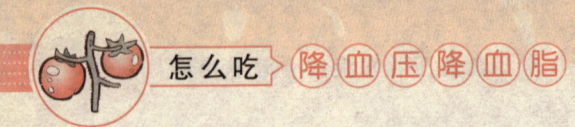

保健贴士

本品具有补脾肾、益气血、止血消瘀的作用。主要适用于高血压、冠心病、高脂血症患者。

海参大枣汤

【原料】海参25～50克，大枣15枚，冰糖适量。

【做法】海参炖烂后，加入大枣、冰糖再炖15～20分钟，每天早饭前空腹食用。

保健贴士

本品是一款美味汤，每日1次，连用5日。可益气养阴。适宜于高血压并发冠心病、症属气阴两虚型者。

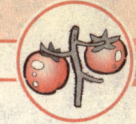

第四章 高血压并发症饮食营养指南

第四节 高血压并发高血脂饮食指南

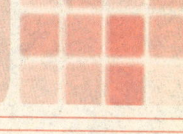

高血压并发高血脂饮食原则

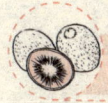

高血压与高血脂密切相关,血脂的增高往往使原有的高血压加重。高血脂患者同时伴有肥胖的占很大一部分,脂肪组织的增多提高了人体对血液的需求,增加了心脏和血管的负担,人体必须升高血压,才能满足机体的供血需求。高血压和高血脂同属冠心病的重要危险因素,两者并存时,冠心病的发病率更高。此外,高血压并发高血脂对动脉粥样硬化的促进作用很大,对心脑血管的威胁也很大,更易发生心脑血管疾病。这是因为,动脉粥样硬化是多种致病因素综合作用的结果,而且这些危险因素的叠加,其后果有明显的放大效应。

合理的饮食对预防高血压并发高血脂有着重要的意义,高血压并发高血脂患者的饮食尤其要注意限制脂肪的摄入,多吃含纤维较多的食物,注意补充铁和脂溶性维生素等。

1. 限制脂肪摄入,维持理想体重

脂肪摄入占总热量的25%~30%,尽量少摄入动物脂肪,烹调油要以含丰富不饱和脂肪酸的植物油为主,每人每日用量为

25～30克。实施低脂（占总热量10%～20%）饮食；血胆固醇高者，每人每日食物胆固醇含量不宜超过300毫克。蛋黄中的胆固醇含量较高，不宜过多食用。

2. 食物巧配合

多吃降血压、降血脂的食物，如芹菜、胡萝卜、番茄、荸荠、黄瓜、木耳、海带、香蕉等；降脂食物有山楂、香菇、大蒜、洋葱、海鱼、绿豆等；此外，草菇、平菇、蘑菇、银耳等蕈类食物营养丰富，味道鲜美，对防治高血压和高血脂均有较好效果。

3. 选用含膳食纤维高的食物

膳食纤维丰富的食物可以增加饱胀感，如淀粉、糙米、标准粉、玉米、小米等。其他糖类如葡萄糖、果糖、蔗糖等，应少用。

4. 限制糖类的摄入

主食以谷类为主，粗细搭配，糖类所供热量占总热量的50%～60%。应尽量避免食用水果糖、白糖及含糖较高的糕点和罐头等食品。高三酰甘油者，体重超重或肥胖者，更要限制糖类的摄入。

5. 限制胆固醇的摄入

一般认为，胆固醇的摄入量以每天小于300毫克为宜（相当于1枚鸡蛋黄中含的胆固醇量），对高胆固醇患者来说，宜采用低胆固醇的膳食，每日胆固醇应少于200毫克，从胆固醇的角度看，高血压并发高血脂患者摄食瘦肉比肥肉好。人体胆固醇1/3由体内产生，2/3来自食物。所以，即使摄食量低，仍可发生高血压并发高脂血症，但是，避免摄食过多的胆固醇是很必要的。

高血压并发高血脂的一日三餐

参考食谱一

早餐	牛奶250毫升，燕麦片（30克）冲成糊，馒头片2片，核桃仁碎1勺，苹果1个。
午餐	豌豆木耳豆腐干炒肉丁200克，焯拌菠菜150克，红薯大米饭150克，豆浆1大杯300毫升（含大豆15克）。
晚餐	八宝粥1碗（红豆、绿豆、糙米、糯米、大麦、花生、山药干、莲子等共40克，加2~3枚枣），清炒绿菜花150克，金针菇胡萝卜丝拌海带丝100克。

参考食谱二

早餐	胡萝卜饼1个，绿豆燕麦粥1碗，拌莴笋丝1小碟，鸡蛋1个。饭后1小时加餐松竹饮。
午餐	米饭100克，肉片萝卜（瘦肉片50克、小萝卜150克），炒什锦丁（黄瓜50克、胡萝卜25克、笋丁50克、豆腐干25克）。饭后1小时加餐水果100克。
晚餐	花卷1个（100克），葱花烧豆腐150克，椒油圆白菜（小豆腐80克、白菜200克），莲子腐竹肉汤1碗。另加餐蔬菜汁1碗。

高血压并发高血脂的推荐食谱

降压食谱推荐

西米猕猴桃粥

【原料】西米、白糖各100克，猕猴桃200克。

【做法】洗净西米浸泡30分钟沥干，猕猴桃去皮，用刀切成豆粒大小的丁块；大火烧开倒入西米，水开后改成中火将其他原料放入锅中，稍煮即成。

> 保健贴士
>
> 本品滋补强身，解热止渴，宜于高血压、肝炎等病的中老年人。

毛豆炖茄子

【原料】植物油500毫升（实耗100毫升），茄子400克，鲜毛豆（净豆）50克，水淀粉50毫升，高汤25毫升，葱花、蒜片、麻油、酱油、姜末、味精、精盐各适量。

【做法】将茄子削皮洗净，切成3厘米的菱形块备用；将葱花、蒜片、姜末、味精、高汤、酱油、水淀粉、麻油、精盐放入碗内调成芡汁；将炒锅烧热，放入油烧至六成热时，放入茄子块炸成金黄色后捞出，沥油；放点底油，将毛豆投入，用文火煸炒去除豆腥味，再下入茄子，同时倒入调好的芡汁，烹炒片刻出锅装盘即可食用。

> 保健贴士
>
> 本品可降低血液中的胆固醇含量。适用于高血压及其他心血管疾病患者食用。

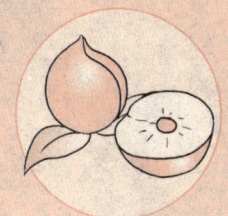
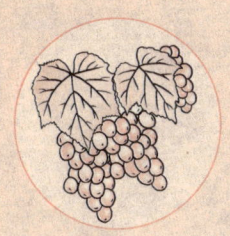
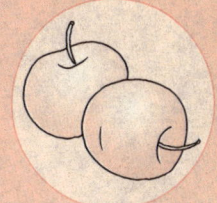

下 篇

轻松饮食，调节高血脂

现代人生活质量提高了，从"咸鱼青菜"到了"大鱼大肉"，高脂肪、高糖类、高热量食物常常摆满餐桌，由于长期饮食不节制，导致高血脂及其他很多疾病。高血脂是由于饮食结构不合理，使人体内的脂肪代谢异常引起血液中血脂升高，或者血脂水平的变化超出了正常范围。本篇从高血脂的基本常识到高血脂的饮食治疗，指导高血脂患者从生活中的一点一滴做起，掌握高血脂饮食的宜与忌，并始终如一地贯彻执行，相信高血脂一定会得到有效控制并向良性发展。

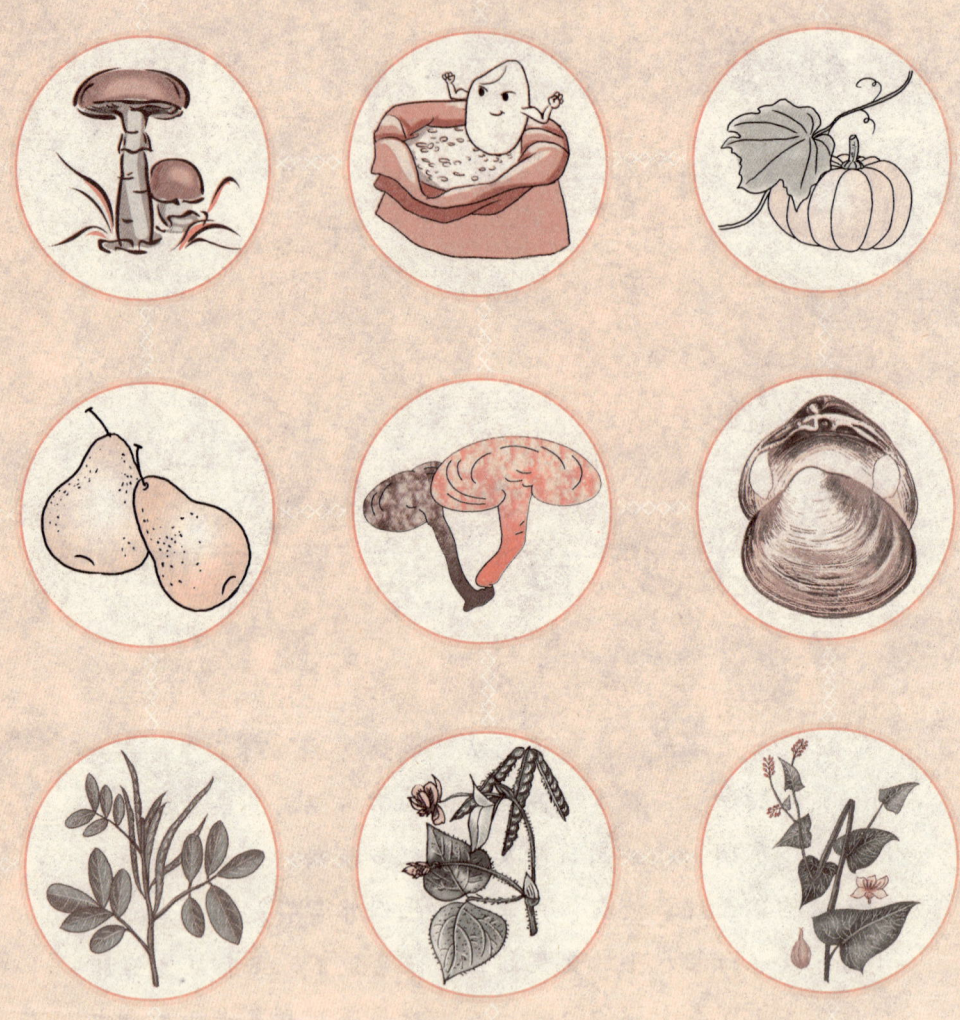

第一章

认识高血脂

古人云："知己知彼，百战不殆。"对于高血脂患者而言，只有了解了机体正常的血脂状况，才能在与高血脂的战斗中把握主动权，从而有针对性地采取相应的预防及治疗措施，留住自己的健康。让我们一起来认识高血脂吧！

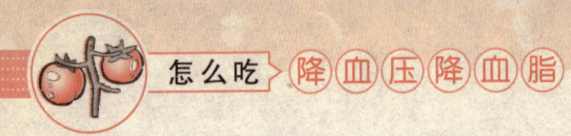

第一节 降脂关键词

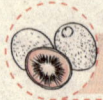 **什么是血脂**

血脂是血液中所含脂类物质的总称。血液中的脂类主要包括胆固醇、三酰甘油、磷脂和游离脂肪酸等。它们是供应人体热能的主要来源，构成细胞的基础原料，还参与体内的激素等重要生命物质的合成，是人体必需的营养成分之一。它们主要来自食物，少部分在我们体内的新陈代谢过程中产生。正常人体内的脂类物质的吸收、产生与消耗、转化维持动态平衡。以健康人为例，血中的脂质含量比较稳定，存在一定的波动范围。胆固醇约占血浆总脂的1/3，有游离胆固醇和胆固醇酯两种形式，其中游离胆固醇约占1/3，其余的2/3与长链脂肪酸酯化为胆固醇酯；三酰甘油，又称中性脂肪，约占血浆总脂的1/4；磷脂约占血浆总脂的1/3，主要有卵磷脂、脑磷脂、丝氨酸磷脂、神经磷脂等，其中70%~80%是卵磷脂；游离脂肪酸又称非酯化脂肪酸，占血浆总脂的5%~10%，它是机体能量的主要来源。总胆固醇（TC）低于5.20毫摩/升属于正常，高于5.72毫摩/升属于异常；低密度脂蛋白胆固醇（LDL-C）低于3.12毫摩/升属正常，高于3.64毫摩/升属异常；高密度脂蛋白胆固醇（HDL-C）高于1.04毫摩/升属正常，低于0.91毫摩/升属

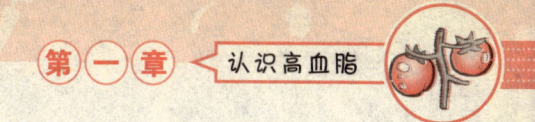

异常；三酰甘油（TG）低于1.70毫摩/升属正常，高于1.70毫摩/升属异常。

虽然血液中脂类含量与全身脂类总量相比只占极少的一部分，但它转运于各组织之间，往往可以反映出体内脂类代谢情况。正常成人血浆脂类含量相对稳定，有一定的波动范围。血脂水平也易受非疾病因素的影响，如某人平时空腹血脂正常，现在吃了猪油炒蛋，2小时后到医院去抽血查血脂，就会发现此时的血脂水平比平时空腹水平高出许多。但是这种膳食所造成的影响只是暂时的，通常在3小时之后血脂即趋于正常。短期饥饿也可因储存脂肪的大量消耗，而使血脂含量暂时升高。因血脂的变化，主要与体内脂肪含量的多少及机体动用脂肪库的情况有关，在很大程度上反映人体脂肪代谢方面的情况。

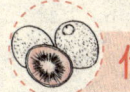 ## 什么是高血脂

高血脂是高脂血症的通俗称法，是指血浆胆固醇、三酰甘油、总脂等血脂成分的浓度超过正常标准。实际上是血浆中某一类或某几类脂蛋白水平升高的表现，严格说来应称为高脂蛋白血症，现代医学为血脂异常。脂质不溶或微溶于水，必须与蛋白质结合，以脂蛋白形式存在，因此高脂血症通常为高脂蛋白血症，即血清脂蛋白浓度升高。目前已经公认高脂血症，包括高胆固醇血症、高三酰甘油血症及两者都高的复合性高脂血症。

高脂血症分原发性和继发性两种，前者与环境、家庭遗传有关，后者由糖尿病、甲状腺功能低下、肥胖症、胰腺疾病等引起。大量研究资料表明，高脂血症是脑卒中、冠心病、心肌梗死、猝死的危险因素。此外，高脂血症也是促进高血压、糖耐量异常、糖

尿病的一个重要危险因素。高脂血症还可导致脂肪肝、肝硬化、胆石症、胰腺炎、眼底出血、失明、周围血管疾病、跛行、高尿酸血症。有些原发性和家族性高脂血症患者还可出现腱状、结节状、掌平面及眼眶周围黄色瘤、青年角膜弓等。如果堵塞眼底血管，将导致视力下降甚至失明；如果发生在肾脏，就会引起肾动脉硬化，肾功能衰竭；发生在下肢，会出现肢体坏死、溃烂等。另外，高血脂还可诱发老年痴呆、男性性功能障碍等疾病。所以必须高度重视高血脂的危害，积极地预防和治疗。患者通常可通过合理调节饮食、运动、药物方法来达到降低血脂的目的。

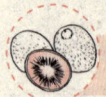

高血脂的病因

随着人们物质生活水平的不断提高，高血脂在我们日常的生活中也越来越多了，由于当前人们的生活比较忙碌，在生活饮食上比较随意，使得高血脂悄悄来临。患上此病会给我们的身体造成严重的伤害，所以我们一定要多加预防。造成高血脂的病因有以下几个因素。

1. 遗传因素

遗传可通过多种机制引起高脂血症，某些可能发生在细胞水平上，高血脂主要表现为细胞表面脂蛋白受体缺陷以及细胞内某些酶的缺陷（如脂蛋白脂酶的缺陷或缺乏），也可发生在脂蛋白或载脂蛋白的分子上，多由于基因缺陷引起。

2. 饮食因素

饮食因素作用比较复杂，高血脂患者有相当大的比例是与饮食因素密切相关的。很多患有高脂血症的患者，不仅不注重营养的搭配，而且还会胡乱吃东西，喜欢哪些食物就吃哪些，殊不知有些食物并不能放开吃。大量的临床医学和研究资料证实，晚餐经常进食荤食者比经常进食素食者血脂要高3～4倍。而高血脂患者，如果晚餐经常进食荤食，等于火上浇油，使病情加重或恶化。所以，高血脂患者一定要注意饮食搭配。

3. 肥胖

肥胖的人身体内的游离脂肪酸比较多，使血脂的容量出现明显的增加，时间久了会导致高脂血症的发生。再者，肥胖的人吃完饭血浆中胰岛素的浓度会比正常人的要高得多，会抑制脂肪的分解作用，引发高血脂。

4. 精神刺激

现代人承受各种压力已经不是什么新鲜事了，可是受到压力之后要懂得如何更好地生活才是最重要的。但是很多人在受到压力之后就会郁郁寡欢，气机不畅就会导致膏脂运化输布失常，导致高血脂的出现。

5. 年龄影响

高血脂和年龄是有一定关系的，中老年人是高血脂的主要人群。如果中老年人想减低患病概率的话，就需要保证饮食、生活起居的规律性，要多多关注身体的变化。

6. 饮酒、嗜烟

专家指出，过量饮酒会使体内的热量过多而导致肥胖，同时酒精在体内转化成乙酸，会使游离脂肪酸的工作进程减慢，出现严重的高脂血症。此外，吸烟的危害很严重，很多人改不掉吸烟的不良习惯。据调查，吸烟的人体内的血清胆固醇水平要远远高于不吸烟的人。吸烟会加快冠心病的发病率，高密度的胆固醇水平是引发高血脂的直接原因。

7. 疾病及药物因素的影响

患有糖尿病、肾病综合征的患者要及时接受治疗，因为长期服用药物有可能引起脂质代谢发生混乱，产生继发性高脂血症。

8. 久坐不动

患者一定要进行适当的身体锻炼，不要因为喜欢安静就不进行运动或生性喜静也不要贪睡少动；或因职业工作所限，终日伏案，多坐少走，人体气机失于疏畅，气郁则津液输布不利，膏脂转化利用不及，以致生多用少，沉积体内，浸淫血中，故血脂升高。

高血脂不仅与日常的饮食运动有关系，还和身体的多种疾病有直接关系。除了要积极地预防，有糖尿病、甲状腺疾病的患者要及时接受治疗，以防引发高血脂，给身心带来更多的痛苦。

高血脂的常见症状

一般来说，高血脂的症状不是很明显。绝大多数的高血脂患者自己没有察觉，大多是在体检时，或者做其他疾病诊断时被发现的。高血脂发生的主要现象是并发症，如高脂血症能够并发很多其他疾病，并发动脉硬化的、并发心脏的问题，发生脑部供血的问题或者发生肝功能异常或者肾脏出问题了，甚至有的并发高脂血症胰腺炎，这些都可能成为高脂血症的症状。有的人脸上有黄色瘤，这些都是高脂血症的症状。一般来说，高血脂的常见症状可以分为以下五个方面：

第一，根据程度不同，高血脂的症状也表现不一，轻度高血脂通常没有任何不舒服的感觉，但没有症状不等于血脂不高，所以定期检查血脂至关重要。

第二，一般高血脂的症状多表现为：头晕、神疲乏力、失眠健忘、肢体麻木、胸闷、心悸等，还会与其他疾病的临床症状相混淆。另外，高脂血症常常伴随着体重超重与肥胖。

第三，高血脂恶化严重时会出现头晕目眩、头痛、胸闷、气短、心慌、胸痛、乏力、口角歪斜、不能说话、肢体麻木等症状，这个时候高血脂的危害就来自高血脂并发症，最终会导致引发冠心病、脑中风等严重疾病。

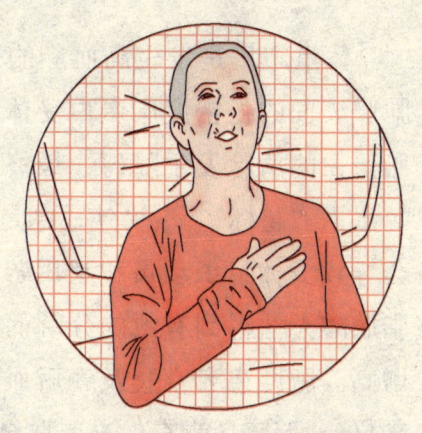

第四，少数高血脂患者还可出现高脂血症眼底改变。高脂血症眼底改变是由于富含三酰甘油的大颗粒脂蛋白沉积在眼底小动脉上引起光折射所致，常常是严重的高三酰甘油血症并伴有乳糜微粒血症的特征表现。

第五，长期血脂高，脂质在血管内皮沉积所引起的动脉粥样硬化，会引起冠心病和周围动脉疾病等，表现为心绞痛、心肌梗死、脑卒中和间歇性跛行（肢体活动后疼痛）。

由于初期高血脂通常是无症状，难以发现，因此，专家建议健康人应该每两年检查一次血脂。40岁以上的人至少应每一年检查一次血脂；有家族史、体形肥胖、长期吃糖过多、长期吸烟、酗酒、长期坐着、生活无规律、情绪易激动、精神常处于紧张状态者、已经患有心血管疾病（冠心病、高血压、脑血栓）、已患有高脂血症的患者、有高血脂早期征兆如黄色瘤者，则应在医生的指导下定期检查血脂。

容易患高血脂的人群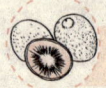

容易患高血脂的人群有以下五类：

1. 肥胖者

体重超重是发生高血脂的一个危险因素，这是由于患者的细胞膜表面的低密度脂蛋白受体出现异常或缺失，导致体内低密度脂蛋白的清除发生障碍，最终导致总胆固醇和低密度脂蛋白胆固醇水平"超标"。另外，越是肥胖的人越是不愿意运动，所以就会导致身体组织动员和利用游离脂肪酸的能力降低，血中的游离脂肪酸无法得到有效的分解而出现积聚情况，血脂容量就会相应增高。肥胖患者空腹及餐后血浆胰岛素浓度常增高，约比正常人高1倍，而胰岛素有促进脂肪合成、抑制脂肪分解的作用，故肥胖者常出现高脂血症，血中三酰甘油水平升高。

2. 有高血脂家族史的人

许多高血脂具有家族聚积性，有明显的遗传倾向。这些高血脂统称为家族性高血脂。遗传可通过多种机制引起高血脂，如家族性高胆固醇血症，它是一种常染色体显性遗传性疾病。由于基因突变，使细胞膜表面的脂蛋白受体完全或部分缺乏，血脂清除受阻，造成血总胆固醇水平和低密度脂蛋白胆固醇水平明显升高。这类患者常有皮肤多部位的黄色瘤，并过早地发生冠心病。这种突变的基因可从上一代传给下一代，引起下一代也发生高血脂，主要由遗传所致。一般而言，有血脂代谢异常家族史者后代出现血脂异常的机会较多。

3. 中老年人

高血脂疾病是中老年人最常见的疾病之一，尤其是老年人，随着年龄的逐渐增长，身体机能会出现衰退，身体代谢也随之减慢，从而容易造成脂肪堆积，所以体形趋向偏于肥胖和超重者高血脂和高血压等心脑血管的患病率比正常体重者高3～4倍。此外，人老则五脏六腑皆衰，以肾为主：肾主五液、肾虚则津液失其主宰；脾主运化，脾虚则饮食不归正化；肝主疏泄，肝弱则津液输布不利，三者皆使膏脂代谢失常，引起血脂升高。若房劳过度，辛劳忧愁，亦可使人未老而先衰。

老年人高血脂的原因还有很多，如精神因素，吸烟，饮酒，低钙、低镁及低钾饮食，体力活动缺少等。

4. 长期吸烟、酗酒者

酒中含有非常高的热量，同时酒精可以在人体内转变为乙酸，导致脂肪酸无法分解，进而影响其在肝内合成为三酰甘油，而且低密度脂蛋白的分泌也增多。

吸烟会引起血清总胆固醇水平显著上升，降低血清高密度脂蛋白胆固醇水平，从而诱发一系列的心血管并发症。

5. 患糖尿病的人

糖尿病与高脂血症之间有着密切的联系，只是临床研究发现，约40%的糖尿病患者可继发引起高脂血症。糖尿病患者血脂或脂蛋白的变化的原因是：三酰甘油水平升高（即低密度脂蛋白升高）；高密度脂蛋白水平降低；胆固醇水平升高（低密度脂蛋白水平升高）。糖尿病患者的这些变化是引起糖尿病患者容易发生动脉硬化（血管病变）的主要原因。有资料显示，糖尿病并发高血脂占糖尿病患者群的1/2。由于高血脂将增加糖尿病发生大血管并发症，如冠心病、脑中风等疾病，因此，严重威胁糖尿病患者的生命。

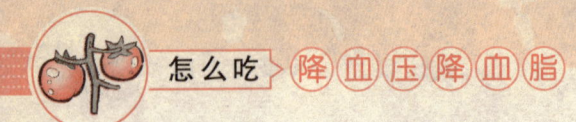

以上几类人群是高血脂高发人群，可以看出，容易患高血脂的患者都是存在不良生活习惯的人群。所以，吸烟、喝酒和肥胖人群在平时生活中要提高警惕，一定要加强对此病的重视，改变不良的生活方式，合理搭配饮食，减少脂肪的摄入，控制体重等。

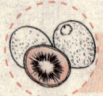 高血脂对人体健康的危害

高血脂与许多疾病密切相关，对人体产生严重危害，被人们视为心脑血管疾病的"凶手"。

高血脂患者，由于血脂含量高，故使动脉内壁脂肪斑块沉积速度加快，当斑块将血管内壁阻塞到一定程度而使血液供应发生不足时，就会出现相应的临床表现及疾病。该病对身体的损害是隐匿、逐渐、进行性和全身性的。它的直接损害是加速全身动脉粥样硬化，因为全身的重要器官都要依靠动脉供血、供氧，一旦动脉被粥样斑块堵塞，就会导致严重后果。粥样斑块发生在心脏，就引起冠心病；发生在脑，就会出现脑卒中；如果堵塞眼底血管，将导致视力下降、失明；如果发生在肾脏，就会引起肾动脉硬化、肾功能衰竭；发生在下肢，会出现肢体坏死、溃烂等。高血脂可引发高血压、诱发胆结石、胰腺炎，加重肝炎，导致男性性功能障碍、老年痴呆等疾病。最新研究提示，高血脂可能与癌症的发病有关。血脂紊乱是引起糖尿病患者容易发生动脉硬化（血管病变）的主要原因。

此外，动脉硬化引起的肾功能衰竭等，都与高脂血症密切相关。大量研究资料表明，高脂血症是脑卒中、冠心病、心肌梗死、心脏猝死独立而重要的危险因素。一项统计显示，我国每年死于心脑血管疾病者达200万人以上，占病死总人数的比例为40%，居各

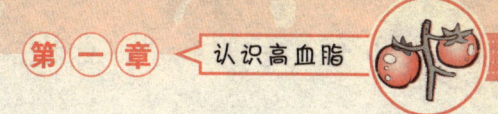

类死亡原因之首，被称为危害人类生命和健康的"第一杀手"。

另外，还有一点值得注意的是，血脂高低对男女的影响并不完全一样。大量研究资料表明，女性对胆固醇的耐受性远较男性好，而男性对三酰甘油的耐受性要比女性好。也就是说，90%的三酰甘油升高的女性都可能发生冠心病，而男性胆固醇升高则是冠心病发生的最具危害性的因素。

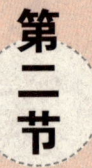 怎么吃 降血压降血脂

第二节 防治结合，远离高血脂

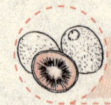 **高血脂的防治要领**

被医学界称为"隐形杀手"和冠心病"元凶"的高血脂给健康带来很多的威胁，对高血脂的治疗显得尤为重要。高血脂是完全可以防治的，日常生活中的习惯很重要，高血脂防治措施主要有以下几点：

1. 调整膳食结构

高脂血症的饮食原则是"四低一高"，即低热量、低脂肪、低胆固醇、低糖类、高纤维膳食。要控制热量的摄入，控制动物脂肪和胆固醇的摄入量也应十分严格，尽量不吃或少吃动物内脏，蛋类每天不超过1个，应提倡吃植物油。宜多选用奶类、鱼类、豆类、瘦肉、海产品、蔬菜、水果等。

2. 科学的生活方式

高血脂的防治还要注意生活方式要有规律性，适当地参加体育运动和文娱活动，因为运动锻炼可增加消耗、改善脂质代谢，防止体脂和血脂增多。运动可使高脂血症患者的血脂含量完全降至正常水平。不仅如此，运动还能提高人体血液中一种对抗动脉粥样硬化

第一章 认识高血脂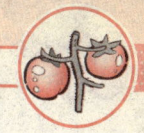

的脂蛋白——高密度脂蛋白（HDL）的含量，改善心脏功能，增加心脏的侧支循环，从而也起到防治冠心病的良好作用。健康情况良好，又无冠心病的高脂血症患者，应进行经常性运动，如长跑、骑自行车、游泳、打球、爬山等。但对已并发有冠心病以及有严重的高血压和糖尿病等疾病者则不宜进行剧烈的运动。这类患者应在医师指导下，根据病情进行适当的医疗体操、太极拳、气功等锻炼。除此之外，不吸烟、不酗酒、避免精神紧张，并保持良好的心态都是防治高血脂的科学生活方式。

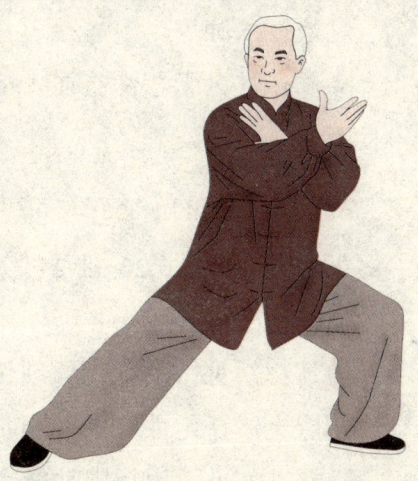

3. 定期体检

45岁以上者、肥胖者、高脂血症家族史者、经常参加应酬者、精神高度紧张者，都属高血脂的高发人群，建议每年应检查一次血脂。

4. 药物治疗

药物治疗高血脂最根本的目的是预防并延缓冠心病、脑卒中等疾病的发生。当通过合理调整饮食结构、改变不良生活习惯、加强体育锻炼后，仍不能使血脂降至理想水平时，就必须用药物治疗。

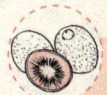 血脂的检测标准

1. 总胆固醇（TC）

正常参考值：2.8～6.2毫摩/升。

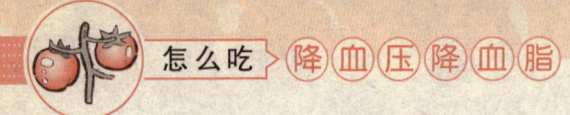

临床意义：

增高：常见于动脉粥样硬化、肾病综合征、胆管阻塞、糖尿病、黏液性水肿等。

降低：常见于恶性贫血、溶血性贫血、甲状腺功能亢进、营养不良等。

2. 三酰甘油（TG）

正常参考值：0.23~1.24毫摩/升。

临床意义：

增高：常见于动脉粥样硬化、肥胖症、严重糖尿病、肾病综合征、胰腺炎、迁延性肝炎、脂肪肝、糖原累积病等。

降低：常见于甲状腺功能亢进、肝功能严重低下、恶病质等。

3. 低密度脂蛋白（LDL）

正常参考值：1.9~3.5毫摩/升。

临床意义：

增高：常见于心脑血管疾病，亦见于甲状腺功能减低、肾病综合征、肝脏疾病、糖尿病等。

降低：警惕脑卒中的发病危险。

4. 高密度脂蛋白（HDL）

正常参考值：>1.0毫摩/升。

临床意义：

有的临床工作者认为，HDL是一种抗动脉粥样硬化的脂蛋白、冠心病的保护因子，其含量与动脉狭窄程度呈显著负相关，在估计心血管的危险因素中其临床意义比总胆固醇和三酰甘油重要。

增高：可使动脉粥样硬化的危险度降低。

降低：常见于脑血管病、冠心病、高三酰甘油血症、吸烟、糖尿病等可使动脉硬化的危险度增高。

5. 血脂异常分析

血脂异常是指总胆固醇（TC）、三酰甘油（TG）、低密度脂蛋白（LDL）和高密度脂蛋白（HDL）低下。

血脂异常是引起心脑血管疾病的重要因素，而低密度脂蛋白升高是导致冠心病的主要原因。

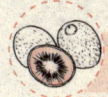 影响血脂检查结果的因素

1. 饮食因素

饮食因素是影响血脂最主要的因素，查血脂要求空腹12小时后进行，一般晚餐后，除饮水外不要进食其他食物，次日早上空腹在医院采血。另外，采血前后4天避免食用过量高脂肪、高胆固醇、高糖类食物，保持一般清淡饮食，不要饮酒、茶、可乐、咖啡等，这样测定的血脂水平才能准确地反映血脂水平。

2. 生理因素

激烈运动、剧烈情绪波动及妇女经期、妊娠期等生理状况均可影响血脂检测结果，检测血脂时应避免此类因素。

3. 病理因素

近期内发生过急性心肌梗死、脑卒中和重大创伤等导致机体处于应激状态，均可使血脂水平发生波动，这时就要在医生指导下决定血脂测定时间。

4. 药物因素

（1）大剂量氢氯噻嗪可升高血总胆固醇和三酰甘油。

（2）β受体阻滞剂等服用超过3个月，可使三酰甘油升高，超

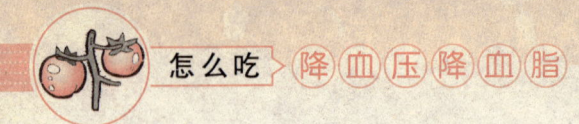

过1年还可使血胆固醇和低密度脂蛋白升高。

（3）苯妥英钠服用3～6个月后可使总胆固醇增高。

（4）氯丙嗪服用9周后，可使三酰甘油及总胆固醇升高。

（5）长期口服避孕药可引起三酰甘油、总胆固醇、低密度脂蛋白升高。

由于血脂检查受许多因素的影响，如果一次检查结果接近或超过血脂异常判断值，应间隔2周左右，再到同一家医院抽血复查。如果两次检查的结果一致（相差不超过10%），就应怀疑是否有高脂血症，并及早采取防治措施。

第二章

高血脂患者的饮食降脂指南

　　高血脂不是一天两天就产生的，也不是一天两天就消失的。所以，降血脂更多的要求是稳，而不是求快。高血脂是一种慢性病，自然我们就要顺应"慢病慢治"这一特点，不能太依赖药物。由此，那些来自田间地头，最后摆在餐桌上的瓜果、蔬菜等就成了人们食疗降血脂的首选。通过有针对性地吃，不仅没有不良反应，还能在这些"降脂明星"的帮助下，使病情得到缓解和控制。

怎么吃 降血压降血脂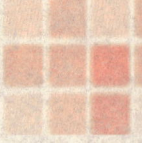

第一节 高血脂患者的日常饮食安排

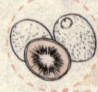 **饮食对血脂水平的影响**

饮食对血脂的影响有即时影响和长期影响两方面。

1. 饮食对血脂的即时影响

健康人进餐后，其血清脂质和脂蛋白的成分和含量即可发生某些变化。如果进食脂类食物，则血液可出现乳糜微粒，同时三酰甘油含量也可显著增高。这是一种正常的生理现象，是由于血液中脂蛋白脂酶还来不及对脂类彻底水解的缘故。此时抽取的血液相当混浊，测定血清三酰甘油浓度可为空腹时的数倍乃至数十倍，此种现象可持续6~8小时。除乳糜微粒和三酰甘油含量增高外，其他脂质和脂蛋白成分也有变化，一直到12小时以后才慢慢地恢复到原来空腹时的基础水平。即使摄入糖类食物，如米饭、馒头、糕点等，也可引起脂质和脂蛋白含量的变化，只是变化的程度不像脂肪那么明显。所以要使血脂检查不发生误差，一定要做到抽血检查血脂时保持空腹12小时以上。

2. 饮食对血脂的长期影响

动物试验证明，长时间高胆固醇和高脂肪的膳食，可引起多种动物血脂持续升高，进而发生实验性动脉粥样硬化。解除高脂膳食后血脂水平逐渐恢复正常，动脉粥样硬化即行消退。大量的人群调查也观察到，食入动物性脂肪（主要含饱和脂肪酸），可使血胆固醇和低密度脂蛋白含量增高，但高密度脂蛋白胆固醇则降低；而食入植物性脂肪（主要含多不饱和脂肪酸）、食物纤维及植物蛋白等则可使血脂下降。

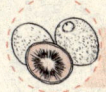 微量元素对血脂的影响

微量元素不只是对人的健康有重要影响，微量元素对人的生命活动也有非常重要的作用。它们直接参与或者左右着人体的一些非常重要的生命活动。人体如果缺少了微量元素的参与，生命活动就无法持续下去。

微量元素是指其量极微，但对生命是必不可少的元素。如果缺少了这样那样的微量元素，人就会得病，甚至导致死亡。正常人每天都要摄取各种有益于身体的微量元素，即铁、锌、铜、锰、碘、钴、锶、铬、硒等微量元素。目前研究较多并认为可能与血脂代谢有关的微量元素有以下四种：

1. 锌对血脂的影响

锌是人体所必需的微量元素之一，素有"生命之花"之称。锌在人体中含量为2~3克，以辅酶形式存在，对机体代谢起着广泛的调节作用。锌参与代谢的途径：

（1）作为合成或激活体内多种酶的主要成分（如碱性磷酸酶、乳酸脱氧酶等）。

（2）与一些非酶的有机分子配合基形成复合物，并对其结构构型产生影响。

大量流行病学研究证明，饮用硬水人群血清锌水平降低，可能与硬水中含钙和镁多，锌与钙形成复合物有关。此外，增加膳食中钙含量会使骨中锌沉积增加（锌从肝向骨转移），也引起血清锌水平降低。膳食中过多摄入精制食品，因胃肠外营养锌摄入量不足、嗜酒、肝硬变、胃肠疾病等均可影响锌的代谢吸收或从体内丧失的锌增加，从而导致缺锌症。缺锌可引起血脂代谢异常，已被大量实验研究证实。研究表明，膳食中锌含量对血脂代谢有重要影响，但摄入量要适当。富含锌的食物主要有动物的瘦肉、肝脏、蛋类及牡蛎等，植物果实的坚果类含量较高，如花生、核桃等，水果中苹果的含量为最高，另外还有豆腐皮、黄豆、白木耳、白菜等。中药中的枸杞子、熟地黄、桑椹、人参、杜仲等含锌量也较高。

2. 铜对血脂的影响

铜在生物代谢的某些酶中起催化作用，凡依赖于铜的酶都是金属蛋白酶（如细胞色素C氧化酶，过氧化物歧化酶，多巴胺-β羟化酶等），以金属蛋白酶的形式转运参与体内亚铁变为高铁的氧化反应。成人每日摄入铜含量应为2~3毫克。动物实验研究发现，缺铜的动物体内血清总胆固醇水平升高。

在遗传性铜转运紊乱的患者体内，铜含量严重低下，而血清LDL-C异常升高，这也说明铜对血脂代谢有一定影响。由于肝在铜代谢中的调节作用，通常不会发生铜缺少，但对腹泻、吸收不良并伴有低蛋白血症，或接受胃肠外营养者，可产生铜缺乏。膳食中的氨基酸和新鲜植物组分，有助于铜的吸收，若过量摄入铜，可经胆汁排出。饮食中高浓度的铜可降低肠对锌的吸收，铜的吸收又受饮食中钼含量高的影响。一些富含铜的食物，如虾、牡蛎、海蜇、鱼、蛋黄、肝、番茄、豆类及果仁；猪肉、猪肝、芝麻、黄豆、菠菜、荠菜、茄子、小麦、稻米、牛奶等。适量吃些含铜食物可补充铜元素。

3. 锰对血脂的影响

锰是参与葡萄糖和脂肪代谢的多种酶的激活剂（如丙酮酸羧化酶、超氧化物歧化酶、葡萄糖酰基转移酶等），锰化铁也是合成鲨烯和胆固醇的羟甲戊酸激酶的辅因子。动物组织中锰的浓度与年龄的关系相当恒定。锰在组织中的恒定水平主要依靠排泄途径来调节和维持。成人体内锰的含量为10~20毫克，推荐成人每日必须摄入量为2.5~5毫克。含锰高的食物有粗粮、绿茶、土豆、紫菜、香菇、板栗、莲子、珠茶、黑芝麻、小麦胚粉、肉桂、干姜、木耳、河蚌、八角茴香、黄鳝等。另外，萝卜缨、胡萝卜、小麦、扁豆、大白菜、糙米、黄豆、茄子等含锰量也较多。

4. 铬对血脂的影响

铬常以有机复合物形式存在，称为葡萄糖耐量因子，是葡萄糖和脂质代谢的必需微量元素，易被吸收，成人每日需要量为0.05~0.2毫克。铬存在于麦胚、麦皮、未精制多糖和酵母中。

人体内铬相对缺乏的原因通常有两个：其一，铬盐或其复合体在肠道碱性基质中仅能被吸收0.5%；其二，精制的米、面可丢失大部分铬。

进食精制的碳水化合物仅能补充少量的铬，势必动用体内储存的铬到血浆中去，从而导致铬含量的净丧失。

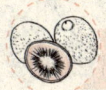

建立合理的饮食结构

合理的饮食结构对预防高血脂有着重要的意义。高血脂在临床上可分为两类：一类是原发性，属遗传性代谢紊乱，通常比较少见。另一类是继发性，常见于控制不良的糖尿病、饮酒、甲状腺功

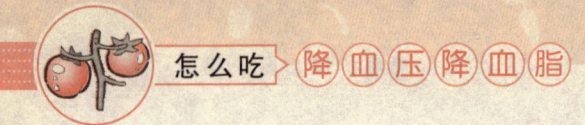

能减退症、肾病综合征、胆道阻塞、口服避孕药等。

对于有遗传性倾向的高血脂患者，可通过调节饮食结构来改善，尽量不吃或少吃含胆固醇高的食物，如动物的内脏、脑、骨髓、鱼子、贝类、乌贼、黄鳝等。要常吃多纤维的蔬菜、瓜果，它们含有大量的植物固醇，可以抑制胆固醇吸收，起到抗动脉硬化作用。

对于一般高血脂患者的合理饮食结构，有关专家将其归纳为两句话，即"一、二、三、四、五"和"红、黄、绿、白、黑"。

第一句话为"一、二、三、四、五"："一"是指每日饮1袋牛奶，内含250毫克钙，既补充了钙和蛋白质，又减少了高血脂的发病机会。"二"是指每日食用糖类250～350克，即相当于主食300～400克，其中瘦人可多吃些，而胖人应少吃些。"三"是指每日进食3份高蛋白质食品，每份可为瘦肉50克，或鸡蛋1个，或鸡鸭肉100克，或鱼虾100克，或豆腐100克，以每日早、中、晚餐各一份为宜。"四"是指"不甜不咸，有粗有细，三四五顿，七八成饱"，即每天可吃三顿、四顿或五顿，每顿可吃七八成饱。"五"是指每日摄取500克蔬菜和水果，一般每日吃400克蔬菜，100克水果。

第二句话为"红、黄、绿、白、黑"："红"是指每日可饮红葡萄酒50～100毫升，有助于升高血中高密度脂蛋白（HDL），可预防动脉粥样硬化。还要每日吃1～2个番茄，除去脂降压外，还可使男性前列腺癌的发生率减少45%。"黄"是指胡萝卜、红薯、南瓜、玉米等，每天要适量食用其中的一种。"绿"是指饮绿茶和食用深绿色蔬菜，它们所含的维生素C、茶多酚、茶碱等，有去脂降压等多种功用。"白"是指燕麦片（或燕麦粉）每天可适量服用，一般每日用50克水煮5～10分钟，混入牛奶中合用，可起降血脂的作用。"黑"是指黑木耳或香菇等要每天食用，每天可用黑木耳

10克，或香菇100克，泡发后，烹调入菜肴中服用，有降低血脂等功用。

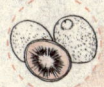 富含膳食纤维的食物不可少

膳食纤维，是指膳食中不能被利用的糖类与木质素，它包括纤维素、半纤维素（或非纤维素性多糖）、木质素、果胶、藻胶、树胶、琼脂等。简单来说，人们一般把植物性食物中难被胃肠道消化与吸收的纤维状物质称作食物纤维，可分为可溶性纤维及不溶性纤维（在水中不溶解）。研究表明，膳食纤维承担着降低血脂和胆固醇的最主要功用，它虽不能被人体消化、吸收和利用，但它是膳食中的重要成分，为人体健康所必需。膳食纤维的种类不同，其物理学特性不同，在人体内的作用也不一样，这种特性包括亲水性、黏性、酵解性、消化酶受抑制性、结合胆酸及离子交换等。

大量实验证明，可溶性膳食纤维具有很强的吸水性，进入肠道后遇水膨胀，增加粪便体积，并促进胆固醇从粪便中排出；可溶性膳食纤维还可与胆酸或其他脂质结合，可减少胆固醇的吸收和脂蛋白的合成，从而加速低密度脂蛋白-胆固醇的清除。对于不可溶性膳食纤维，虽在肠道内几乎不被消化吸收，但可在肠道内形成不可溶性复合物，即木质素纤维素，故也可影响胆固醇的吸收和加速其排出。

所以说，不论是可溶性的还是不可溶性的膳食纤维，都有调节血脂的作用，只是可溶性膳食纤维降脂作用比不可溶性膳食纤维作用更强而已。水溶性膳食纤维摄入后，一般均可降低血浆总胆固

醇，多数报道可降低总胆固醇5%～10%，也有报道说甚至可降低25%，所降低的胆固醇类别几乎都是对心血管系统起危害作用的低密度脂蛋白-胆固醇。

有人曾对43名高血脂患者进行研究观察，在对他们进行降脂饮食疗法2个月后，再分别给予可溶性和不可溶性膳食纤维16周，结果两种膳食纤维对血清总胆固醇及低密度脂蛋白-胆固醇的平均下降率分别为4.9%和48%，降脂效果以第四周最为显著，而且男性血清总胆固醇下降较女性明显。研究观察还证明，即使血清总胆固醇水平已下降至正常，可溶性膳食纤维仍有明显的降低血清总胆固醇的作用。

综上所述，膳食纤维具有良好的降血脂作用。所以，正常人常食用膳食纤维，有利于防止高血脂的发生；对于高血脂患者，更应多吃富含膳食纤维的食物，不仅有利于防治高血脂，而且还可以防治动脉粥样硬化和冠心病的发生和发展。

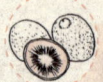

升高血脂的"罪魁祸首"

高血脂不容忽视，因此预防高血脂也就势在必行了。饮食是诱发高血脂的一大因素，经常食用含有大量油脂，尤其是饱和脂肪的肥肉、蛋黄、高糖类及各种酒类都是引发血脂升高的导火索，因而从饮食上预防高血脂也是有效的途径之一。下面看一看哪些食物是升高血脂的"罪魁祸首"。

1. 高胆固醇食物：动物内脏、蛋黄、鱼子、鱿鱼

胆固醇是人体必不可少的营养物质，但其摄入过多的确害处不少。膳食中的胆固醇每日应不超过200毫克。许多人比较偏爱动物内脏，常认为"吃什么补什么"。然而，动物内脏如肝、肾、肚、

肠、脑等大多属于高胆固醇食物。因此，为避免摄入过多的胆固醇，应严格限制进食动物内脏。海鲜的胆固醇含量一般都不太高。其中虾、蟹、沙丁鱼和蛤类的胆固醇虽多些，但大多集中在头部和卵黄中，食用时只要除去这两部分，就不致摄入过多的胆固醇。存在于稻谷、小麦、玉米、菜籽等植物中的植物固醇，在植物油中呈游离状态，有降低胆固醇的作用，大豆中的豆固醇有明显降血脂的作用，提倡多吃豆制品。

2. 高脂肪食物：猪油、肥猪肉、黄油、肥羊等

这类食物饱和脂肪酸过多，脂肪容易沉积在血管壁上，增加血液的黏稠度。饱和脂肪酸长期摄入过多，可使三酰甘油升高，并有加速血液凝固作用，促进血栓形成。要把每日的脂肪摄入量限制在总热量的30%以下，其中饱和脂肪酸摄入量则限制在7%以下。烹调时应选用植物油，如豆油、玉米油、葵花子油、茶油、麻油等，每日烹调用油10~15克。

3. 高糖食物：白糖、红糖、乳糖、蜜糖、糕点

适当减少糖类的摄入，不要过多吃糖和甜食，因为糖可转变为三酰甘油。每餐应七八分饱。应多吃粗粮，如小米、燕麦、豆类等。这些食物中食物纤维含量高，具有降血脂的作用。

4. 酒类：白酒、啤酒、果酒

酒精可激活脂肪组织中的脂肪酶，促使脂肪酸释放到血液中。酒精在肝脏中氧化消耗辅酶，使脂肪酸氧化不足，促使合成三酰甘油。酒精还能抑制血液中极低密度脂蛋白的清除，可诱发高血脂。据有关资料，适量饮酒可以促进高密度脂蛋白的合成。如果过量饮酒，特别是喝醉酒，肝脏会大量合成低密度脂蛋白。因此，千万不能饮酒过量。

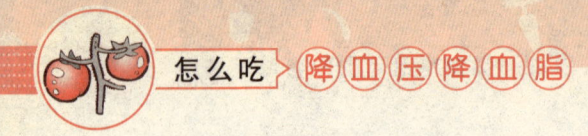

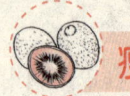 ## 瘦肉多吃未必好

目前社会上广泛流传这样一种观点，认为肥肉脂肪中含有大量饱和脂肪酸，对人体有害，常食肥肉会使人发胖，会引发体内血清胆固醇值提高，从而引发高血脂、动脉粥样硬化、脑溢血等心血管疾病。因此，很多人只吃瘦肉，不吃肥肉。其实，少吃富含脂肪的食物就可有效地防治、缓和病症，这一点是没错的。但有人放弃了脂肪和胆固醇含量较高的肥肉，却大吃瘦肉，这是因为他们认为，肥肉不能吃，瘦肉可以随便吃。这种观点是错误的，预防高血脂，不但肥肉不可以吃，瘦肉也要尽量少吃，尤其是猪瘦肉。因为瘦肉脂肪中的饱和脂肪酸低于肥肉的含量是无疑的，但不能笼统地讲瘦肉都是低脂肪的。营养学家对各种动物肉的脂肪进行测定，以100克重量为例：兔肉为0.4克，马肉为0.8克，瘦牛肉为6.2克，瘦羊肉为13.6克，而瘦猪肉却高达28.8克，若把瘦猪肉作为日常膳食结构中主要的食物源，也会发生高血脂、动脉粥样硬化、脑溢血等心血管疾病。

此外，研究者们又对瘦肉做了进一步的研究，结果发现瘦肉除了对高血脂患者有着健康威胁外，还会引发肠癌。

瘦肉中蛋氨酸含量较高，蛋氨酸是合成人体一些激素和维护表皮健康必须摄取的一种氨基酸，但在一些酶类催化激活下，在热理化处理过程中的蛋氨酸，会产生一种叫同型半胱氨酸的有机物。现代医学认为，同型半胱氨酸会直接损害动脉血管壁内的内皮细胞，促使血液中的胆固醇和三酰甘油等脂质沉积并渗入动脉血管壁内，形成动脉粥样斑块而发生动脉粥样硬化。

因此，患有高血脂、动脉粥样硬化等心血管疾病的人群应该格外注意自己的饮食。当然，患者还必须严格控制体重，使每日从食物中获得的总热量能维持理想的体重，每天食瘦肉量最好控制在120克之内。高脂血如果还是轻度升高时，就应注意防治，使血脂得到有效控制。

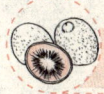 高血脂患者饮水降脂宜忌

水与高血脂有密切的关系。水的环境是包括血脂代谢在内的一切生命活动的基础。如果长期缺水，人体各种脏器的代谢功能都将出现衰退，尤其是心血管系统功能的衰退更明显。首先，体内长期缺水，血量减少，血流速度减慢，血液黏稠度增加，容易形成血栓。特别是心脏、大脑供血量不足，引起供氧不足，容易出现心脏、大脑缺氧而导致冠心病、脑卒中。此外，补充水分对预防心肌梗死有不可忽视的作用，但往往不被高血脂患者重视，有关专家称，机体缺水时，血液中红细胞、血小板等有形成分的密度相对增大，血浆渗透压升高，血流速度减慢，可促进血小板在血管壁的黏附、聚集，使冠心病患者发生急性心梗等心血管事件的危险上升。所以对于高血脂患者而言，不要等口渴了再喝水，应养成定时喝水的好习惯，科学补水是一门必修的学问。

1. 睡前宜补水

很多高血脂患者担心夜尿太多，都养成了睡前少喝水甚至不喝水的习惯，其实这个习惯对健康是很不利的。睡前不喝水，可能会造成血液中的水分不足以致产生血凝现象。因为夜间出汗、夜尿增多、进水量过少可使血黏度高、血液循环阻力变大，导致心肌供血不足，引起心绞痛。早晨由于生理性血压升高、动脉内的斑块易松动脱落、血小板活性增高等原因，容易诱发急性心肌

梗死。临床上不少冠心病患者在夜间睡眠时发生心肌梗死，就是与此有关。所以，冠心病患者不要怕夜间多尿，应在睡前喝杯热水。若能在每晚睡前及晨间各饮一杯（250毫升）温开水，可使血黏度大大降低，流速加快，有效地预防和减少心绞痛及心肌梗死的发生。

2. 夜间宜补水

不少人晚餐进食油腻食物较多，而夜间睡眠时间长达6~8小时，机体会因缺水促进血栓形成，老年人更是如此。因为夜间缺水会使血液黏稠度升高，血小板凝聚力提高，使原来就有粥样硬化的血管更易产生栓塞。当栓子脱落阻塞在脑动脉时，便会发生缺血性脑卒中。国外学者对男性老年人进行分组研究：一组半夜起来喝250毫升温开水，另一组一觉睡到天亮，夜间不饮水，然后分别测定他们的血液浓度。结果发现，喝水的一组血液浓度明显降低，发生缺血性脑卒中和心肌梗死的危险随之下降。因此，即使口不渴也要常喝点水。除了白天主动饮水外，夜间也应喝上一杯白开水，使血液稀释，降低血黏度，减少脑卒中和心肌梗死的发病率。

3. 晨起后宜补水

晨醒后，经一夜睡眠，人体因水分大量消耗又会处于缺水状态，血栓形成危险再次增加，而且此时交感神经兴奋性逐渐增强，这些都使清晨成为心肌梗死和猝死的多发时段。因而，高血脂患者晨醒后应再喝杯热水，改善血液循环。高血脂患者早晨起床后，首先饮一杯水（250毫升左右），可及时稀释过稠的血液，促进血液流动。当气候炎热或饮食过咸时，更应多喝水，这既可补充流失的水分，也可将废物及时排出体外，防止人体酸性化而损害血管。

4. 高血脂患者忌喝水不足

对于高血脂患者来说，每日摄入适量的水是减轻体重、促进体内脂肪代谢的关键。其原因是，如果体内摄入的水不够多，肾脏的功能就不能充分发挥；处理有毒物质时需要肝脏发挥其功能，而补水不足，肝脏对脂肪的代谢功能就要受到影响。当摄入足够的水时，肾脏和肝脏就能充分地各司其职，于是体内脂肪就会被充分代谢。一般来说，成人每日饮水量应为2000毫升左右，老年人需饮水1500毫升，平均每3小时摄入300~400毫升。切记不要一次饮水过多，以免给消化道和肾脏造成负担。饮用水的最佳选择是白开水、矿泉水以及清淡的绿茶、菊花茶等，切不可以各种饮料、牛奶、咖啡代替。

怎么吃 降血压降血脂

第二节 高血脂患者宜食的五谷

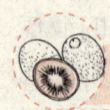 绿豆：抗菌解毒降血脂的良谷

◎ 降脂功效解读

绿豆又叫青小豆。绿豆以豆皮绿色而得名，可供食用和酿酒。绿豆中的多种维生素、钙、磷、铁、无机盐等都比粳米多。因此，它不仅有良好的食用价值，还具有非常好的药用价值，有"济世之良谷"的说法。

现代医学研究证明，绿豆中的球蛋白和多糖成分，可促进动物体内胆固醇在肝脏分解成胆酸，从而加速胆汁中胆盐的排出和降低小肠对胆固醇的吸收；再有，绿豆中的多糖成分，还有增强血清脂

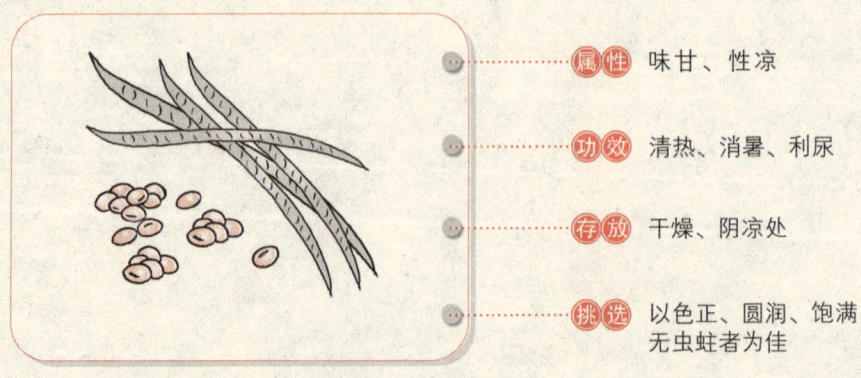

属性　味甘、性凉

功效　清热、消暑、利尿

存放　干燥、阴凉处

挑选　以色正、圆润、饱满无虫蛀者为佳

第二章 高血脂患者的饮食降脂指南

蛋白酶活性的作用,可使脂蛋白中的三酰甘油水解,从而达到降低血脂的目的。研究还指出,绿豆的降脂作用还与绿豆所含的植物豆固醇竞争性地抑制外源性食物胆固醇的吸收有关。

降脂食谱推荐

绿豆汤

【原料】绿豆100克,冰糖适量。

【做法】绿豆用凉水泡30分钟,然后洗干净;锅中盛凉水,倒入绿豆,水的用量以没过绿豆二三厘米为宜,煮开后改用中火,当水分快要煮干时,会发现锅底的汤很黑,那就用凉水冲洗两次;加入大量的开水,盖上锅盖,煮开,捞出浮在锅边的绿豆皮,这样汤比较清爽些;加入冰糖,盖上锅盖,大火煮开,中火继续煮20分钟,绿豆酥烂,汤色碧绿即成。

【保健贴士】

绿豆汤对高血脂患者很有功效,具有良好的延缓血脂升高的作用。

海带绿豆汤

【原料】海带、绿豆各15克,甜杏仁9克,玫瑰花(布包)6克,红糖适量。

【做法】将绿豆洗净,海带切丝;将海带、绿豆、甜杏仁一同放入锅中,加水煮,并加入布包玫瑰花;海带、绿豆煮熟后,将玫瑰花取出,加入红糖即可。

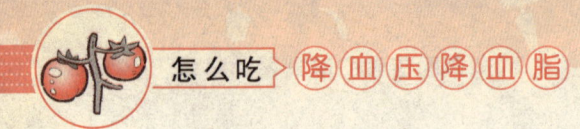

保健贴士

本品补虚益气，活血散瘀，降低血脂。适用于各种类型的高血脂，对中老年人气血瘀滞、湿热内蕴型高血脂患者尤为适用。

◎ 轻松降脂宜忌

绿豆不论煮食还是食用绿豆粉，应同绿豆外皮一起服用，因绿豆外皮的降脂成分（纤维素）比绿豆肉更丰富。绿豆性寒凉，脾胃虚弱易泄的人不宜多吃。未煮烂的绿豆腥味强烈，食后易恶心、呕吐。服药特别是服温补药时不要吃绿豆食品，以免降低药效。

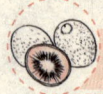 赤小豆：润肠通便，消脂减肥

◎ 降脂功效解读

赤小豆即红豆。赤小豆的营养成分为每100克含水分12.6克，蛋白质20.2克，脂肪0.6克，糖类（碳水化合物）63.4克，膳食纤维7.7克，维生素A 13微克，胡萝卜素80微克，硫胺素0.16毫克，核黄素0.11毫克，尼克酸2毫克，维生素E 14.36毫克，钙74毫克，磷305毫克，钾860毫克，钠2.2毫克，镁138毫克，铁7.4毫克，锌2.2

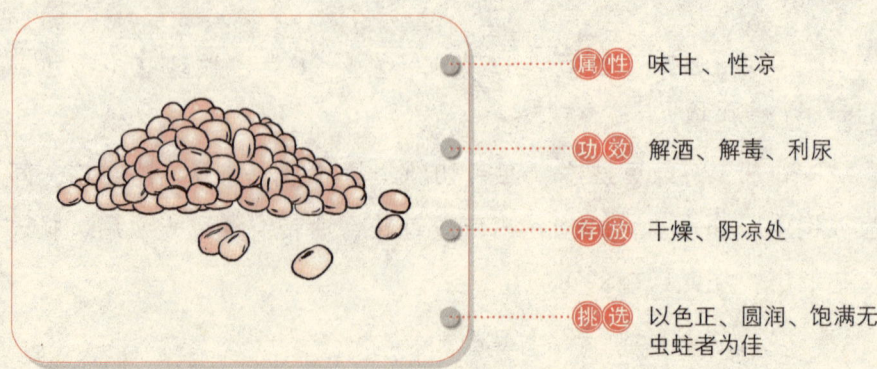

属性 味甘、性凉

功效 解酒、解毒、利尿

存放 干燥、阴凉处

挑选 以色正、圆润、饱满无虫蛀者为佳

第二章 高血脂患者的饮食降脂指南

毫克，硒3.8微克，铜0.64毫克，锰1.33毫克。

赤小豆是人们生活中不可缺少的高营养、多功能的杂粮。在西方营养学里，赤豆含有较多的皂角苷，可刺激肠道，因此它有良好的利尿作用，能解酒、解毒，对心脏病和肾病、水肿有益；而且赤小豆有较多的膳食纤维，具有良好的润肠通便、降血脂、降血压、调节血糖、解毒抗癌、预防结石、健美减肥的作用。

降脂食谱推荐

赤小豆鲮鱼汤

【原料】赤小豆100克，陈皮1/4个，鲮鱼400克，生姜少许，食盐、植物油各适量。

【做法】把赤小豆、陈皮分别洗净，鲮鱼宰洗净，去脏杂备用，生姜切片；把锅烧热，放入植物油，用慢火煎鲮鱼至微黄，捞出；把鲮鱼与生姜一起放进瓦煲内，加入清水，用大火煲沸后，改为小火煲1小时左右，调入适量食盐即成。

> **保健贴士**
>
> 赤小豆健脾祛湿，和鲮鱼同煮效果更佳。有健脾利湿、消肿解毒功效，主治水肿、高血压、高血脂，而有产后缺乳、腹泻、黄疸或小便不利、痔疮也可通过用赤小豆熬汤或研磨成粉服用辅助治疗。

赤小豆茅根汤

【原料】连衣花生、新鲜白茅根、赤小豆各60克，白糖2匙。

【做法】将花生、赤小豆先用温水泡15分钟，捞出晾干；白茅根洗净切段，同花生、赤小豆同入锅中，加水适量，煮炖1小时后，加入白糖，稍炖即成。弃茅根，吃花生、赤豆，喝汤。每日1剂。

保健贴士

清热消肿，凉血止血，降脂。适用于慢性肾炎、尿检常见红细胞等症。肾病综合征伴高血脂时宜服，但花生应去红衣，血凝度增高对肾炎不利。

◎ 轻松降脂宜忌

赤小豆作为五谷杂粮之首，其营养价值和药用价值都很高，但赤小豆虽好，并不是所有人都可以食用的，阴虚而无湿热者及小便清长者忌食。另外，赤小豆吃得太多，则令人黑瘦结燥。

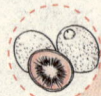

燕麦：降低胆固醇水平

◎ 降脂功效解读

燕麦，又称莜麦、野麦、雀麦、夏燕麦和裸燕麦等，是一种低糖类、高营养、高热量食品。燕麦经过精细加工制成麦片，使其食用更加方便，口感也得到改善，成为深受欢迎的保健食品。

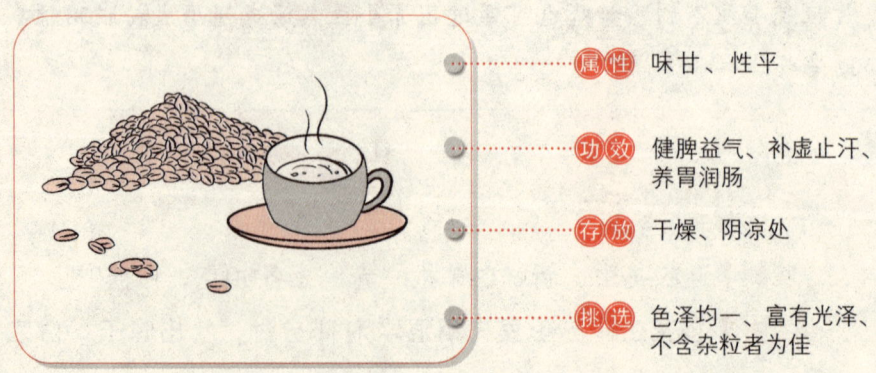

属性：味甘、性平

功效：健脾益气、补虚止汗、养胃润肠

存放：干燥、阴凉处

挑选：色泽均一、富有光泽、不含杂粒者为佳

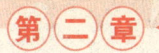 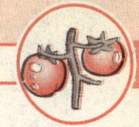

燕麦中水溶性膳食纤维分别是小麦和玉米的4.7倍和7.7倍。燕麦中的B族维生素、尼克酸、叶酸、泛酸都比较丰富，特别是维生素E，每100克燕麦粉中高达15毫克。蛋白质的氨基酸组成比较全面，人体必需的8种氨基酸的含量均居首位，尤其是含赖氨酸高达0.68克。燕麦含有丰富的B族维生素和锌，它们对糖类和脂肪类的代谢具有调节作用。它们可以有效地降低人体中的胆固醇。经常食用，可对中老年人的主要威胁——心脑血管病、高血脂起到一定的预防作用。

有研究证实，只要每日食用50克燕麦片，就可使每100毫升血液中的胆固醇平均下降39毫克、三酰甘油下降76毫克。而且燕麦中还含有丰富的食物纤维，热量较低，既有利于减肥，又适合高血脂患者对食疗的需要。

降脂食谱推荐

燕麦仁糯米粥

【原料】燕麦仁60克，红糯米200克，葡萄干30粒，蜂蜜适量。

【做法】燕麦仁与红糯米分别浸泡1个晚上；葡萄干用温水洗干净；燕麦仁与红糯米放入锅内，加水煮开后转小火；30分钟后加入葡萄干同煮，继续煮30分钟至糯米开花黏稠，调入蜂蜜即成。

保健贴士

燕麦含有丰富的维生素，能促进消化吸收，含有的水溶性纤维能大量吸收人体内的胆固醇并将其排出体外，不仅可以有效降低血脂，还能达到润肠通便的效果。燕麦仁糯米粥还能延缓胃的排空，增加饱腹感，控制食欲。

香炒燕麦

【原料】燕麦片适量，核桃仁、芝麻、蔓越莓、植物油各适量。

【做法】核桃仁、蔓越莓切碎；平底不粘锅内放油，烧热，放燕麦片、核桃仁、芝麻翻炒；小火慢慢翻炒至燕麦片变焦黄色时，放入蔓越莓碎，翻炒均匀即可。

保健贴士

燕麦片炒着吃热量低，可以控制血和体重，符合现代人的愿望。那些消化不了的淀粉经过大肠细菌的酵解形成短链脂肪酸，既可以改善肠道菌群，抑制有害菌的生长，同时还能帮助控制血脂和防治便秘。

◎ 轻松降脂宜忌

燕麦由于营养丰富，一般人都可食用，特别是中老年人。食用燕麦一次不宜过多，否则会造成胃痉挛或腹胀。

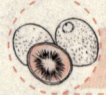 **黑芝麻：降低血脂的黑色食物之宝**

◎ 降脂功效解读

黑芝麻又称胡麻、油麻、巨胜等，既可食用，又可作为油料。黑芝麻含有的多种人体必需氨基酸在维生素E、维生素B_1的作用参与下，能加速人体的代谢功能；黑芝麻含有的铁和维生素E是预防贫血、活化脑细胞、消除血管胆固醇的重要成分；黑芝麻含有的脂肪大多为不饱和脂肪酸，有延年益寿的作用。一般素食者

第二章 高血脂患者的饮食降脂指南

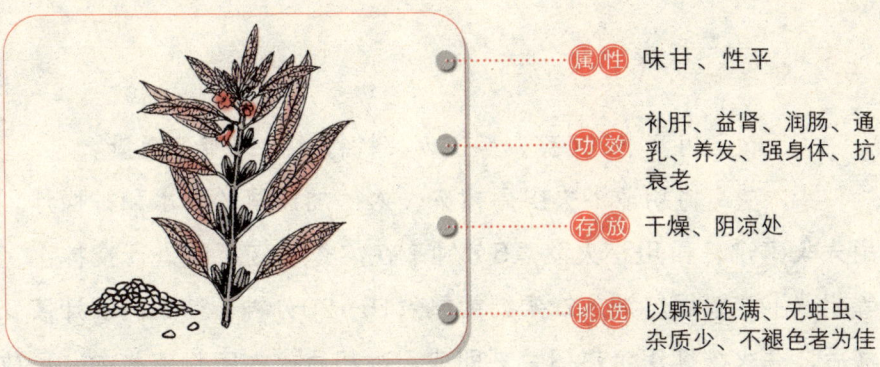

属性	味甘、性平
功效	补肝、益肾、润肠、通乳、养发、强身体、抗衰老
存放	干燥、阴凉处
挑选	以颗粒饱满、无蛀虫、杂质少、不褪色者为佳

应多吃黑芝麻，而脑力工作者更应多吃黑芝麻。高血脂患者适当吃黑芝麻有防治的功效。黑芝麻中的抗氧化成分是芝麻纤维素被分解后形成的物质，具有增加好胆固醇，减少坏胆固醇的作用。黑芝麻中还含有花青素，它是黑芝麻皮中的黑褐色色素，而正是这种有效成分能够阻止自由基的产生，起到预防动脉硬化及高血脂的作用。

降脂食谱推荐

芝麻五味葛根露

【原料】黑芝麻、葛根、蜂蜜各250克，五味子125克。

【做法】葛根、五味子、蜂蜜共入锅内水煎2次，去渣合汁，同炒香的黑芝麻共置瓷盆内，加盖，隔水蒸2小时，离火，冷却，装瓶。每日3次，每次服1匙。

保健贴士

本品有补肾养心、凉血止血、润燥生津之功。高血脂患者、便秘的动脉硬化患者常食有益。

黑芝麻胡萝卜酱

【原料】胡萝卜300克,黑芝麻、柠檬汁、蜂蜜各适量。

【做法】将胡萝卜去皮后擦碎,入锅加适量的清水和柠檬汁,用大火煮沸,再用小火熬煮5分钟(在熬煮时应不断进行搅拌);等胡萝卜变软后,调入蜂蜜继续熬煮15~20分钟,待锅内的汁液变稠后,关火继续用余热闷片刻即成,冷却后放入密封容器中,可放入冰箱中备用;将黑芝麻放入平底锅中炒至裂开,再放入研钵中捣成碎末。待冷却后装入密封容器中,放冰箱存放。食用时,把三大匙胡萝卜酱和2小匙黑芝麻搅拌在一起即可食用。

保健贴士

每天三大勺,坚持长期食用,对高血脂和高血压均有一定预防和辅助治疗效果。

◎ 轻松降脂宜忌

适宜身体虚弱、贫血、高血脂、高血压、老年哮喘、肺结核,以及荨麻疹,习惯性便秘者食用;适宜糖尿病、血小板减少性紫癜、慢性神经炎、末梢神经麻痹、痔疮以及出血性体质者食用。患慢性肠炎、肠泻、牙痛、皮肤病、白带多者忌食。

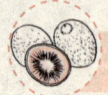

黑米:降脂并抑制动脉粥样硬化

◎ 降脂功效解读

黑米是一种药、食兼用的大米,属于糯米类。黑米所含锰、锌、铜等无机盐大都比大米高1~3倍;更含有大米所缺乏的维生

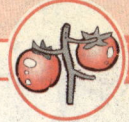

第二章 高血脂患者的饮食降脂指南

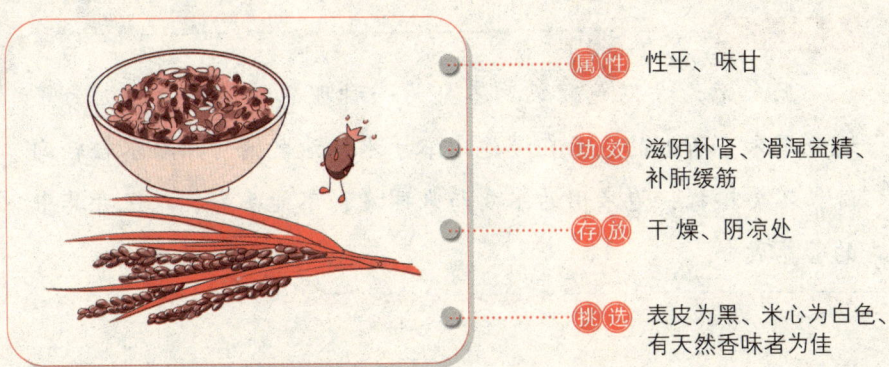

属性 性平、味甘

功效 滋阴补肾、滑湿益精、补肺缓筋

存放 干燥、阴凉处

挑选 表皮为黑、米心为白色、有天然香味者为佳

素C、叶绿素、花青素、胡萝卜素及强心甙等特殊成分,因而黑米比普通大米更具营养。黑米中主要营养成分(糙米):按占干物质计,含粗蛋白质8.5%～12.5%,粗脂肪2.7%～3.8%,碳水化合物75%～84%,粗灰分1.7%～2%。用黑米熬制的米粥清麻油亮,软糯适口,营养丰富,具有很好的滋补作用,因此被称为"补血米"、"长寿米"等。我国民间有"逢黑必补"之说。中医认为黑米有显著的药用价值,古籍记载:黑米有"滋阴补肾,健身暖胃,明目活血""清肝润肠""滑湿益精,补肺缓筋"等功效;可入药入膳,对高脂血症、头昏目眩、贫血白发、腰膝酸软、夜盲耳鸣症、疗效尤佳。长期食用可延年益寿。另外,黑米花色苷还有降低血脂水平、抑制动脉粥样硬化之功效。

降脂食谱推荐

 南瓜黑米粥

【原料】南瓜200克,黑米150克,大枣60克。

【做法】将南瓜洗净去柄切开,取出种子切片;将黑米、大枣洗净,一起放入锅内,加水1000毫升,先用大火煮沸,后改用小火,煮至米烂即可。

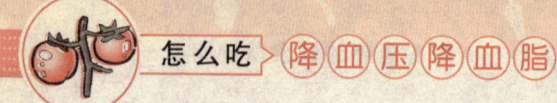

保健贴士

黑米无论煮粥或焖饭都不失为一种理想的滋补食品。为了避免黑米中所含的色素在浸泡中溶于水，泡之前可用冷水轻轻淘洗，不要揉搓；泡米用的水要与米同煮，不能丢弃，以保存其中的营养成分。

雪梨糯米香饭

【原料】黑米25克，糯米75克，色拉油适量，黑枣、核桃仁、枸杞子各若干，雪梨1个。

【做法】黑米浸泡24小时，白糯米浸泡4~5小时；混合米粒，加入米水比例1:1的水；微波高火煮4分钟，改用微波中火煮3分钟，不开盖，继续焖15分钟，香透、熟透，取出备用；取小碗1个，四周刷上少量色拉油，底部放上黑枣、核桃仁、枸杞子，四周放上切好的雪梨片，装入黑白糯米，碗加盖，或是用保鲜膜盖住，留小孔，微波中火加热4分钟，倒出盘内即可食用。

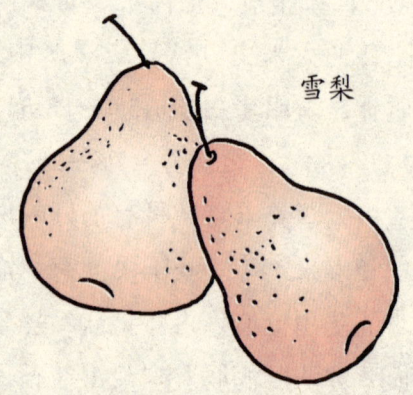

雪梨

保健贴士

雪梨蒸熟很香糯，糯米的清香加上水果风味，略酸甜，美味独特，营养丰富，坚持长期服用，对高血脂和高血压均有一定的预防和辅助治疗作用。

◎ 轻松降脂宜忌

由于黑米所含营养成分多聚集在黑色皮层，故不宜精加工，以食用糙米或标准三等米为宜。黑米外部有坚韧的种皮包裹，不易煮烂，若不煮烂其营养成分未溶出，多食后易引起急性肠胃炎，对消化功能较弱的孩子和老弱病者更是如此。病后消化能力弱的人不宜急于吃黑米，可吃些紫米来调养。

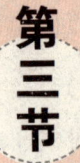 怎么吃 降血压降血脂

第三节 高血脂患者宜食的蔬菜

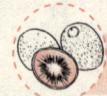 黄瓜：清脆爽口的降脂佳蔬

◎ 降脂功效解读

黄瓜又叫王瓜、胡瓜、青瓜，未成熟时青绿色或白色，成熟后为青色和黄白色，黄瓜中含有大量的蛋白质及丰富的B族维生素、维生素C及多种微量元素等，并含有大量的纤维素。因纤维素能促进食物残渣从肠道排出，故也减少了胆固醇的吸收。另外，黄瓜中还含有一种叫丙醇二酸的化学物质，该物质可抑制体内糖类转变为脂肪。故常食黄瓜有减肥和调整脂质代谢的功效。

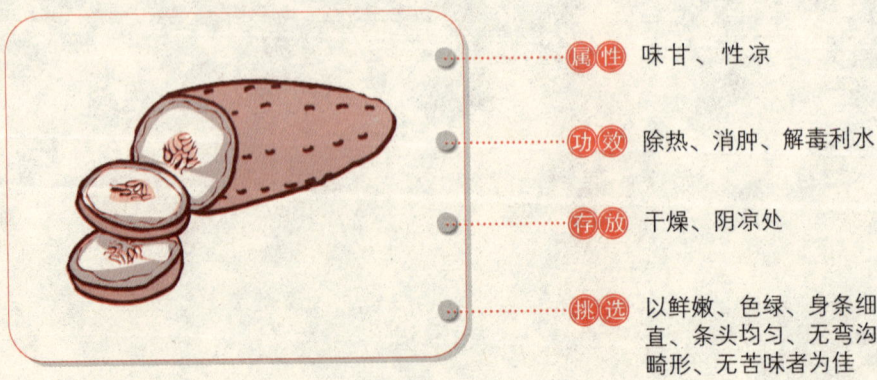

属性　味甘、性凉

功效　除热、消肿、解毒利水

存放　干燥、阴凉处

挑选　以鲜嫩、色绿、身条细直、条头均匀、无弯沟畸形、无苦味者为佳

第二章 高血脂患者的饮食降脂指南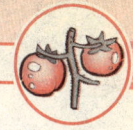

尤其适宜肥胖超重伴有高血脂患者食用。所以常吃黄瓜尤其是生吃,对防治高血脂、冠心病很有好处。因此,患有高血脂且体重超重的人多吃黄瓜,能降血脂、降血压,利于减肥。黄瓜还含有丰富的钾,能加速血液的新陈代谢,排出体内多余的盐分,有益于肾炎、膀胱炎患者的康复。

降脂食谱推荐

 山楂汁拌黄瓜

【原料】小嫩黄瓜3根,山楂30克,白糖适量。

【做法】先将黄瓜去皮,洗净切成条状;山楂洗净,放入锅中加水200毫升,煮约15分钟,取汁液100毫升;黄瓜条入锅中加水煮熟,捞出;山楂汁中放入白糖,在小火上慢熬,待糖融化,投入已沥干水的黄瓜条拌匀即成。

保健贴士

山楂能显著降低血清胆固醇及三酰甘油,山楂中的总黄酮还有扩张血管和持久降压的作用。与黄瓜搭配具有清热降脂、减肥消积的作用。

 蒜醋黄瓜片

【原料】黄瓜100克,精盐、大蒜、白醋各适量。

【做法】先将黄瓜洗净,切成薄片,用盐腌30分钟;用冷开水洗去黄瓜的部分咸味,水控干后,加大蒜、白醋腌15分钟即可。

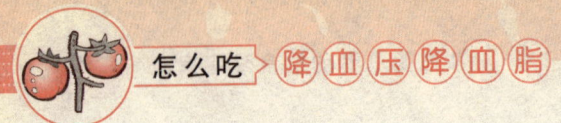 怎么吃 降血压降血脂

保健贴士

醋可软化血管、降低胆固醇，蒜醋黄瓜片对高血脂等心脑血管患者来说是一道很好的食谱。

◎ **轻松降脂宜忌**

黄瓜无论是生吃还是熟吃，口感都非常棒。但是黄瓜当水果生吃时不宜过多，适用量为每天1根（约100克）。黄瓜中维生素较少，因此常吃黄瓜时应同时吃些其他的蔬果。此外，生吃不洁黄瓜容易感染细菌，食前应先浸泡后去皮。

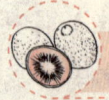 南瓜：防治血脂升高和动脉硬化

◎ **降脂功效解读**

南瓜俗名番瓜、北瓜、倭瓜。其营养丰富，为农村人经常食用的瓜菜，并日益受到城市人的重视。南瓜不仅有较高的食用价值，而且有着不可忽视的食疗作用。南瓜作为高钙、高锌、高铁、低钠食品，特别适合中老年人和高血压患者食用，有利于预

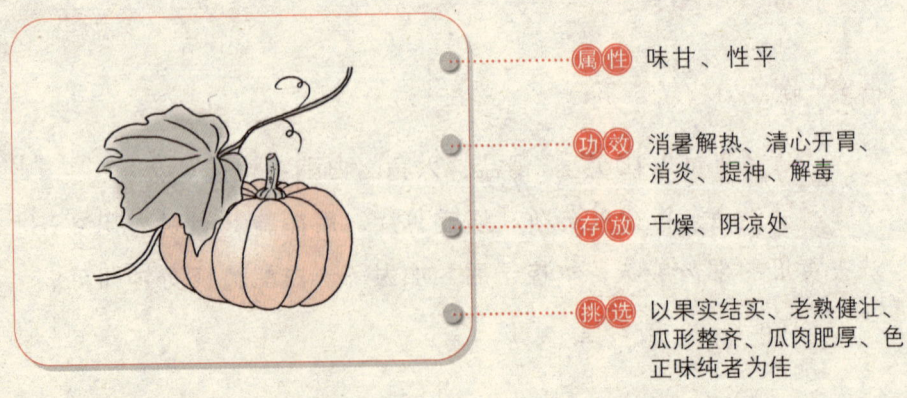

属性　味甘、性平

功效　消暑解热、清心开胃、消炎、提神、解毒

存放　干燥、阴凉处

挑选　以果实结实、老熟健壮、瓜形整齐、瓜肉肥厚、色正味纯者为佳

防骨质疏松和防治高血压。且南瓜脂肪含量很低，是很好的低脂食品。南瓜中的果胶能调节胃内食物的吸收速率，使糖类吸收减慢，并控制饭后血糖上升。果胶还能和体内多余的胆固醇结合在一起，使胆固醇吸收减少，血胆固醇浓度下降，因而南瓜有"降糖降脂佳品"之誉。

降脂食谱推荐

秘制南瓜粥

【原料】小南瓜1个，糯米粉、冰糖各适量。

【做法】南瓜洗净，去皮去瓤，切成大块，放入蒸锅蒸熟；将蒸好的南瓜放入容器，趁热用小勺压成南瓜泥；南瓜泥放入汤锅，加入清水煮开，清水与南瓜泥的比例为2∶1；水开后，取1个小碗，将糯米粉用水调成糊状，慢慢加入汤锅中，边加边搅拌；稍煮片刻后加入冰糖或白糖调味即可。

保健贴士

常食本品可有效防治糖尿病、高血脂及肝脏的一些病变。

南瓜猪肝汤

【原料】南瓜、猪肝各250克，精盐、味精、麻油各适量。

【做法】南瓜去皮、瓤，洗净切块；猪肝洗净切片，备用；将南瓜、猪肝同入锅中，加水1000毫升，煮至瓜烂肉熟，加入佐料调匀即成。

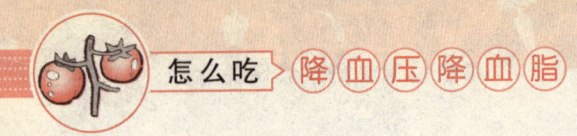

怎么吃 降血压降血脂

> **保健贴士**
>
> 猪肝养肝明目，南瓜降脂降压，猪肝与南瓜一同煮汤，具有健脾养肝明目的功效，对夜盲症有一定治疗效果。

◎ 轻松降脂宜忌

南瓜宜煮食，不宜炒食，更不宜与番茄、辣椒等同炒。由于南瓜含维生素C分解酶，所以不宜与富含维生素C的蔬菜、水果同时吃。富含维生素C的菜有菠菜、油菜、番茄、圆辣椒、小白菜、花菜等。吃南瓜可以降血糖，糖尿病患者在食用南瓜时，需相应地减少主食，这样既可获得南瓜中对身体有益的成分，也能增加饱腹感。

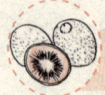 大蒜：高血脂患者的福音

◎ 降脂功效解读

大蒜，别名胡蒜、蒜头、大蒜头、独头蒜等。味辛、性温，功能温中行滞，解毒杀虫。而且大蒜内含蛋白质、脂肪、糖类、多种维生素、胡萝卜素、钙、磷、铁及大蒜辣素、硫醚化合物、芳樟醇

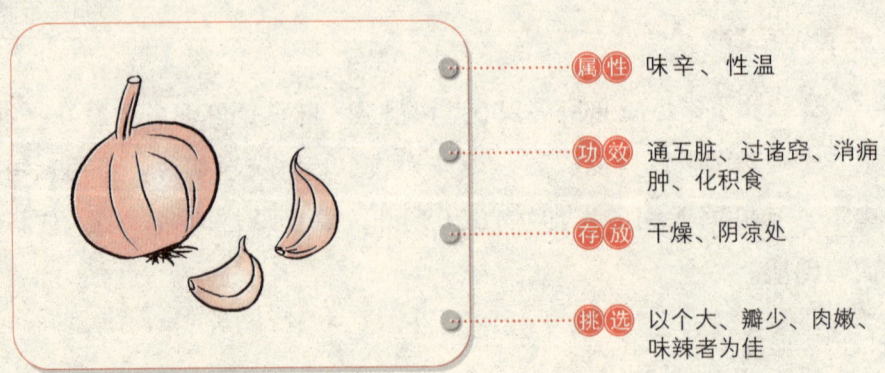

- **属性**：味辛、性温
- **功效**：通五脏、过诸窍、消痈肿、化积食
- **存放**：干燥、阴凉处
- **挑选**：以个大、瓣少、肉嫩、味辣者为佳

等成分。

现代医学研究发现，大蒜中所含脂肪极低，但含钾量很高，属高钾食品，且富含硒等微量元素，能有效地降低血清总胆固醇和三酰甘油水平。

有专家指出，大蒜所含的高活性物质能降低血中胆固醇并阻止血液凝固。美国杜伦大学医学院的科研人员也发现，让高胆固醇患者每天口服含大蒜素的大蒜丸，连服12周以后，总胆固醇水平下降了6％，6个月后胆固醇下降了63％，接近正常水平。研究还显示，大蒜有溶解体内瘀血的功能，可阻止血小板的凝聚；大蒜的提取物还能减慢心率，增强心脏的收缩力，扩张末梢血管，可以有效地治疗高血脂和预防脑中风的发作。大蒜还具有预防动脉硬化的作用，并能有效地防止血栓形成。经常食用大蒜，能对心血管产生显著的保护作用，所以大蒜又被称为"药用植物中的黄金"。

降脂食谱推荐

紫皮大蒜粥

【原料】紫皮大蒜50克，陈粟米100克。

【做法】先将紫皮大蒜剥去外皮，洗净后切碎，剁成蒜蓉，备用；陈粟米淘洗干净，放入沙锅内，加水适量，用大火煮沸后，改用小火煨煮至粟米酥烂，待粥将成时，调入紫皮大蒜蓉，拌均匀即成。

【保健贴士】

本品下气降浊，降脂降糖。主治各种类型的高血脂，对湿热内蕴，气血瘀滞型高脂血症伴糖尿病患者尤为适用。

怎么吃 降血压降血脂

大蒜鲍鱼汤

【原料】鸡汤300毫升，淡菜50克，大蒜、鲍鱼、花椒各30克，熟地黄10克，生姜片、料酒、精盐、味精各适量。

【做法】将大蒜去皮，洗净，切片，待用；鲍鱼水发后洗净，切成小片状，待用；将熟地黄、花椒水煎取汁，与鸡汤一起入锅煮沸，加入鲍鱼、大蒜片、姜片、料酒烧沸；改小火煮30分钟，加入淡菜和匀煮熟，加入精盐、味精调味即成。

保健贴士

本品滋肝补肾，去湿化痰，去脂降压。适用于肝肾阴虚型高血脂患者食用。

◎ 轻松降脂宜忌

腌制大蒜时间不宜过长，以免有效成分遭到破坏。发了芽的大蒜食疗效果甚微。大蒜能使胃酸分泌增多，辣素有刺激作用，因此有胃肠道疾病特别是有胃溃疡和十二指肠溃疡的人不宜吃大蒜。

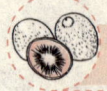

黑木耳：降脂又驻颜的"素中之荤"

◎ 降脂功效解读

黑木耳，生长在朽木上，形似人的耳朵，色黑或褐黑，故名黑木耳，又名木菌、树鸡。黑木耳营养极为丰富，含有大量的糖类（碳水化合物）、蛋白质、铁、钙、磷、胡萝卜素、维生素等营养物质。黑木耳中铁的含量极为丰富，为猪肝的7倍多，故常吃木耳能养血驻颜，令人肌肤红润，容光焕发，并可防治缺铁性贫血。黑

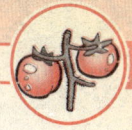

第二章 高血脂患者的饮食降脂指南

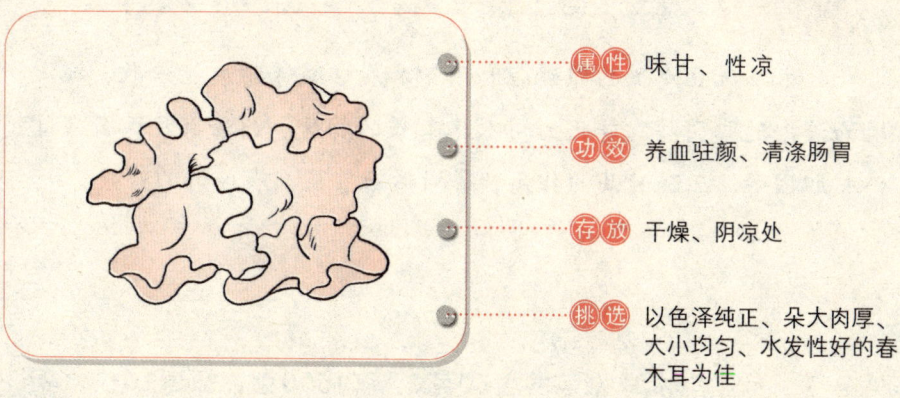

属性 味甘、性凉

功效 养血驻颜、清涤肠胃

存放 干燥、阴凉处

挑选 以色泽纯正、朵大肉厚、大小均匀、水发性好的春木耳为佳

木耳含有维生素K，能减少血液凝块，有防治动脉粥样硬化和冠心病的作用。黑木耳中的胶质可把残留在人体消化系统内的灰尘、杂质吸附集中起来排出体外，从而起到清胃涤肠的作用。所以，有人称黑木耳是血管的清道夫，对降血脂、降低血黏度有明显的效果，常吃黑木耳，不容易得脑血栓，也不容易得冠心病。同时，它还有帮助消化纤维类物质的功能，对无意中吃下的难以消化的头发、谷壳、木渣、沙子、金属屑等异物有去除作用，因此，它是老年人不可缺少的保健食品。

降脂食谱推荐

黑木耳豆腐汤

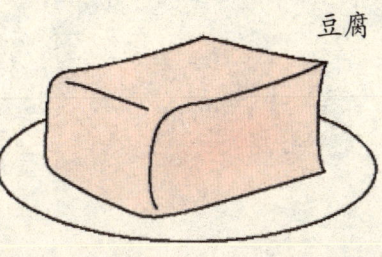

豆腐

【原料】豆腐250克，黑木耳30克，鸡汤、姜丝、葱花、精盐、麻油各适量。

【做法】先将豆腐切成片，黑木耳泡发后洗净；鸡汤中加入豆腐、黑木耳、姜丝、葱花同煮，熟后加少许精盐、麻油即成。

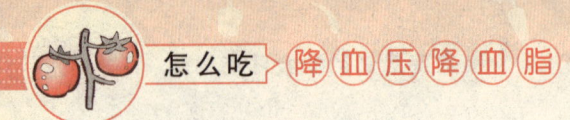

> **保健贴士**
>
> 木耳、豆腐里的卵磷脂和不饱和脂肪酸等物质能分散、沉淀血液中的胆固醇，转化为对人体有益的物质。此汤有抗血凝、降低胆固醇、三酰甘油的作用，并对心血管疾病有很好的疗效。

黑木耳炖鸡

【原料】黑木耳（泡发）50克，鸡肉500克，红枣10枚，姜、料酒、精盐各适量。

【做法】鸡肉洗净切块，置于沸水里煮3分钟并去除浮沫；鸡肉捞起后，置于炖锅内加水、姜、料酒、红枣和洗净的黑木耳；用大火煮沸，再用小火炖煮至熟烂，加适量精盐调味即可。

> **保健贴士**
>
> 本品可软化血管，减少血液凝块，有防治高血脂、冠心病的作用。

◎ 轻松降脂宜忌

干木耳烹调前宜用温水泡发，泡发后仍然紧缩在一起的部分不宜吃。黑木耳有活血抗凝的作用，有出血性疾病的人不宜食用。孕妇不宜多吃。黑木耳滋润，易滑肠，因此患有慢性腹泻者应慎食。

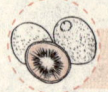 韭菜：缓解便秘降低血脂

◎ 降脂功效解读

韭菜不仅有丰富的营养价值，韭菜当中所含有的挥发油及硫化物具有高效的降低血脂、防止动脉硬化的功效。韭菜的纤维素

含量也非常丰富，每100克韭菜中就含有1.5克的纤维素，要比大葱和芹菜高出很多，其不仅可以促进肠道蠕动，使胃肠道排空时间加快，还可减少食糜中的胆固醇和胆酸同细菌作用时间，减少致癌有毒物质在肠道里滞留及吸收机会，对便秘、结肠癌、痔疮

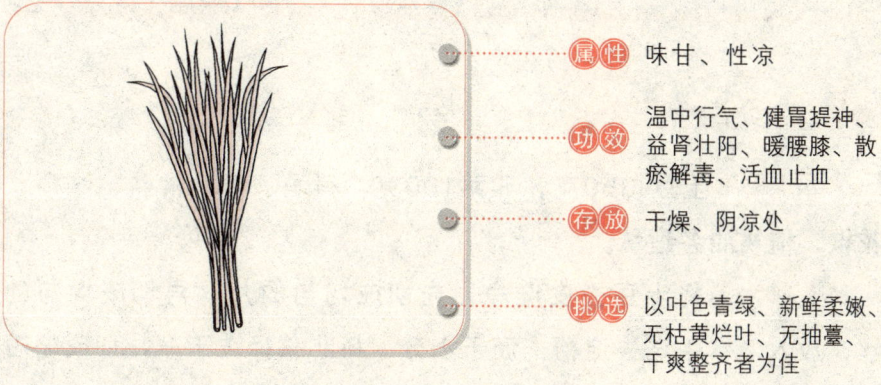

属性	味甘、性凉
功效	温中行气、健胃提神、益肾壮阳、暖腰膝、散瘀解毒、活血止血
存放	干燥、阴凉处
挑选	以叶色青绿、新鲜柔嫩、无枯黄烂叶、无抽薹、干爽整齐者为佳

等都有明显疗效，所以人们常称其为"洗肠草"。韭菜为辛温补阳之品，能温补肝肾，散血解毒，因此在药典上又被誉为"起阳草"，是补肾佳品。

降脂食谱推荐

韭菜炒虾仁

【原料】虾肉300克，嫩韭菜150克，花生油、麻油、酱油、精盐、味精、料酒、葱、姜、高汤各适量。

【做法】虾肉、韭菜洗净，沥干水分，韭菜切成2厘米长的段，葱、姜洗净，切丝；炒锅放花生油烧热，下葱丝、姜丝炝锅，炸出香味后放入虾仁煸炒2~3分钟；烹料酒，加酱油、精盐、高汤稍炒；放入韭菜，大火炒4~5分钟，淋入麻油，加味精炒均，盛入盘中即成。

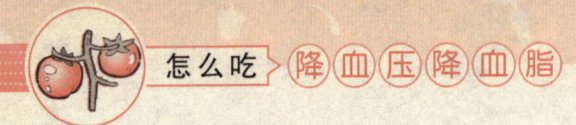

保健贴士

虾仁中含有丰富的镁，对心脏活动具有重要的调节作用，能很好地保护心血管系统，减少血液中胆固醇含量，防止动脉硬化。与韭菜同炒，有利于预防高血脂及心肌梗死。

土豆丝炒韭菜

【原料】土豆350克，韭菜100克，料酒、姜、精盐、味精、花椒、植物油各适量。

【做法】将土豆去皮洗净，先切成均匀的片，再切成均匀的丝，放入清水中洗去淀粉，沥干水分；将韭菜择洗干净，切成略短于土豆丝的段；姜切成丝，花椒制成花椒水；锅内加油烧热，放入姜丝炸香，烹入料酒，放入土豆丝、花椒水翻炒，至土豆丝微熟，放入韭菜段，撒入精盐、味精，快速炒匀，出锅装盘即成。

保健贴士

土豆与韭菜同炒，具有促进食欲和降低血脂的作用，对高血压、冠心病、血脂异常等有一定疗效。

◎轻松降脂宜忌

食用韭菜后，口中会有异味，可以吃一点红糖，就能消除口腔异味了。韭菜切开后遇空气味道加重，宜烹调前切。韭菜不宜与菠菜同食，同食易引起腹泻；与蜂蜜同食，会心痛。腰膝无力、肾虚者可常吃韭菜炒河虾。另外，韭菜虽有强精作用，但过量食用会败肾、眼分泌物增多，所以也不可天天食用。

油菜：降脂大军中的佼佼者

◎ 降脂功效解读

油菜，又名芸薹、胡菜、红油菜等。油菜的营养素含量及其食疗价值可称得上蔬菜中的佼佼者。其所含的维生素C比大白菜高一倍多，还含有丰富的钙、铁、胡萝卜素，有助于增强机体免疫力。另外，油菜中含有大量的植物纤维素，能促进肠道蠕动，缩短粪便在肠腔停留的时间，从而治疗多种便秘，预防肠道肿瘤。

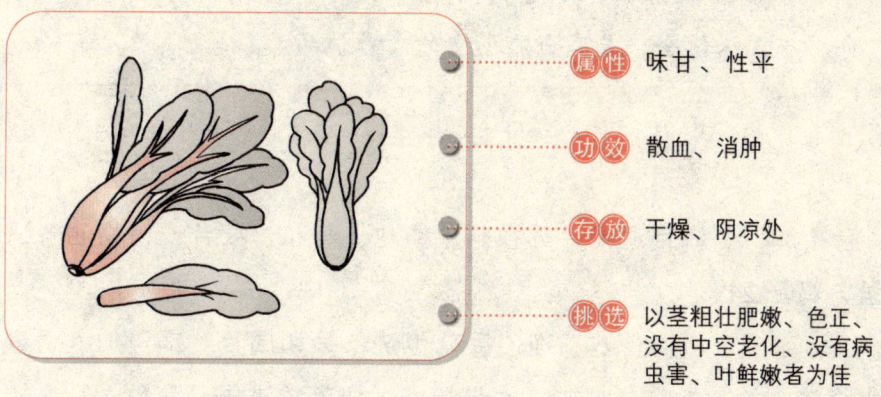

属性　味甘、性平

功效　散血、消肿

存放　干燥、阴凉处

挑选　以茎粗壮肥嫩、色正、没有中空老化、没有病虫害、叶鲜嫩者为佳

油菜为低脂肪蔬菜，且含有膳食纤维，能与胆酸盐和食物中的胆固醇及三酰甘油结合，并从粪便中排出，从而减少脂类的吸收，故可用来降血脂。对于高血脂患者来说，长期食用油菜能降低血液中胆固醇、三酰甘油的含量，具有调脂减肥的良好功效。

降脂食谱推荐

 ### 香菇油菜

【原料】香菇6朵，油菜1小把，淀粉、盐、酱油、蚝油、水、葱、姜、蒜各适量。

【做法】油菜下水稍微焯一下，捞起放凉水里；锅中放少量油下葱、姜、蒜炒香；香菇切块，煸炒一下；加水、酱油、蚝油翻炒，直至香菇出汤；趁锅里熬香菇的时间，把油菜摆在盘子里；待香菇快要熟透的时候捞出拼盘。

> **保健贴士**
>
> 香菇油菜，融合了香菇的清香爽滑，油菜的嫩绿清脆，色、香、味俱全，是高血脂患者的食疗佳品。

 ### 香菇海带汤

【原料】海带适量，鲜香菇、精盐、葱花、姜片、植物油各适量，鸡蛋2枚。

【做法】将海带洗干净，香菇也洗干净切成片；锅里加入适量水烧热，放入香菇片焯水，海带焯水（海带放进去一变色，马上捞出来），放入准备好的凉水里浸泡；锅热加入适量植物油，油温七成热时加入葱花和姜片，炒出香味，加入适量热水；将焯过水的海带切成条，鸡蛋打匀；水沸腾后加入香菇片，煮一会儿后加入海带条；继续煮至水沸腾时加入打匀的鸡蛋，煮至鸡蛋成蛋花时，加入精盐调味即成。

> **保健贴士**
>
> 海带与香菇搭配在一起，有助于清理肠胃，达到减肥的目的。

第二章 高血脂患者的饮食降脂指南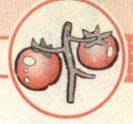

◎ 轻松降脂宜忌

食用油菜时要现做现切,并用旺火爆炒,这样既可保持鲜脆,又可使其营养成分不被破坏。吃剩的熟油菜过夜后就不要再吃,以免造成亚硝酸盐沉积,易引发癌症。

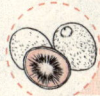 竹笋:降脂蔬菜中的珍品

◎ 降脂功效解读

竹笋,别名笋,为多年生常绿草本植物,食用部分为初生、嫩肥、短壮的芽或鞭。竹笋一年四季皆有,但唯有春笋、冬笋味道最佳。烹调时无论是凉拌、煎炒还是熬汤,均鲜嫩清香,是人们喜欢的佳肴之一。竹笋具有减肥、降血脂、抗衰老等多种保健功能,是一种新型的保健食品。竹笋中含量最多的纤维素,在营养保健上有着重要作用。常吃纤维素多的食品,可防治高脂血症、高血压、冠心病、肥胖病、糖尿病、肠癌及痔疮等疾病。这是因为纤维素在肠内可减少人体对脂肪的吸收,促进肠胃蠕动,从而使大便顺利排出。现代医学营养学研究认为,竹笋富含B族维生素及烟酸等营养素,具有低脂肪、低糖类、多纤维的特点,本身可吸附大量的油脂

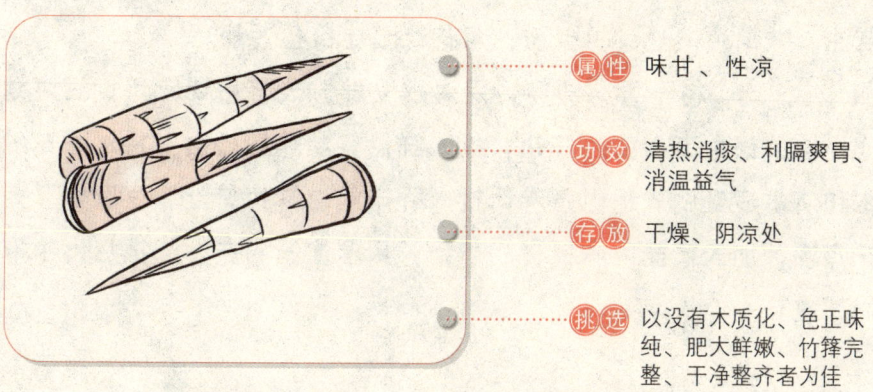

属性	味甘、性凉
功效	清热消痰、利膈爽胃、消渴益气
存放	干燥、阴凉处
挑选	以没有木质化、色正味纯、肥大鲜嫩、竹箨完整、干净整齐者为佳

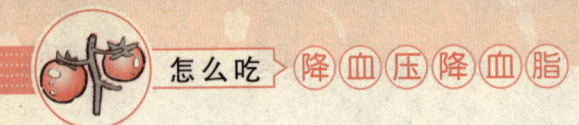

来增加味道。所以肥胖的人，如果经常吃竹笋，可以达到减肥的目的，并能减少与高血脂有关的疾病；对高血脂患者降脂有一定的辅助调理作用。

降脂食谱推荐

🌱 春笋清粥

【原料】糯米300克，春笋2根，小葱1根，精盐、鸡精各适量。

【做法】先将春笋剥去外皮、洗净，切成薄片；然后用糯米熬粥，熬到米粒稍微绽开时放入春笋片；等粥成糊状时放入精盐和鸡精，搅拌均匀；最后再把小葱切成葱花放入粥中即成。

保健贴士

春笋清粥使人联想起"春风又绿江南岸"的美妙意境。春笋味甘、性寒，与糯米煮粥，食之可通血脉，化痰涎，消食胀。

🌱 竹笋豆腐汤

【原料】豆腐400克，鲜竹笋丝60克，干香菇25克，植物油、麻油、味精、精盐、胡椒粉、葱花、湿淀粉各适量。

【做法】将干香菇洗净，用温水浸发，去蒂后切成丝；豆腐划成小块；锅中下植物油烧热，投入鲜竹笋丝略炒盛出；将浸香菇的水和清水适量倒入锅内煮沸，投入香菇丝、鲜竹笋丝、豆腐块、葱花煮沸，加入精盐、味精、胡椒粉，用湿淀粉勾芡，起锅后淋上麻油即成。

第二章 高血脂患者的饮食降脂指南

保健贴士

本品益胃健脾,补虚损。适用于高血脂、高血压病、肥胖症、贫血、缺钙、病后体虚等症的辅助食疗。

◎ 轻松降脂宜忌

竹笋适用于炒、烧、拌、焓,也可做配料或馅。近笋尖部的地方宜顺切,下部宜横切,这样烹制时不但易熟烂,而且更易入味。另外,鲜笋存放时不要剥壳,否则会失去清香味。

紫菜:抗肿瘤降血脂

◎ 降脂功效解读

紫菜,又名紫英、索菜、灯塔菜等,多生长在浅海岩礁上,呈膜状,颜色有红紫的、绿紫的及黑紫的区别,但干燥后却均呈紫色,故名紫菜。现代医学营养学研究认为,紫菜所含营养成分丰富且量多,它含蛋白质、脂肪、糖类、多种维生素、多种矿物质元素等,其中蛋白质含量较高,与大豆的含量接近,且易被人体消化和吸收;脂肪含量不高,且主要含不饱和脂肪

属性	味平、性温
功效	消痰结、散瘿瘤、清热利尿、补肾养心
存放	干燥、阴凉处
挑选	以片薄、表面光滑、有光泽、洁净无杂质、含水量在9%以下者为佳

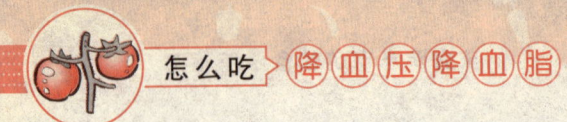

酸，还含二十碳五烯酸（EPA），故有降低胆固醇和防止血栓形成的作用，对高血脂、动脉粥样硬化、冠心病、肥胖等防治有利。

降脂食谱推荐

紫菜黄瓜汤

【原料】黄瓜150克，紫菜15克，海米、清汤、精盐、酱油、麻油各适量。

【做法】先将黄瓜洗净切成菱形片状，紫菜、海米洗净；锅内加入清汤，烧沸后，放入黄瓜片、海米、精盐、酱油，煮沸后撇浮沫，下入紫菜略煮，出锅前淋上麻油，调匀即成。

【保健贴士】紫菜中含有高达30%左右的蛋白质以及碘、多种维生素和矿物质，不仅味道鲜美，还可以大大降低体内的胆固醇。本品比较适合肥胖型高血脂患者食用。

番茄芦笋紫菜汤

【原料】紫菜6片，扁尖80克，芦笋240克，番茄2个，味粉、精盐、酱油、麻油、上汤各适量。

【做法】芦笋、番茄洗净切好；扁尖发好、洗净、撕开，再切长段；紫菜撕成大块状；起炒锅，放5碗上汤，加入扁尖、番茄、芦笋，加调味料，煮5分钟，再放入紫菜，淋上麻油即可食用。

【保健贴士】本品降压消脂、健胃消食、健体瘦身。

第二章 高血脂患者的饮食降脂指南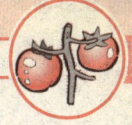

◎ 轻松降脂宜忌

紫菜尤其适宜于水肿、脚气、肺病初期、甲状腺肿大、心血管病等患者食用。腹痛便溏的人应忌食。为清除紫菜表面的污染和毒素，食用前应用清水充分泡发，并换一两次水。

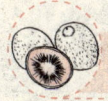 红薯：降脂润肠又养颜

◎ 降脂功效解读

红薯，别称白薯、甘薯、山芋、地瓜。红薯含有丰富的淀粉、膳食纤维、胡萝卜素、维生素A、B族维生素、维生素C、维生素E以及钾、铁、铜、硒、钙等10余种微量元素和亚油酸等，营养价值很高，被营养学家们称为营养最均衡的保健食品。这些物质能保持血管弹性，对防治老年习惯性便秘十分有效。遗憾的是，人们大都以为吃红薯会使人发胖而不敢食用。其实恰恰相反，吃红薯不仅不会发胖，相反能够减肥、养颜、防止亚健康、通便排毒。每100克鲜红薯仅含0.2克脂肪，产生413.82千焦（99千卡）热量，大概为大米的1/3，是很好的低脂肪、低热能食品，同时，能有效地阻止糖类变为脂肪，有利于减肥、健美。近代营养学发现，红薯能预

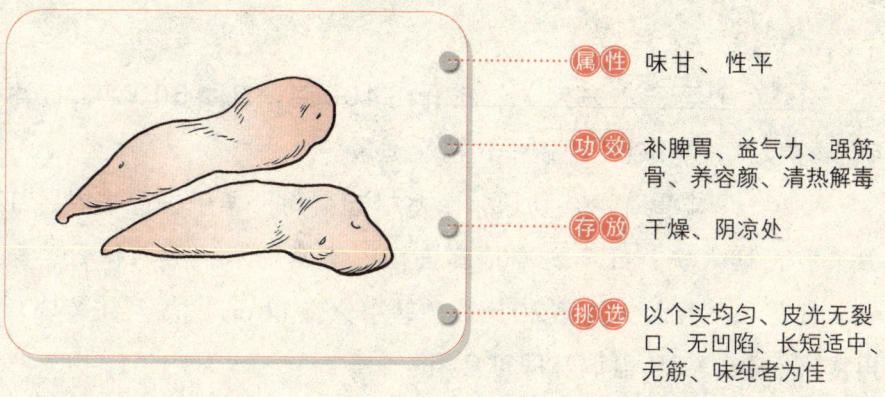

属性　味甘、性平

功效　补脾胃、益气力、强筋骨、养容颜、清热解毒

存放　干燥、阴凉处

挑选　以个头均匀、皮光无裂口、无凹陷、长短适中、无筋、味纯者为佳

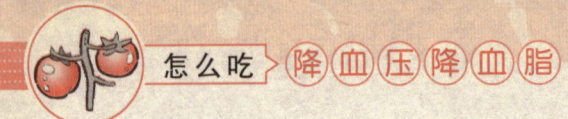

防心血管系统的脂质沉积及动脉粥样硬化，促使皮下脂肪减少，避免出现过度肥胖，是有效的降血脂保健食品。所含大量钾和胡萝卜素，有益于心脏功能和血压正常，预防脑中风。辅助治疗夜盲症。

降脂食谱推荐

蜜烧红薯

【原料】红薯（黄心红心皆可）500克，红枣、白糖各50克，蜂蜜100毫升，清水300毫升，熟白芝麻、植物油各适量。

【做法】红薯洗净去皮，切成小块，红枣洗净去核，切成碎末；炒锅倒植物油烧至七成热，下红薯块炸熟，捞出，沥油；炒锅去油，加入清水，放入白糖熬化；倒入过油的红薯；煮至汁黏，加入蜂蜜；撒入红枣末推匀，再煮5分钟，盛入盘内撒上芝麻即可。

> **保健贴士**
>
> 红薯中含纤维素较多，有通便作用。蜂蜜有补中、润燥、缓急、解毒的功效，营养丰富，是促进生长发育、祛病强身、防老抗衰的佳品。高血脂患者吃蜜烧红薯可辅助降脂，防止便秘。

栗子红薯排骨汤

【原料】栗子（去壳）、排骨各400克，红薯500克，红枣4粒，姜2片，水8碗（小碗），精盐适量。

【做法】排骨洗净，切块，氽水捞起待用；栗子去壳去衣；红薯去皮，切大块；红枣洗净拍扁去核；煮沸清水，放入排骨、栗子、红枣和姜片，大火煮20分钟，转小火煲1小时，放入红薯块，再煲20分钟，下精盐调味即可食用。

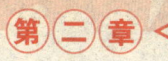 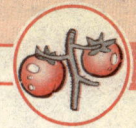

> **保健贴士**
>
> 本汤香甜可口，补气健脾，滋阴补肾，强壮筋骨，帮助脂肪代谢，通便排毒。非常适合高血脂患者冬日食用。

◎ 轻松降脂宜忌

吃红薯时要注意，一定要蒸熟煮透。食用红薯不宜过量，中医诊断中的湿阻脾胃、气滞食积者应慎食。红薯属于碱性的食物，易在胃中产生酸，所以胃溃疡及胃酸过多的患者不宜食用。烂红薯（带有黑斑）和发芽的红薯可使人中毒，不可食用。

第四节 高血脂患者宜食的肉类和水产品

驴肉：软化血管降血脂

◎ 降脂功效解读

"天上驴肉"是人们对驴肉的最高褒扬。从营养学和食品学的角度看，驴肉比牛肉、猪肉口感好、营养高。驴肉中氨基酸构成十分全面，8种人体必需氨基酸和10种非必需氨基酸的含量都十分丰富。

驴肉具有"两高两低"的特点：高蛋白质、低脂肪；高氨基酸、低胆固醇。对心血管疾病患者有较好的补益作用，特别适合老年人食用。驴肉不仅是一种高蛋白质、低脂肪、低胆固醇的

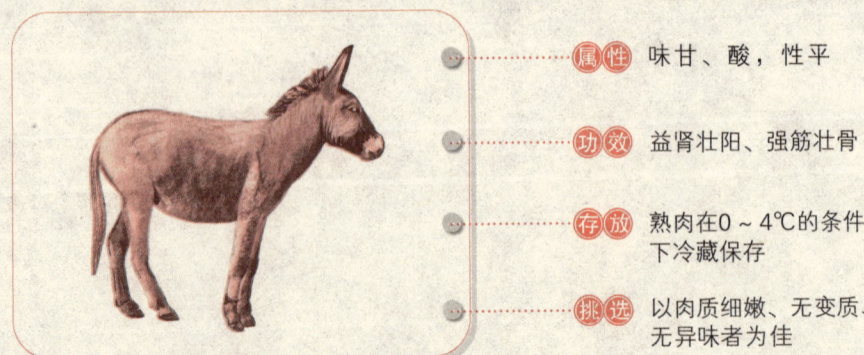

- 属性：味甘、酸，性平
- 功效：益肾壮阳、强筋壮骨
- 存放：熟肉在0～4℃的条件下冷藏保存
- 挑选：以肉质细嫩、无变质、无异味者为佳

第二章 高血脂患者的饮食降脂指南

肉类,尤其是能降血脂和胆固醇的亚麻油酸和亚油酸含量特别高,是真正的保健、食疗的最佳选择。驴肉的高级脂肪酸中,除少数为饱和脂肪酸外,大多数为不饱和脂肪酸,它们约占高级脂肪酸总量的77.2%。驴肉高级脂肪酸中,亚油酸和亚麻酸合计为26.9%,驴瘦肉则高达30.6%是亚油酸、亚麻酸,对动脉硬化、冠心病、高血脂有着良好的保健作用。据报道,动脉粥样硬化,附着于血管壁上的脂肪,1克需要2克的亚油酸去溶解。再者,不饱和脂肪酸是合成前列腺素的前体,故有降低血黏度的作用。

降脂食谱推荐

红烧驴肉

【原料】驴肉(新鲜切好的)750克,红枣10克,干辣椒5克,麻油5汤匙,桂皮、当归、八角、姜、加饭酒、精盐、冰糖各适量。

【做法】锅里烧开水,驴肉在开水里焯一遍捞出,放在清水里再洗一遍备用;锅里麻油烧热,姜爆香,加所有配料;放入驴肉爆炒,加精盐、冰糖、加饭酒焖2分钟,改用沙锅煲30分钟即可。

保健贴士

本品具有补气血、益脏腑等功能,对于积年劳损、久病初愈、气血亏虚、短气乏力、食欲不振者皆为补益食疗佳品,很适合男性老年高血脂患者食用。

酱驴肉

【原料】鲜驴肉200克,橘皮、大料、花椒、酱油、白糖、盐、葱、姜用干净的布裹紧,制成料包。

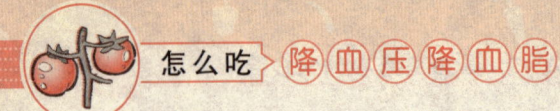

【做法】将鲜驴肉下开水锅里汆一下，除去血沫和腥膻味；锅中放入清水，煮开时放入料包，大火煮沸一会儿，撇去浮沫和浮油，转小火烧至驴肉酥烂为止，捞出晾凉切片即可食用。

保健贴士

本品脂肪含量少，营养丰富，适合高血脂患者食用。

◎ 轻松降脂宜忌

用驴肉做菜时，可用少量苏打水调和，这样可以去除驴肉的腥味。制作驴肉时，可配些蒜汁、姜末，既能杀菌，又可除味。吃驴肉后不宜立即饮茶。忌与猪肉同食，否则易致腹泻。孕妇忌食驴肉。古籍记载："驴肉，妊妇食之难产。"

鲫鱼：减肥又健身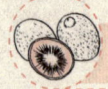

◎ 降脂功效解读

鲫鱼，俗称鲫瓜子、土鱼，是淡水鱼中分布最广、适应能力最强的上等鱼。鲫鱼的生命力很强，肉质细嫩，肉味鲜美，含大量的铁、钙、磷等矿物质，其营养成分也很丰富，含蛋白质、脂肪、维

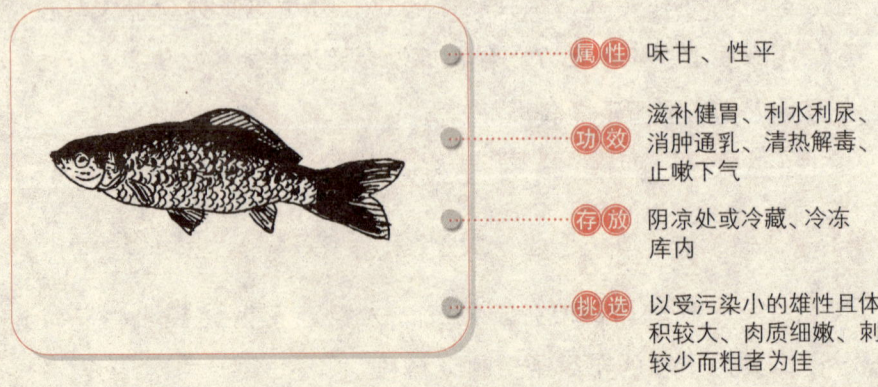

属性	味甘、性平
功效	滋补健胃、利水利尿、消肿通乳、清热解毒、止嗽下气
存放	阴凉处或冷藏、冷冻库内
挑选	以受污染小的雄性且体积较大、肉质细嫩、刺较少而粗者为佳

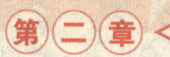 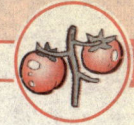

第二章 高血脂患者的饮食降脂指南

生素A、B族维生素等。另外，每100克黑鲫鱼中，蛋白质含量高达20克，仅次于对虾，且易于消化吸收，经常食用能够增强抵抗力。鲫鱼是饮食中常见的佳肴，有很高的营养价值，因为鲫鱼含动物蛋白和不饱和脂肪酸，常吃鲫鱼不仅能健身，还能减少肥胖，有助于降血压和降血脂，使人延年益寿。

降脂食谱推荐

白茄瓜干煲鲫鱼

【原料】白茄瓜干60~80克（通常一个茄瓜切4片晒干，用12片煲汤），鲫鱼1条，生姜3片，精盐适量。

【做法】白茄瓜干浸泡、洗净；鲫鱼宰洗净，煎至微黄，并加入少许清水，铲起；一起与生姜放进瓦煲内，加入清水2500毫升（约10碗量），大火煲沸后，改小火煲1小时，下精盐即可。

保健贴士

本品利水消肿，益气健脾。适用于中老年性高血脂。

竹笋鲫鱼汤

【原料】鲫鱼500克，竹笋100克，精盐2克，胡椒粉1克。

【做法】鲫鱼去鳞及内脏，洗净；竹笋洗净，切片；鲫鱼、笋片放入锅内，加水1000毫升，用大火烧开，撇净浮沫；改用小火煮，汤色奶白时，加入精盐、胡椒粉调味即可。

保健贴士

本品味道鲜美，营养丰富。能促进肠道的蠕动，可防便秘，也是肥胖高血脂患者减肥的佳品。

怎么吃 降血压降血脂

◎ 轻松降脂宜忌

鲫鱼经清蒸或煮汤的营养效果最佳；鲫鱼若经煎炸与豆腐搭配炖汤营养甚佳。鲫鱼性平，感冒发热期间不宜多吃；鲫鱼不可与芥菜同食，否则容易发生水肿；而且鲫鱼不宜和猪肝、鸡肉、野鸡肉、大蒜、砂糖、芥菜以及中药麦冬、厚朴一起食用。

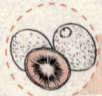 海参：调节血脂，降低血液黏稠度

◎ 降脂功效解读

海参又名刺参、海鼠、海黄瓜，是一种名贵海产动物，有人称之为"海人参"，因补益作用类似人参而得名。海参营养价值很高，每100克中含蛋白质15克，脂肪1克，糖类0.4克，钙357毫克，磷12毫克，铁2.4毫克，以及维生素B_1、维生素B_2、尼克酸等50多种对人体生理活动有益的营养成分，其中蛋白质含量高达55%以上，并含18种氨基酸、牛磺酸、硫酸软骨素、刺参黏多糖多种成分，精氨酸是构成男性精细胞的主要成分，又是合成人体胶原蛋白的主要原料，可促进机体细胞的再生和机体受损后的修复，还可以

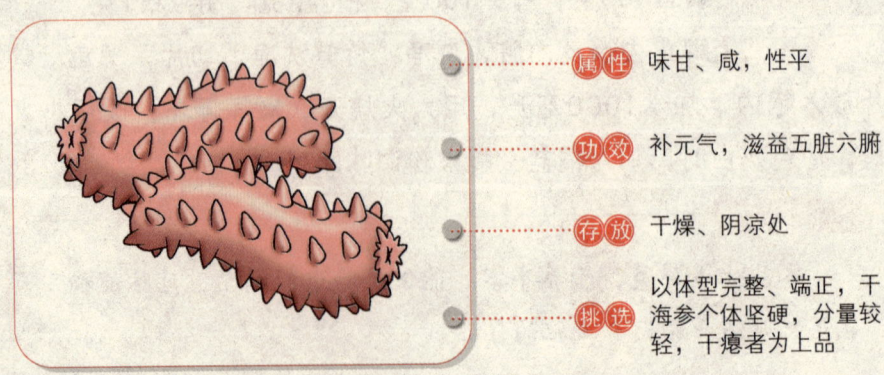

属性：味甘、咸，性平

功效：补元气，滋益五脏六腑

存放：干燥、阴凉处

挑选：以体型完整、端正，干海参个体坚硬，分量较轻，干瘪者为上品

第二章 高血脂患者的饮食降脂指南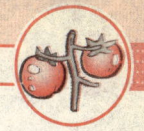

提高人体的免疫功能,延年益寿,消除疲劳。

海参含胆固醇极低,为一种典型的高蛋白、低脂肪、低胆固醇食物。加上其肉质细嫩,易于消化,所以非常适宜于老年人、儿童以及体质虚弱的人食用。海参的药理作用是十分值得关注的。尤其是海参中的多糖,目前正受到医学界的广泛关注。海参在降血脂、提高免疫力、促进伤口愈合等方面都有不错的效果,因此,高血脂患者、肿瘤患者、化疗、术后体质虚弱需要恢复的人以及孕妇等,都可食用海参。

降脂食谱推荐

红焖海参

【原料】海参(泡发)750克,湿香菇50克,带骨老鸡肉500克,肉丸子10粒,生蒜1瓣,虾米25克,植物油150克,红豉油、芫荽、姜、葱、精盐、味精、绍酒、酱油、麻油、甘草、湿淀粉各适量。

【做法】将海参切成长5~6厘米、宽约2厘米的块和姜、葱、精盐一起下锅用水煮沸,加入绍酒,泡去海参腥味后捞起,去掉姜、葱;老鸡肉斩成几块;将植物油下锅烧热,放入海参略炒,然后倒入锅内(锅用竹篾垫底),顺锅把老鸡肉炒香,加绍酒,加入芫荽头(扎成一把)、生蒜、酱油、红豉油、二汤、甘草片同滚然后倒入海参锅内,先用旺火烧沸,后用小火焖约1小时;加入香菇、肉丸子、虾米,海参软烂后去掉老鸡肉、生蒜、芫荽头、甘草片;把海参、香菇、肉丸子、虾米捞起,盛入汤碗,将原汁下锅,加入精盐、味精,烧至微沸;用湿淀粉调稀勾芡,加入麻油拌匀,淋在海参上面即成。

怎么吃 降血压降血脂

保健贴士

　　本品含胆固醇低，脂肪含量相对少，是典型的高蛋白质、低脂肪、低胆固醇食物，对高血脂、冠心病、肝炎等患者及老年人堪称食疗佳品，常食对治病强身很有益处。

◎轻松降脂宜忌

　　由于海参中的蛋白质不易被人体吸收，所以在进食海参等补品的同时，要注意先保证每天有足够的肉、蛋、奶供给，让身体能吸收足够的蛋白质，然后才能让海参的营养成分得到充分吸收。

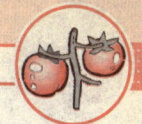

第二章 高血脂患者的饮食降脂指南

第五节 高血脂患者宜食的水果

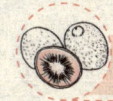 猕猴桃：速降血脂的"果王"

◎ 降脂功效解读

猕猴桃又叫阳桃，生长在山谷中。因猕猴桃是猕猴喜爱的一种野生水果，故名猕猴桃。猕猴桃堪称水果之王，因其所含的丰富、广泛的营养而得名。丰富的营养和膳食纤维以及低脂肪的特点，无疑让它成为了减肥佳品。

猕猴桃的维生素C的含量很高，每100克新鲜的猕猴桃肉中就含有100~400毫克的维生素C，比苹果还要高出几十倍，被誉为"维C之王"，是维生素缺乏者的首选水果。猕猴桃中有优质的膳

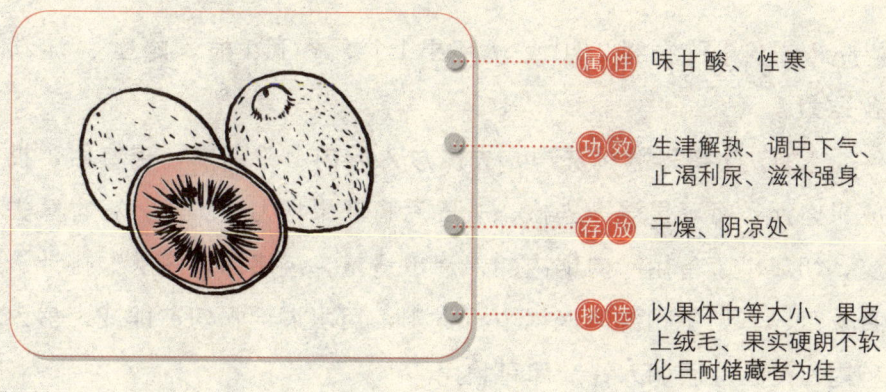

属性 味甘酸、性寒

功效 生津解热、调中下气、止渴利尿、滋补强身

存放 干燥、阴凉处

挑选 以果体中等大小、果皮上绒毛、果实硬朗不软化且耐储藏者为佳

食纤维,能够促进胆固醇从粪便中排出,减少身体对胆固醇的吸收。鲜猕猴桃中含有多种氨基酸和解朊酶,可起到降低血中胆固醇及三酰甘油水平的作用。高血脂患者常食猕猴桃,可起到一定的辅助调理作用。

降脂食谱推荐

猕猴桃饮

【原料】猕猴桃(去皮核)300克,冰糖适量。

【做法】将猕猴桃去皮,切片;放入碗中,拌入冰糖(冰糖多少根据自己的口味),同时也可以放入蜂蜜等其他自己喜欢的调料;拌匀,放置3小时,放的时间相对长一些猕猴桃汁就多一些,夏天可放入冰箱,或者加沙冰。

保健贴士

本品具有生津养阴,降压降脂的功效,适用于高血压、高血脂、冠心病、咽喉疼痛、心烦口渴等病症。常人食之,能滋润肌肤,乌发养颜。

三品羹

【原料】猕猴桃250克,苹果1个,香蕉1根,蜂蜜、淀粉各适量。

【做法】将猕猴桃洗净,去皮放入碗内上笼蒸熟,晾凉后,捣成果肉汁;将苹果洗净去核,去皮后将苹果切为小方丁;将香蕉去皮,切成小丁备用;向锅内加入清水适量,烧沸后,将猕猴桃汁、香蕉丁、苹果丁相继倒入锅中再煮沸,用水调淀粉勾芡即成,盛入碗内,待稍凉后调入蜂蜜即可食用。

第二章 高血脂患者的饮食降脂指南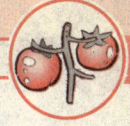

保健贴士

此品清爽利口，并有降脂、降压功效，适宜高血脂患者食用。常人食用可增强防病抗病能力，润泽肌肤，健美形体。

◎ **轻松降脂宜忌**

猕猴桃性质寒凉，"多食会令人脏寒泄"，所以不能多食，以免损伤人体的元气。食用猕猴桃前后，不要马上喝牛奶或吃其他乳制品。由于猕猴桃中维生素C含量颇高，易与奶制品中的蛋白质凝结成块，不但影响消化吸收，还会使人出现腹胀、腹痛、腹泻等症状。

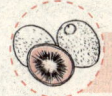 **葡萄：降低胆固醇，抑制血小板聚集**

◎ **降脂功效解读**

葡萄果实为圆形或椭圆形，成熟后为紫色或黄绿色，味酸甜，多汁，大者如乒乓球，小者如珍珠，葡萄的含糖量达8%～10%。葡萄不仅味美可口，而且营养价值很高，成熟的浆果中含糖量高

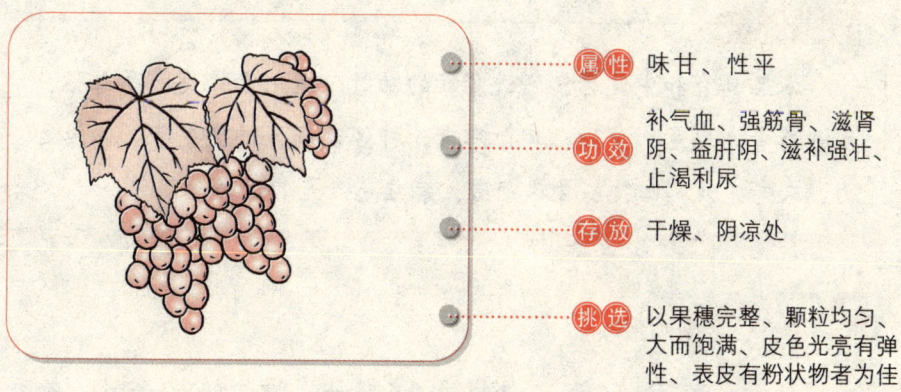

属性 味甘、性平

功效 补气血、强筋骨、滋肾阴、益肝阴、滋补强壮、止渴利尿

存放 干燥、阴凉处

挑选 以果穗完整、颗粒均匀、大而饱满、皮色光亮有弹性、表皮有粉状物者为佳

达10%～30%，以葡萄糖为主，可被人体直接吸收。还含有矿物质钙、钾、磷、铁以及多种维生素，以及多种人体必需氨基酸。此外，它还含有多种无机盐、维生素以及多种具有生理功能的物质。

葡萄汁与葡萄酒一样含有一种白藜芦醇，是能降低胆固醇的天然物质。动物实验也证明，它能使胆固醇降低，还能抑制血小板聚集。葡萄还是高钾低钠的食物，能够阻止血栓形成，并且能降低人体血清胆固醇水平及血小板的凝聚力，有预防高血脂的作用。所以葡萄是高血脂者最好的食品之一。另外，葡萄皮含有比葡萄肉和籽中更丰富的白藜芦醇，具有降血脂、抗血栓、预防动脉硬化、增强免疫力等作用。特别是紫葡萄皮中的黄酮类物质，还有降低血压的功效。葡萄皮还含有丰富的纤维素、果胶质和铁等。现已有人开始研究利用葡萄皮加工食品，用以治疗胆固醇过高、糖尿病等。

降脂食谱推荐

葡萄汁

【原料】新鲜葡萄100克，白糖适量。

【做法】将葡萄洗净去梗，用清洁纱布包扎后挤汁；取汁，加白糖调匀即成。

保健贴士

本品具有和中健胃、增进食欲的功效。适用于肾炎、高血脂、水肿患者。儿童、孕妇、贫血患者，神经衰弱、过度疲劳、体倦乏力、未老先衰，四肢筋骨疼痛者，癌症患者尤其适合食用。

冰酒葡萄汁

【原料】葡萄150克，白葡萄酒5毫升，鲜牛奶80毫升，蜂蜜

第二章 高血脂患者的饮食降脂指南

25毫升,冰块3克。

【做法】将葡萄洗净,去皮榨汁,再将汁液与白葡萄酒和蜂蜜混合,倒入鲜牛奶搅匀,加入冰块即可。

保健贴士

本品清爽可口,降脂去腻,适合高血脂患者饮用。

◎ 轻松降脂宜忌

一般人都适合食用。贫血、高血压、水肿、神经衰弱、疲劳的人应适当多吃。葡萄干含糖、铁较多,更适合儿童、妇女、体弱贫血者作为补品食用,但糖尿患者及便秘者不宜多吃。阴虚内热、津液亏损者忌食。葡萄表皮上如果有白色或浅蓝色的斑,这是残留的农药,食用前一定要彻底洗净或用开水稍烫后再食用。

大枣:高血脂患者的"天然维生素丸"

◎ 降脂功效解读

大枣,又名红枣,自古以来就被列为"五果"(桃、李、梅、杏、枣)之一,约有2500年的历史。大枣一般农历七月中旬上市,首先是清脆或红嫩的鲜枣上市,而后是红干枣上市。大枣最突出的特点是维生素含量高,有"天然维生素丸"的美誉。大枣含有芦丁,芦丁是对人体非常有益的物质,可以降胆固醇、降血压,对高血脂和高血压患者十分有益。民间有"新鲜红枣和鲜芹菜根同煎熬"的配方,服用后,有降血脂、降胆固醇的疗效。

大枣中钙和铁的含量非常丰富,对防治骨质疏松和贫血有重要作用。大枣对病后体虚的人也有良好的滋补作用。大枣所含的维生

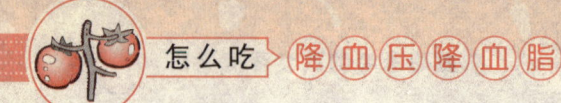

素P，能使血管软化，降低血压，对高血压病及心血管疾病的预防和治疗非常有益。大枣所含维生素C能减少药物对肝脏的损害。而患有气血不足、营养不良、心血管病以及过敏性体质的人，更应该经常吃枣。

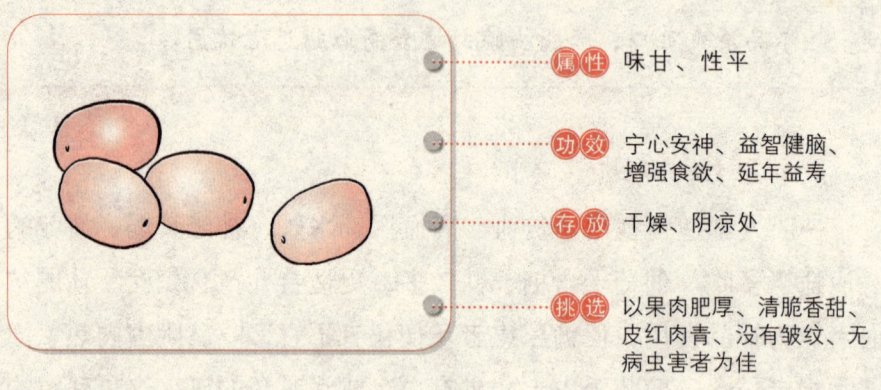

属性　味甘、性平

功效　宁心安神、益智健脑、增强食欲、延年益寿

存放　干燥、阴凉处

挑选　以果肉肥厚、清脆香甜、皮红肉青、没有皱纹、无病虫害者为佳

降脂食谱推荐

山药大枣羹

【原料】山药50克，大枣10枚（去核），白糖5克，瓜子仁、松仁各10克，净水200毫升，湿淀粉适量。

【做法】山药洗净去皮，切成小丁，大枣去核洗净，分别放入盘中；锅内注入净水，加入山药、大枣、松仁、瓜子仁煮熟；将湿淀粉下锅，勾芡调成羹，放入白糖调匀，盛入碗中即可。

保健贴士

本方每日1~2次，主治血脂增高伴有倦怠乏力、胸闷纳差、烦热多汗、大便稀薄者。

山楂大枣米酒

【原料】山楂片300克，大枣、红糖各30克，米酒1000毫升。

第二章 高血脂患者的饮食降脂指南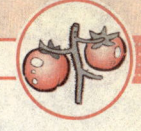

【做法】 将山楂片、大枣、红糖均浸入1000毫升米酒中,泡10天,每天摇动1次,以利药味浸出。

> **保健贴士**
> 每晚睡前取30~60毫升酒饮服,主治高血脂。

◎ 轻松降脂宜忌

大枣属于天然食品,比人工合成的维生素C药片更容易吸收,也没有不良反应。但是,食用时不要用水煎煮,因为温度超过80℃,枣中的维生素C就被破坏了。用清水洗净后,生吃是最有营养的,每天坚持吃5~8枚大枣,对身体非常有益。食用枣后,不要马上吃高蛋白食品,如海鲜和奶制品。因为维生素C会使这两种食品中的蛋白质凝成块不容易吸收,所以,要在吃枣1~2小时后,再吃高蛋白质食物。

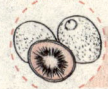 柚子:降低胆固醇,预防冠心病

◎ 降脂功效解读

柚子被称为"天然水果罐头",是一种皮厚耐藏的水果。柚子熟后呈黄或橙色,果肉多为白色,种子多而粒大,它味道酸甜,略带苦味,含有非常丰富的蛋白质、维生素C、有机酸以及钙、磷、镁、钠等人体必需的元素。同时,每100克柚子仅含不到1克的脂肪、238.26千焦(57千卡)的热量,因此是一种很好的减肥食物。再加上它的利水化痰功用,使它具有去脂减肥、降胆固醇及三酰甘油等功用。适合高血脂患者食用。

柚子的营养比较全面,是医学界公认的最具食疗效果的水果之

怎么吃 降血压降血脂

一。经常食用，对高血脂、糖尿病、血管硬化等疾病有辅助治疗作用，对肥胖者有健体养颜功能。对女性来说，常吃柚子可以减肥，这最能符合"自然美"的原则。柚子还有增强体质的功效。它能有助于机体加强对钙和铁的吸收；同时，柚子所含的天然叶酸，对于怀孕中的妇女，有预防贫血症状发生和促进胎儿发育的功效。另外，柚子含有生理活性物质皮苷，可降低血黏度，减少血栓的形成，故而对脑血管疾病，如脑血栓、脑卒中等也有较好的预防作用。

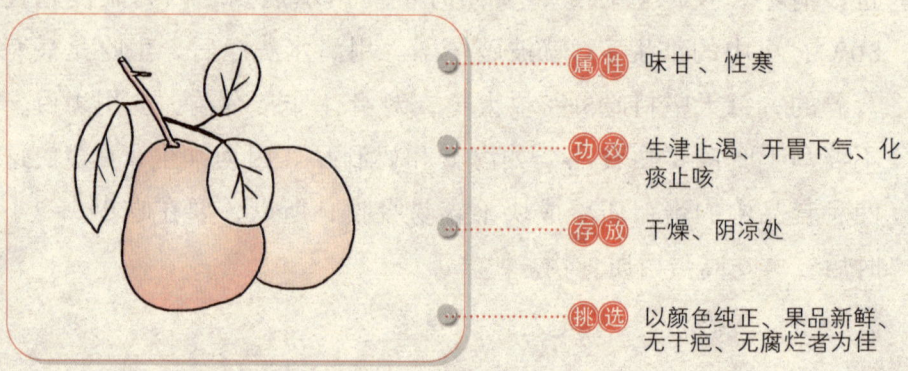

属性：味甘、性寒

功效：生津止渴、开胃下气、化痰止咳

存放：干燥、阴凉处

挑选：以颜色纯正、果品新鲜、无干疤、无腐烂者为佳

降脂食谱推荐

 柚子花茶

【原料】柚子2个，梨1个，石榴粒、白糖、松仁各适量。

【做法】选择熟透且新鲜的柚子，用刀削去柚子皮后，切成四等份，去掉核，然后顺着纤维质方向切丝，用白糖腌上；梨削去皮，分两瓣，去核，切成薄片，切成与柚子丝差不多大小的梨丝；把柚丝由碗心向碗沿口即碗的半径上依次摆放成两个对顶圆心的扇状面；按同样方法把梨丝也装入该碗内，使黄、白两色匀称相间，形成强烈的色调对比；把石榴粒和松仁集中堆放在碗心，即柚、梨丝对顶的位置上，在中心衬映几点红；把水加糖烧开晾凉后，注入碗内，漫平即成。

> 保健贴士
>
> 本品造型美观，色泽漂亮，清凉爽口。适宜高血脂患者食用。

柚皮扣肉

【原料】五花肉500克，柚皮300克，甜酒、植物油、精盐、酱油、豆豉各适量。

【做法】按做扣肉的一般程序：五花肉先煮至八成熟，皮上涂甜酒，入锅走油，起锅后入汤稍煮，切片即可；将柚皮也切片，夹在每块扣肉中间，摆入钵中，均匀地放入精盐、酱油、豆豉，上笼蒸至软烂。

> 保健贴士
>
> 柚子皮的白瓤入菜，不仅可以降低菜的脂肪含量，还能起到化解油腻的作用。不仅营养功效卓越，柚子皮在美容方面更是"一把好手"。

◎轻松降脂宜忌

苦味太重的柚子不能吃。一般人在服药期间忌食柚子，它含有一种抑制肠道的酶，并且含量较大，可导致药物"过量"而出现药物中毒。高血压病患者不宜吃柚子，特别是葡萄柚，因为它能与高血压患者日常服用的药物相互作用，增加该药物的血药浓度，使血压明显大幅下降，对身体健康造成威胁。

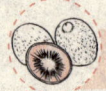 怎么吃 降血压降血脂

橘子：降脂理气又开胃

◎ 降脂功效解读

橘子又名橘，常与柑子一起被统称为柑橘，颜色呈红色或黄色，皮薄光亮，酸甜可口，是日常生活中最常见的水果之一。它含有丰富的糖类、苹果酸、柠檬酸、琥珀酸，并富含B族维生素和维生素C、胡萝卜素及钙、磷、铁等矿物质。

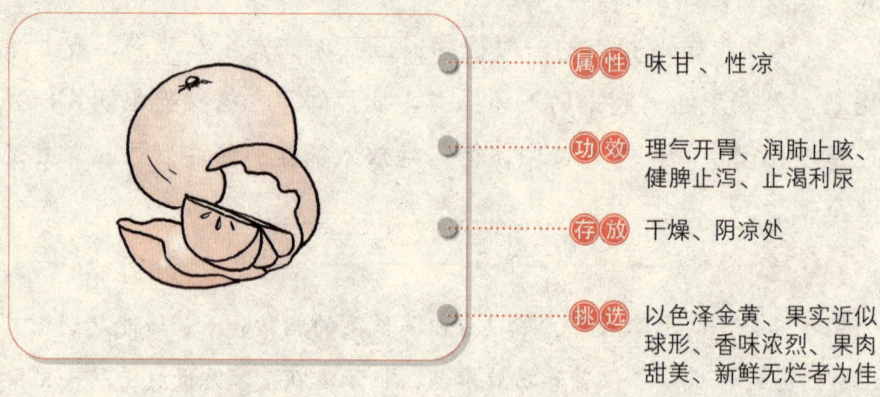

属性：味甘、性凉

功效：理气开胃、润肺止咳、健脾止泻、止渴利尿

存放：干燥、阴凉处

挑选：以色泽金黄、果实近似球形、香味浓烈、果肉甜美、新鲜无烂者为佳

研究证实，橘子内侧薄皮含有膳食纤维及果胶，可以促进通便，并且可以降低血液中的胆固醇；橘子中含有丰富的维生素C，能够提高肝脏的解毒能力，可加速胆固醇转化，降低血液中胆固醇和血脂的含量。食用柑橘可以降低沉积在动脉血管中的胆固醇，有助于使动脉粥样硬化发生逆转。高血脂患者常食橘子，有利于血脂的改善。

橘子所含的丰富维生素和矿物质元素，可消除疲劳，增强抵抗力，预防感冒发生，并具有强化毛细血管的功能，增加韧性，降血脂，扩张心脏的冠状动脉，因此可以说，橘子是预防冠心病和动脉硬化的食品。

降脂食谱推荐

橘皮粥

【原料】橘皮5克,粳米适量。

【做法】将橘皮晒干,碾炒细末,如不研末,煎取浓汁煮粥亦可;粳米加水入沙锅内,煮成稀粥,入橘皮末稍煮片刻,待粥稠停火。

保健贴士

本品理气解郁,消积导滞。适用于高血脂、消化不良、食欲不振、恶心呕吐、咳嗽痰多、胸膈满闷等症。

橘子番茄芹菜汁

【原料】橘子100克,番茄250克,芹菜(带叶少许)80克。

【做法】选成熟的新鲜红番茄去蒂洗净,在沸水中烫透,捞出去皮,用消毒纱布包裹挤汁备用;将橘子去皮,用纱布挤汁,备用;芹菜洗净,去根留茎,留少许芹叶,用开水焯一下,切碎用纱布挤汁;将上述红番茄汁、橘子汁、芹菜汁混合拌匀,放入冰箱镇凉即成。

保健贴士

本品降血压,降低胆固醇。适用于各种类型的高血脂。

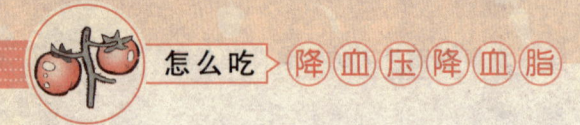

怎么吃 降血压降血脂

◎ 轻松降脂宜忌

过多食用橘子会使维生素A在体内来不及转化而潜伏在皮肤中，引起"橘子病"，出现皮肤变黄等症状。橘子不宜多吃，吃完应及时刷牙漱口，以免对口腔牙齿有害。胃肠道功能欠佳者，吃太多橘子容易发生胃结石的困扰。橘子不可与螃蟹或槟榔同食。

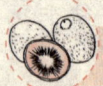 橙子：有效促进血液循环能力

◎ 降脂功效解读

橙子外观整齐漂亮，颜色金黄艳丽，味道酸甜可口，是颇受人们青睐的水果，也是走亲访友、探望患者的礼品之一。橙子是有名的"疗疾佳果"，它含有丰富的B族维生素、维生素C、胡萝卜素，并有大量的钙、磷、铁、钾等矿物质元素，还有果胶、柠檬酸、橙皮苷以及醛、醇、烯类等物质。

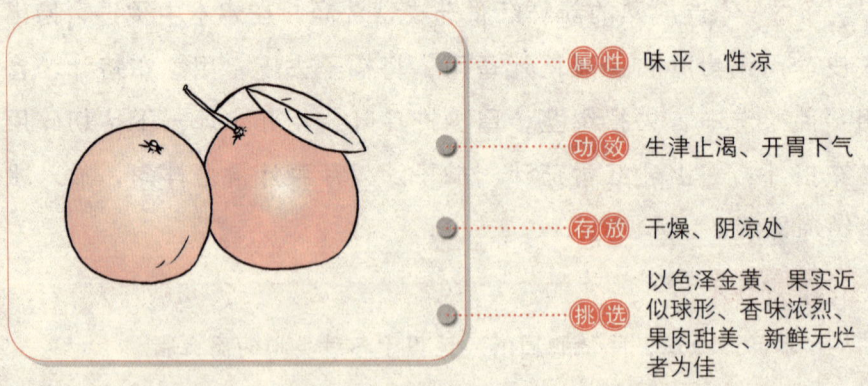

属性	味平、性凉
功效	生津止渴、开胃下气
存放	干燥、阴凉处
挑选	以色泽金黄、果实近似球形、香味浓烈、果肉甜美、新鲜无烂者为佳

橙子中所含的维生素C和维生素P，能增强机体的抵抗力，增加毛细血管的弹性，降低血液中胆固醇的含量。另外，橙子中所含的类黄酮和柠檬素成分，可以增加体内高密度脂蛋白的含量，降低低密度脂蛋白的含量，从而减少患高血脂的概率，并运送

"坏"的低密度脂蛋白到体外。因此，高血脂患者常食橙子，有很好的降脂疗效。

降脂食谱推荐

橙汁蜜饮

【原料】橙子1个，蜂蜜50克。

【做法】将橙子用水泡去酸味，然后连皮切为4块；将橙子和蜂蜜放入锅中，加清水适量，大火煮沸后转小火煮约30分钟，去渣取汁饮用。

保健贴士

本品下食消气，化痰去腻。适用于高血脂患者。

香橙荸荠糊

【原料】山楂肉30克，香橙2枚，荸荠淀粉10克，白糖60克。

【做法】将山楂肉加水2碗，在瓦锅内煮后，用纱布滤渣汁待用；香橙捣烂用纱布滤取汁，两汁调匀煮沸，加糖溶解后用荸荠淀粉勾芡呈糊状食用。

保健贴士

本品降脂去腻，适宜高血脂患者食用。

◎轻松降脂宜忌

橙子以色泽金黄，果实近似球形，香味浓烈，果肉甜美，新鲜无烂者为佳。吃完橙子后要注意及时刷牙漱口，以免果酸对牙齿造成伤害。吃橙子前后1小时内不要喝牛奶，因为牛奶中的蛋白质遇到果酸会凝固，影响消化吸收；橙子一次不能吃得太多，否则会出现中毒的症状。

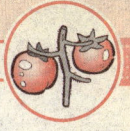

第六节 高血脂患者宜食的干果

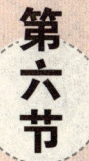 白果：滋阴养颜，高血脂患者的食疗佳果

◎ 降脂功效解读

白果又称银杏、公孙树子。白果是营养丰富的高级滋补品，含有粗蛋白质、粗脂肪、还原糖、核蛋白、矿物质、粗纤维及多种维生素等成分。每100克鲜白果中含蛋白质13.2克，碳水化合物72.6克，脂肪1.3克，且含有维生素C、核黄素、胡萝卜素及钙、磷、铁、硒、钾、镁等多种微量元素，具有很高的食用价值、保健价值，对人类健康有神奇的功效。

此外，白果还具有重要的药用价值，银杏叶提取物多达160余

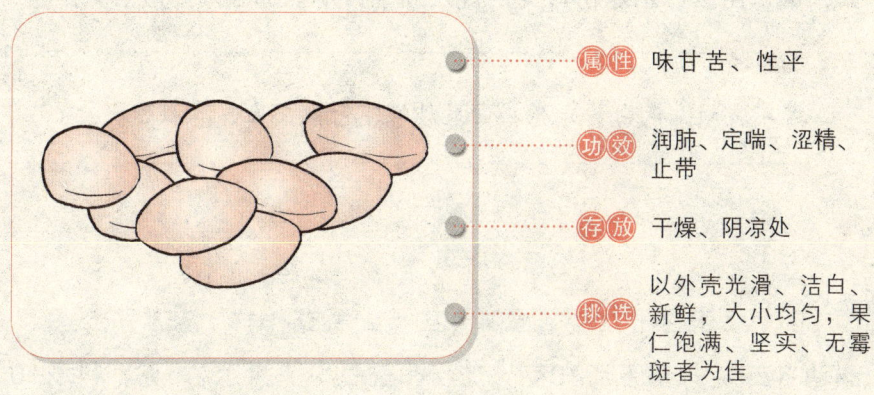

属性	味甘苦、性平
功效	润肺、定喘、涩精、止带
存放	干燥、阴凉处
挑选	以外壳光滑、洁白、新鲜、大小均匀，果仁饱满、坚实、无霉斑者为佳

种，主要有黄酮类、酚类、生物碱、白果醇等。医药界主要从银杏叶中提取黄铜苷制药，临床应用于治疗冠心病、心绞痛、心脑血管类疾病。另外，白果的根、皮也可入药，用于治疗白带、遗精等疾病及某些牲畜疾病。白果外皮含有氢化银杏酸和银杏黄酮等化学成分，可作为制药原料。经常食用白果，可以滋阴、养颜、抗衰老，扩张微血管，促进血液循环，使人肌肤、面部红润，精神焕发，延年益寿，是老幼皆宜的保健食品。种仁中的黄酮苷、苦内酯对脑血栓、老年性痴呆、高血压、高血脂、冠心病、动脉硬化、脑功能减退等疾病还具有特殊的预防和治疗效果。

降脂食谱推荐

白果炒螺丁

【原料】螺肉300克，干白果、滑子菇各50克，姜5克，料酒5毫升，精盐、味精各2克，淀粉（豌豆）、大葱各10克，植物油15毫升，明油、高汤各适量。

【做法】螺肉洗净，切成1厘米见方的丁；白果用水泡发和滑子菇用沸水焯过；锅中加植物油烧热，放入螺丁捞出；锅中留底油加葱、姜烹出香味，加入料酒、高汤、精盐、味精调味，放入白果、滑子菇稍煸，用少许水淀粉勾芡，置入螺丁，淋明油翻炒即成。

保健贴士

螺丁脆嫩，色白黄光亮。白果炒螺丁可散瘀血、降血脂。

白果炒鸡丁

【原料】干白果70克，公鸡400克，香菇（鲜）75克，豌豆、植物油各20克，鸡蛋清40克，淀粉（豌豆）、大葱各5克，料酒10

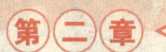 第二章 高血脂患者的饮食降脂指南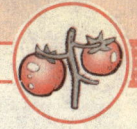

毫升,精盐、味精、麻油、高汤各适量。

【做法】公鸡剔骨剁成1.5厘米的丁,放碗中,加料酒、精盐、味精、蛋清、水淀粉抓匀稍腌;将香菇、豌豆用开水焯出;白果用水泡发好备用;锅内加植物油烧温,放入鸡丁、水发白果,至鸡丁九成熟时滑出;锅中留底油烧热,加葱丁烹香,加入香菇煸炒,加入高汤(50毫升)、精盐、味精,用水淀粉勾芡,放入白果、鸡丁和豌豆颠翻几下,淋麻油出锅。

> **保健贴士**
>
> 本品适宜于气虚或肾气不固、遗尿、尿频、高血脂、头晕目眩等症。

◎ 轻松降脂宜忌

白果宜炒熟或蒸熟后食用。婴儿食用白果易中毒,可立即喂服鸡蛋清以减少吸收,轻度中毒可用白果壳50克或生甘草100克煎服解毒,重者须送医院。多食易引起气滞动风,不宜与鳗鱼、鲤鱼同食。

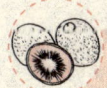 花生:降脂降压,防止血栓形成

◎ 降脂功效解读

花生是中国人喜欢的传统食品。花生的蛋白质和脂肪的含量比肉、蛋还高。所以有人把花生称为"素中之荤"或"植物肉"。花生还具有一定的药用价值和保健功能,被古人称为"长生果",民谚道:"常吃花生能养生。"花生中含有丰富的卵磷脂和脑磷脂以及维生素E和一定量的锌,可延缓脑功能衰退,抑制

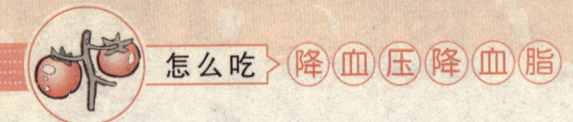

怎么吃 降血压降血脂

血小板黏聚，阻止血栓形成，保护血管壁，降低胆固醇的作用，能增强记忆，延缓衰老，有助于防治高血脂伴有动脉硬化、高血压和冠心病。

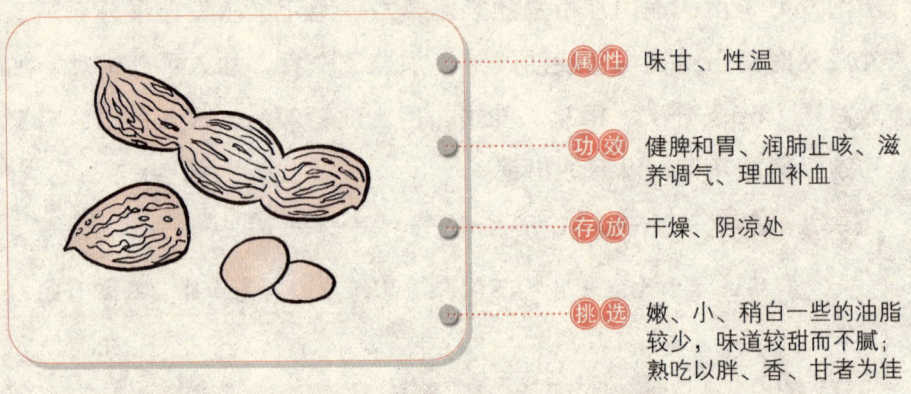

属性 味甘、性温

功效 健脾和胃、润肺止咳、滋养调气、理血补血

存放 干燥、阴凉处

挑选 嫩、小、稍白一些的油脂较少，味道较甜而不腻；熟吃以胖、香、甘者为佳

花生中含有的维生素K有止血、凝血的作用，花生红衣的止血作用比花生更是高出几十倍，对出血性疾病有很好的治疗效果，可使受损伤的肝脏得到修复和保护。此外，专家认为，花生油脂中含有非常丰富的单不饱和脂肪酸，含量达40%～80%。单不饱和脂肪酸又叫油酸，能使人体的高血脂和有害的胆固醇下降，而不降低或相对提高人体有益的胆固醇，避免血栓形成，降低心脑血管疾病发生的概率。同时，花生及其花生制品中还含有多种有益的纤维素，能清除肠内垃圾，不会导致肥胖。

降脂食谱推荐

 豆浆花生饮

【原料】花生25克，黄豆、糖各适量。

【做法】把花生与黄豆洗净加上水倒入豆浆机中；盖上豆浆机盖，接通电源按"干豆"键25分钟左右即可打好；把打好的浆倒入过滤杯中过滤好后，加上适量的糖搅匀后饮用。

第二章 高血脂患者的饮食降脂指南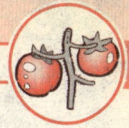

保健贴士

本品养阴补血。适用于阴血亏虚所致的产后血晕、防治冠心病,通脉,降脂。

水煮花生

【原料】花生500克,八角2个,花椒、精盐、五香粉、茴香各适量。

【做法】将花生清洗干净,放入碗中,加满清水,至少泡上2个小时;将泡好的花生放入锅中,加入精盐、花椒、五香粉和茴香,混合均匀,加入足量的水,水沸之后转小火,20~30分钟,待花生煮熟入味,略焖一会儿,即可食用。

保健贴士

本品是一道经典的家常小菜,它最大的优点是保留了花生的营养和口感,而且不容易上火,对降低血脂、预防心血管疾病能发挥有效作用。

◎ 轻松降脂宜忌

油炸过或炒熟的花生,性质热燥,多吃上火,不宜多食;吃花生时不要剔除红色的花生衣,要与仁同吃,这样对营养吸收有利;以食用炖制的花生最佳,老少皆宜,因为它避免了营养素被破坏,又具有不温不火、口感潮润、入口易烂、易于消化的特点;花生霉变后含有大量致癌物质——黄曲霉素,所以霉变的花生千万不要吃。

松子：补脑补气降血脂

◎ 降脂功效解读

松子，松树的种子，又称海松子。松子含脂肪、蛋白质、碳水化合物等。松子既是重要的中药，也有很高的食疗价值，久食健身心，滋润皮肤，延年益寿。

松子的营养价值很高，在每100克松子肉中，含蛋白质16.7克，脂肪63.5克，碳水化合物9.8克以及矿物质钙78毫克、磷236毫克、铁6.7毫克和不饱和脂肪酸等营养物质。松子中的脂肪成分主要为亚油酸、亚麻油酸等不饱和脂肪酸，有软化血管和防治动脉粥样硬化的作用。另外，松子中富含蛋白质、糖类及人体所需的脂肪酸、油酸、亚油酸和亚麻酸，还有其他植物中所没有的皮诺敛酸等。经常食用可预防心脏病，降低血脂，软化血管。因此，老年人常食用松子，有防止因胆固醇增高而引起心血管疾病的作用。

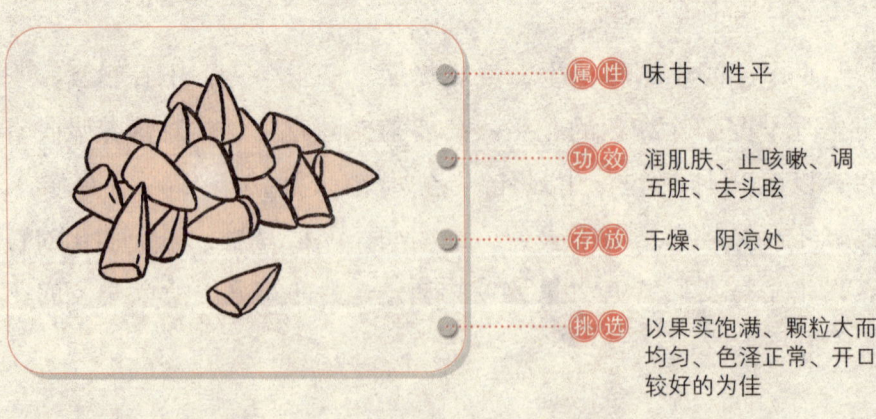

属性 味甘、性平

功效 润肌肤、止咳嗽、调五脏、去头眩

存放 干燥、阴凉处

挑选 以果实饱满、颗粒大而均匀、色泽正常、开口较好的为佳

第二章 高血脂患者的饮食降脂指南

降脂食谱推荐

松子粥

【原料】松子50克,粳米50克,蜂蜜适量。

【做法】将松子研碎,和粳米分别洗净,共同放入锅中,加入适量清水同煮至米烂即可。粥熟后冲入适量蜂蜜即可食用。

保健贴士

本品降脂去腻,适合高血脂患者食用。

松仁宫保海参

【原料】海参、松子、蒜、姜、葱、干红辣椒、花椒、红黄彩椒、香椿苗、白糖、酱油、料酒、高汤、淀粉、盐、红辣椒细粉各适量。

【做法】先煮松子后炸熟;将海参洗净去除肠子等杂物,平铺在案板上,切成大片;将海参放入碗中,加入酱油、淀粉腌渍;将干红辣椒切成2厘米的段,去籽;将所有调料调和成芡汁待用;葱切成1厘米长的段,蒜去皮洗净切片;炒锅用旺火烧热,倒入适量油,放入干辣椒段和花椒炒成棕红色,加入蒜片、姜片、葱段,炒出香味;放入用开水焯过的海参炒散,放入高汤加少许酱油、白糖、盐调味改小火煨熟;加入芡汁勾芡炒匀;最后,加入炒香的松子炒匀即可,红黄彩椒块摆盘,用香椿苗点缀,撒上细红辣椒粉即成。

保健贴士

本品降脂去腻,适宜高血压病、高脂血症、冠心病、动脉硬化患者食用。

怎么吃 降血压降血脂

◎ 轻松降脂宜忌

松子虽好，也并非人人皆宜。脾虚腹泻以及多痰患者最好和松子保持距离。由于松子油性较大，且属于高热量食品，所以吃得太多会使体内脂肪增加，每天食用松子的量以20~30克为宜。存放时间长的松子会产生"油哈喇"味，不宜食用。散装的松子最好放在密封的容器里，以防油脂氧化变质。

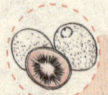 罗汉果：降脂强肝又护肾

◎ 降脂功效解读

罗汉果又名汉果、拉汉果、青皮果、罗晁子、假苦瓜等，被人们誉为"神仙果"，果实营养价值很高。含丰富的维生素C（每100克鲜果中含400~500毫克）以及糖苷、果糖、葡萄糖、蛋白质、脂类等。中医药学认为，罗汉果味甘、酸，性凉，有清热凉血、生津止咳、滑肠排毒、嫩肤益颜、润肺化痰等功效，可用于益寿延年、驻颜悦色及治疗痰热咳嗽、咽喉肿痛、大便秘结、消渴烦躁诸症。现代医药学研究发现，罗汉果是一种防治高血压、高血脂、肥胖症的果品，罗汉果含有丰富的糖苷，这种糖苷的甜度是蔗

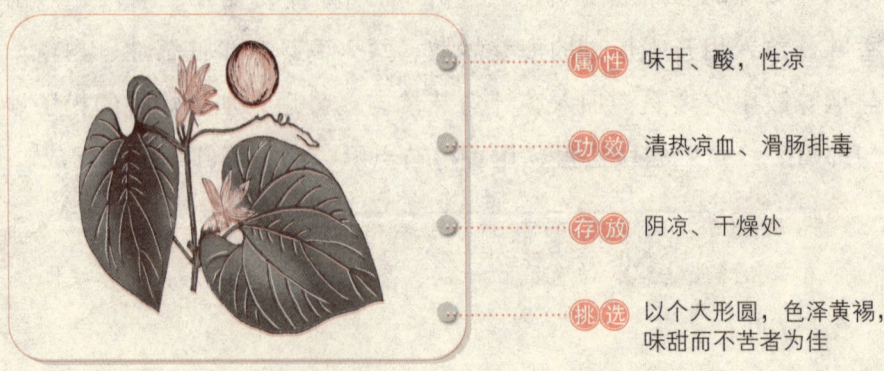

属性	味甘、酸，性凉
功效	清热凉血、滑肠排毒
存放	阴凉、干燥处
挑选	以个大形圆，色泽黄褐，味甜而不苦者为佳

糖甜度的300倍，具有降血糖作用，可以用来辅助治疗糖尿病；罗汉果所含丰富的维生素C，有抗衰老、抗癌及益肤美容作用；有降血脂及减肥作用，可辅助治疗高脂血症，改善肥胖的症状。

降脂食谱推荐

罗汉果五花茶

【原料】槐花、金银花、葛花、罗汉果、木棉花、红糖各15克，鸡蛋花少许，冷水1500毫升。

【做法】将罗汉果用流动水冲洗干净，同红糖、金银花、葛花、鸡蛋花、木棉花和槐花一起放入汤锅中；在汤锅中加入冷水，用大火煮沸，再转小火慢慢煮约2小时；待锅中余下的汤水仅剩1/3时，将五花茶的料渣滗除即可。

保健贴士

罗汉果五花茶口味甘甜，饮用方便，内含天然花蜜，有清热解毒、化痰止咳、清肝润肺、防暑降温、调压降脂、养颜美容的功效。对烟酒过度、咽喉肿痛、热伤风等引起的咳嗽、咽喉炎、气管炎有很好的疗效，是老少皆宜的天然绿色饮品。

罗汉果莲藕甜汤

【原料】罗汉果2个，莲藕1根，干枣10枚，冰糖适量，水1500毫升。

【做法】罗汉果洗净外皮，用刀拍裂外壳，取出里面的果肉；红枣用清水浸泡再洗净；莲藕削去外皮洗净后，切成5毫米厚的圆片；将罗汉果肉和红枣放入锅中，加清水后大火煮沸，改成小火煲煮20分钟；然后将莲藕片和冰糖放入，用小火再煮15分钟即可。

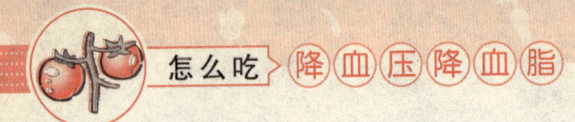

保健贴士

此款甜汤适合在夏天饮用，味道甘甜可口，有清肺止咳，和保护嗓子的功效，还可降血脂，辅助治疗高血脂，改善肥胖状况。

◎ **轻松降脂宜忌**

罗汉果性凉，经期最好不喝，以免引起痛经。阳虚体质，比如怕冷、腹泻等症状，最好不食。每天使用1~2个泡水喝为宜。

第二章 高血脂患者的饮食降脂指南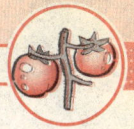

第七节 可降脂的药食两用食物

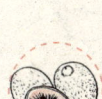 **灵芝：高血脂饮食必选"菜"**

◎ 降脂功效解读

灵芝又称灵芝草、神芝、芝草、仙草、瑞草，临床试验均表明，灵芝可有效地扩张冠状动脉，增加冠脉血流量，改善心肌微循环，增强心肌氧和能量的供给，因此，对心肌缺血具有保护作用，可广泛用于冠心病、心绞痛等的治疗和预防。

对高血脂病患者，灵芝可明显降低血胆固醇、脂蛋白和三酰甘油，并能预防动脉粥样硬化斑块的形成。对于粥样硬化斑块已经形成者，则有降低动脉壁胆固醇含量、软化血管、防止进一步损伤的

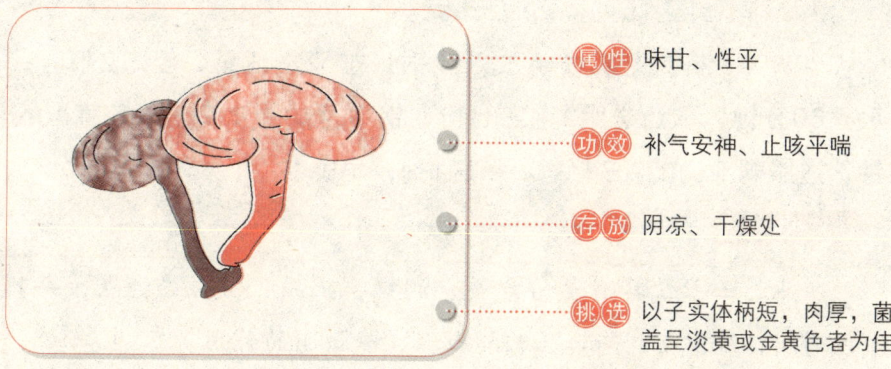

属性　味甘、性平

功效　补气安神、止咳平喘

存放　阴凉、干燥处

挑选　以子实体柄短，肉厚，菌盖呈淡黄或金黄色者为佳

作用。并可改善局部微循环，阻止血小板聚集。这些功效对于多种类型的中风有良好的防治作用。高血脂患者服用灵芝，可以调节血脂，降低血清胆固醇，降低血黏度，改善血液流变学障碍。而且还可以净化血液，清除血液垃圾，升高高密度脂蛋白，滋养细胞，修复受损脏器，增强免疫力。

降脂食谱推荐

灵芝黑白木耳汤

【原料】灵芝、黑木耳、白木耳各6克，蜜枣6枚，瘦猪肉200克。

【做法】洗净药材放入沙锅内加清水浸泡30分钟；猪肉洗净放入锅内，煮沸后用文火保持沸腾1小时即成。

> **保健贴士**
>
> 本品滋补肺胃，活血润燥，强心补脑，可用于防癌抗癌，降血压，降血脂，预防冠心病。

灵芝三七饮

【原料】灵芝15克，三七粉5克。

【做法】将灵芝洗净，放入沙锅，加清水适量，浸泡2小时，煎煮60分钟，取汤送服2克三七粉。锅中再加清水适量，煎煮40分钟，送服剩下的3克三七粉。每日1剂，早晚各服1次。

> **保健贴士**
>
> 灵芝三七饮具有食用方便、润口、止渴、活血等特点，每天喝几杯可以起到降血压、降血糖、降血脂的作用。

第二章 高血脂患者的饮食降脂指南

◎ 轻松降脂宜忌

灵芝虽然是益寿延年的佳品，但也要使用得当。有少数人对灵芝过敏，就不宜吃灵芝。还有人在服用过灵芝后会出现如胃部嘈杂、咽干、便秘、不易入睡等症状，个别的会出现鼻出血，出现这种情况可不必介意，这同有些人吃辣椒、生姜出现口干、咽痛反应一样，继续服用，不适反应自会消失，个别反应严重的可暂停服用。

山药：防治心血管系统的脂肪沉积

◎ 降脂功效解读

山药又名薯蓣，为多年生草本植物薯蓣的块根。山药营养丰富，自古以来就被视为物美价廉的补虚佳品，既可做主粮，又可做蔬菜，还可以蘸糖做成小吃。山药所含的热量和糖类只有红薯的一半，不含脂肪，蛋白质含量较红薯高。

鲜山药富含多种维生素、氨基酸和矿物质，可以防治人体脂质代谢异常，以及动脉硬化，对维护胰岛素正常功能也有一定作用，

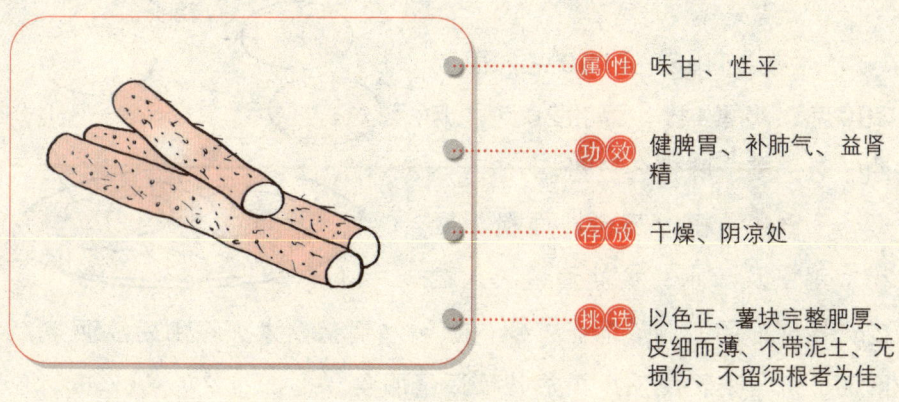

属性	味甘、性平
功效	健脾胃、补肺气、益肾精
存放	干燥、阴凉处
挑选	以色正、薯块完整肥厚、皮细而薄、不带泥土、无损伤、不留须根者为佳

有增强人体免疫力，益心安神，宁咳定喘，延缓衰老等保健作用。山药含有的皂苷不仅有护肝作用，还有降血脂的功效。山药含有较多的淀粉糖化酶，有促进消化的作用。山药含有的黏液蛋白，能预防脂肪在血管壁沉淀，有预防动脉硬化的作用，还可保护胃黏膜，可预防胃炎和胃溃疡。

降脂食谱推荐

山药大枣羹

【原料】山药2根，干枣、冰糖各适量。

【做法】将山药洗净，晾干，然后去皮，切成小块；将红枣洗净，装碗备用；将山药、冰糖一起倒进锅里，放入水，煮30分钟，如果喜欢吃绵软的可以多煮会儿；等到山药煮得差不多时把红枣放到锅里再煮上10~15分钟即成。

保健贴士

本方主治血脂增高伴有倦怠乏力、胸闷纳差、烦热多汗、大便稀薄者。

山药面条

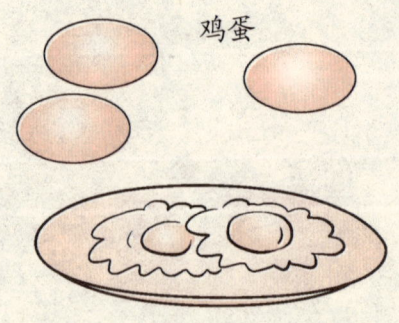

鸡蛋

【原料】山药粉150克，面粉300克，鸡蛋1枚，豆粉20克，麻油、葱、姜、味精各适量。

【做法】将山药粉、面粉、豆粉、鸡蛋及清水、食盐适量放入盆内，揉成面团，制成面条；锅内放清水适量，大火煮沸后放面条、麻油、葱、姜，煮熟后再放味精适量服食。

第二章 高血脂患者的饮食降脂指南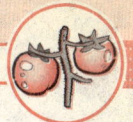

> **保健贴士**
>
> 此肴为1日量,分3次服食。具有健脾补肺、固肾益精等功效。需注意的是,山药面条适用于老年高脂血症脾虚者。

◎ 轻松降脂宜忌

山药切片后需立即浸泡在盐水中,以防止氧化发黑;新鲜山药切开时会有黏液,极易滑刀伤手,可以先用清水加少许醋洗,这样可减少黏液;山药质地细腻,味道香甜,不过,山药皮容易导致皮肤过敏,所以最好用削皮的方式,并且削完山药的手不要乱碰,马上多洗几遍手,不然就会抓哪儿哪儿痒。

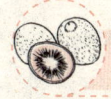 杜仲:减少人体对胆固醇的吸收

◎ 降脂功效解读

杜仲为杜仲科植物杜仲的干燥树皮,是中国名贵滋补药材。杜仲由于药用价值高,并且用途广,所以杜仲又被人们誉为"植物黄金"。杜仲的特征是表皮草质,内有韧性较强的状白丝相连,剥皮后又生。只要保护好母树,便可以经常剥皮,一年一次。

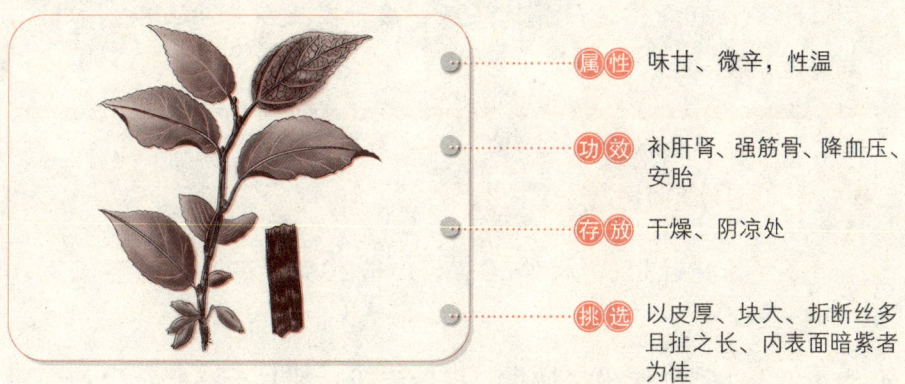

属性	味甘、微辛,性温
功效	补肝肾、强筋骨、降血压、安胎
存放	干燥、阴凉处
挑选	以皮厚、块大、折断丝多且扯之长、内表面暗紫者为佳

251

杜仲能使血清总胆固醇明显下降，有调节血脂的作用。科学家曾做过一个杜仲降血脂的动物试验：将老鼠分为A和B两组，均喂食胆固醇与脂肪，使其患上肥胖症和高脂血症。对A组老鼠喂食杜仲叶粉饲料，对B组老鼠喂食普通饲料。35天后，对比结果表明：A组老鼠腹腔脂肪降低35%，血清中总胆固醇含量降低20%，中性脂肪降低70%，均恢复正常值；B组老鼠的肥胖与高脂血症状没有丝毫改善。另外，A组老鼠肝脏中的中性脂肪仅为B组老鼠的一半，杜仲大大降低了与脂肪肝形成密切相关的肝脏中三酰甘油的含量，说明杜仲对脂肪的沉积具有抑制作用。其试验结果表明，杜仲能降低胆固醇和三酰甘油，预防高血脂。

降脂食谱推荐

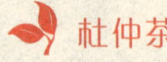 杜仲茶

【原料】杜仲5～10克。

【做法】将杜仲浸泡在一杯沸水（350毫升）中至少10分钟后饮用（浓淡依个人口味调整），可连续浸泡，亦可煮服，每天早、午、晚空腹饮用，每次1杯（350毫升），药效更佳。

保健贴士

此品补肝肾，强筋骨，降压。用于高血压、高血脂、心脏病等症。

杜仲山楂猪肚汤

【原料】猪肚1只，杜仲30克，山楂20克，葱、大蒜各10克，姜、精盐各5克。

【做法】把杜仲用盐炒焦，山楂去核，切片；猪肚洗净，姜切

第二章 高血脂患者的饮食降脂指南

片，葱切段，大蒜去皮；把精盐抹在猪肚里、外两面，抹匀；把杜仲、山楂、姜片、葱段装入猪肚里，把猪肚置锅内，加清水2000毫升，大火烧沸，撇去浮沫，用小火炖90分钟，停火；捞起猪肚，切成5厘米见方的块，加入汤即可食用。

保健贴士

本膳强筋壮骨、降血压、降血脂。

◎ **轻松降脂宜忌**

杜仲因为功效和医疗效果十分明显，所以一直都受到很多人的关注，但阴虚火旺者要慎服。用于安眠用量一定要注意，过犹不及。

首乌：排毒通便，减肥降血脂

◎ **降脂功效解读**

首乌又名何首乌，有赤白之分，药用为赤首乌的块根。用首乌可改善中老年人的衰老征象，如白发、齿落、老年斑等，能促进人体免疫力的提高，抑制能让人衰老的"脂褐素"在身体器官

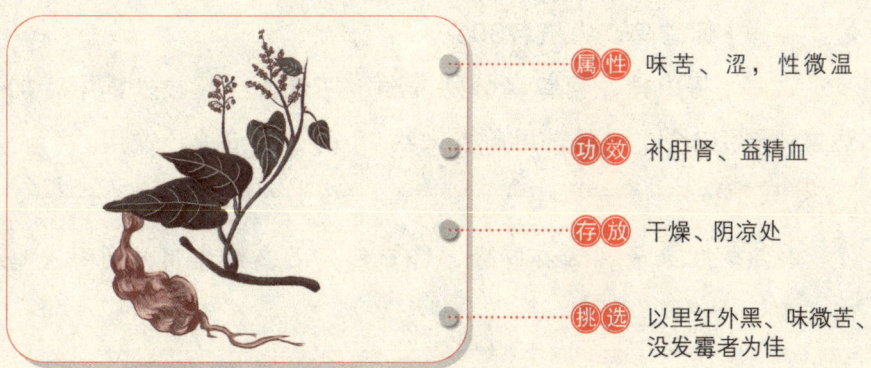

- 属性　味苦、涩，性微温
- 功效　补肝肾、益精血
- 存放　干燥、阴凉处
- 挑选　以里红外黑、味微苦、没发霉者为佳

内的沉积。首乌还能扩张心脏的冠状动脉血管，降血脂，促进红细胞的生成，所以对冠心病、高脂血症、老年贫血、大脑衰退、早老征象等，都有预防效果。首乌之所以能降低血脂是因为它能促进血细胞的新生和发育，促进红细胞的生成和补血效应，提高血浆中高密度脂蛋白胆固醇/总胆固醇比值，降低血浆总胆固醇、三酰甘油、游离胆固醇和胆固脂醇的含量，降低血液黏稠度，防止动脉硬化的形成和发展。

降脂食谱推荐

何首乌粥

【原料】何首乌30~60克，红枣3~5枚，大米100克，红糖适量。

【做法】将何首乌煎后去渣取汁，再加大米、红枣同煮，待熟时，调入红糖或冰糖少许，再煮一会儿即可。

保健贴士

此粥补肝肾、益气血，可治高血脂、肝肾亏损、须发早白、头昏耳鸣、腰膝酸软、大便干结等症。

首乌山楂汤

【原料】何首乌、山楂各30克。

【做法】将山楂、何首乌分别洗净、切碎，一起放入锅中，加水适量；浸泡2个小时后，再煎煮大约1小时，去渣取汤饮用。

保健贴士

本品软化血管，滋补肝肾，降血脂。首乌的单用量为每天10~15克。

第二章 高血脂患者的饮食降脂指南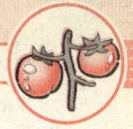

◎ 轻松降脂宜忌

一般人群均可食用。适宜肤色没有光华，失去红润、手脚冰冷的人群。适宜出血性疾病的患者，月经过多，血崩的妇女。服用首乌要注意：平素大便溏薄之人忌食，首乌忌用铁器煮食，根据已有经验，首乌忌同猪肉、羊肉、萝卜、葱、蒜一并食用。

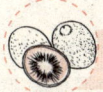 **枸杞子：延缓衰老降血脂**

◎ 降脂功效解读

枸杞子全身都是宝，枸杞子富含枸杞蛋白多糖、维生素C、磷、铁等多种营养成分，能补虚生精，用来入药或泡茶、泡酒、炖汤，如能经常饮用，便可强身健体。经科学测定，黑果枸杞子所含维生素和脂肪远高于红果枸杞子。钙、镁、铜、锌、锰、铁、铅、镍、镉、钴、铬、钾、钠各元素对维持人体正常的生理作用具有重要作用，与红果枸杞子相比，黑枸杞子中的铁、钙、镁、锌、铜的含量远高于其平均含量，钾、锰的含量远低于其平均值，钠含量与其基本相当。

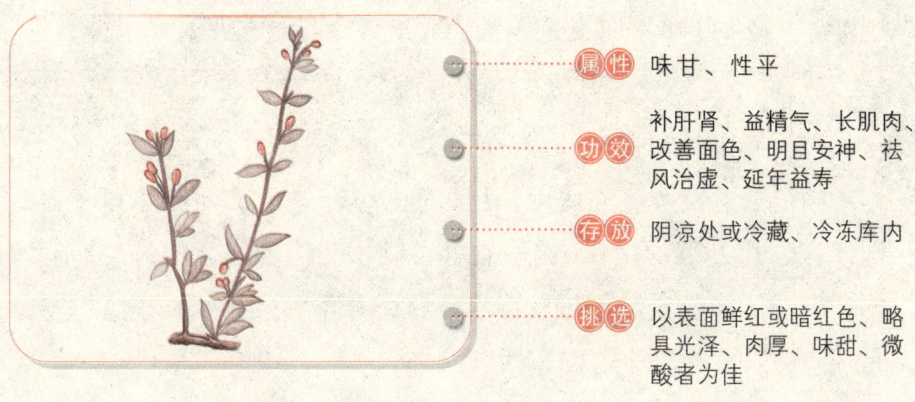

属性：味甘、性平

功效：补肝肾、益精气、长肌肉、改善面色、明目安神、祛风治虚、延年益寿

存放：阴凉处或冷藏、冷冻库内

挑选：以表面鲜红或暗红色、略具光泽、肉厚、味甜、微酸者为佳

枸杞的叶、花、根也是上等的美食补品。它能够促进血液循环、防止动脉硬化，还可预防肝脏内脂肪的囤积；再加上枸杞子内所含有的各种维生素、必需氨基酸及亚麻油酸的作用，更可以促进体内的新陈代谢，也能够防止老化。能降低血压、血脂和血糖，能防止动脉粥样硬化，保护肝脏，抵制脂肪肝、促进肝细胞再生。它是冠心病患者的良好保健品。

降脂食谱推荐

山药枸杞粥

【原料】山药100克，枸杞子1小把（大约20粒），小米80克。

【做法】将山药、小米分别洗净，山药去皮切小块，枸杞子用温水洗净，将小米和山药一起倒入沙锅内，加适量清水；大火煮开后，转小火熬40分钟左右，米烂开花，加入枸杞子，再煮5分钟便好了。

保健贴士

山药枸杞粥是以山药、枸杞、小米为主料。可增进生理活性，迅速恢复体力，消除疲劳，口味清爽，低脂、高养分，帮助新陈代谢而达到美容目的，并有降低血脂的功效。体弱、容易疲劳的女士多食用此道粥品，可助常保好气色、病痛不侵。

◎轻松降脂宜忌

枸杞子适合所有人使用，用眼过度者、老年人更是不可多得的选择。建议一天食用100克左右就可以了。需要注意的是，有酒味的枸杞子已经变质，不可食用。枸杞子冬季宜煮粥，夏季宜泡茶，是一年四季滋补养生的好东西。

第三章

不同年龄段和妊娠高血脂患者饮食指南

血脂高,对年轻人而言,意味着存在动脉粥样硬化和脂肪肝的可能;对中老年人来说,是心脑血管疾病最重要的危险因素;孕妇血脂高,对胚胎发育是有影响的。于是,许多人加入到降血脂的"大军"中,成年人节食减重,年轻人追求瘦身。当然,适当的降血脂、减重是十分必要的。但如果盲目降脂,将会影响生命的正常生理过程。高血脂实际上是一种生活方式病,与饮食有着密切的关系,通过饮食调理让血脂在调治中恢复正常,保持稳定。

怎么吃 降血压降血脂

第一节 老年高血脂患者的饮食指南

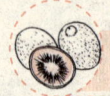 **老年高血脂患者的饮食原则**

人到老年以后各种的疾病就开始出现了,尤其是高血脂。老年人的基础代谢率减低,热量需要量要比成年人低,患高血脂的老年人则更应严格控制饮食,只有这样才能保护人体健康。面对老年高血脂患者吃什么可以降高血脂的问题,专家指出,生活中的很多食物都具有降血脂功效。

1. 清淡的食物

营养专家提醒,在平时生活中应该多吃些清淡的食物,所谓清淡的食物包括了低脂肪、低糖类、低盐等特点。所谓的低脂肪是指不吃过于肥腻的食物以及动物皮,同时对于一些高胆固醇的食物也应该尽量地避免食用,比如蟹黄、虾脑、鳗鱼、乌贼等。而所谓的低糖类是指控制米饭和高糖食品的摄取,一旦过量摄取这些食物就会超过人体的消耗,而多余的这部分热量则会转化为三酰甘油。由于晚饭后人体热量消耗较少,从而影响到高血脂患者的健康。

2. 戒酒

很多高血脂的患者之所以会出现血脂不稳以及诱发各种并发症的情况，多半是因为在日常生活中过量嗜酒所致，不管是红酒还是白酒，过量的饮用都会扰乱体内的脂质代谢。因此对于患有高血脂的老年人而言，在平时生活中对酒的摄取量必须要注意适量，尤其是白酒这类高浓度酒的饮品，患者在日常生活中最好是戒除。

而像葡萄酒、黄酒等乙醇含量低饮品，患者在平时生活中可以适量饮用，因为它具有很好的活化血管的功效，长期适量饮用可有效地软化血管，从而避免血管硬化。但千万不要贪杯，否则会升高血脂。

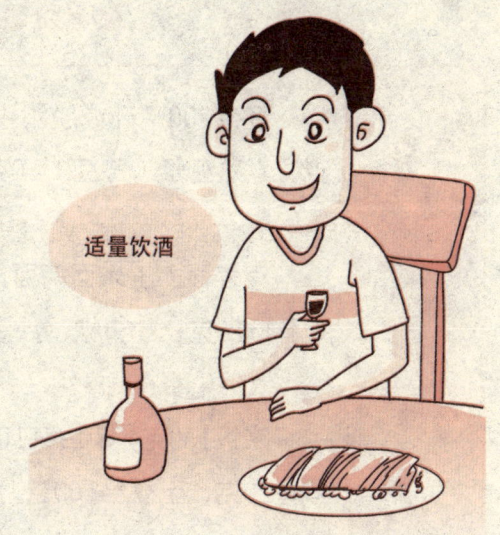

适量饮酒

3. 芹菜汁

对于患有高血脂的老年人而言，多吃些具有降血脂功效的食物非常有必要，而芹菜汁就是其中降血脂功效最明显的食物之一。在喝芹菜汁之前应该取芹菜下部茎约10厘米连根20枝，清洗干净后加水500毫升放入榨汁机中榨汁，然后煎取200毫升为头汁内服。在喝芹菜汁的时候最好是空腹饮用，这样效果才会更加明显，同时对高胆固醇血症、高血压肝阳、血瘀等症状都能起到很好的治疗功效。

怎么吃 降血压降血脂

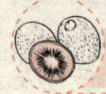 **老年高血脂患者的一日三餐**

参考食谱一

早餐	豆浆200毫升或脱脂牛奶、酸奶200毫升，杏仁饼50克，煮熟豆子（黄豆）10克。
午餐	小麦面、玉米面两面馒头各100克，籼米稀饭50克，瘦猪肉25克，炒青椒、炒豆角各100克。
晚餐	米饭150克，小白菜100克，熬豆腐50克，粉条10克，鲤鱼20克，土豆丝100克。全天烹调用植物油12毫升。

参考食谱二

早餐	去脂牛奶加糖（30毫升），蒸丝糕（白面25克，玉米面50克），黄豆拌芹菜100克。
午餐	海米香菇炖豆腐（海米5克，香菇5克，炖豆腐150克），拌茄泥加黄瓜丝（茄泥200克，黄瓜丝50克），馒头（100克），米粥（小米25克）。饭后1小时加餐梨100克。
晚餐	清炖鸡块蘑菇（鸡100克，蘑菇25克），番茄炒圆白菜（番茄50克，圆白菜50克），米饭（大米100克）。

第三章 不同年龄段和妊娠高血脂患者饮食指南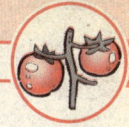

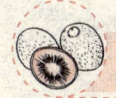 **老年高血脂患者的推荐食谱**

降脂食谱推荐

 豆腐兔肉紫菜汤

【原料】豆腐250克，兔肉50克，紫菜30克，植物油、精盐、黄酒、淀粉、葱花各适量。

【做法】嫩豆腐切块；兔肉洗净切片，加油、精盐、黄酒、淀粉拌匀；紫菜撕成小片洗净；锅内倒入清水一大碗，先下豆腐、精盐，烧沸后倒入兔肉片，煮片刻，放入葱花、紫菜，稍沸一下，拌匀即可。

> **保健贴士**
>
> 　　本品健脾益气、化痰利尿、降低血脂，为治高血脂的佐餐菜肴。豆腐味甘性凉，能益中气、和脾胃、补脾虚、解热毒、消湿痰，为素食主角。兔肉补脾健胃，为保健佳品。紫菜为高营养的海味汤料，有化痰、除湿、利尿作用；合而为膳，味美汤鲜，易于吸收，为老年高血脂患者所喜爱。

 鲤鱼山楂鸡蛋汤

【原料】鲤鱼1条（1500克），山楂片25克，面粉150克，鸡蛋1个，料酒、葱段、姜片、精盐、白糖各适量。

【做法】将鲤鱼去鳞、鳃及内脏，洗净切块，加入料酒、精盐腌渍15分钟；将面粉加入清水和白糖适量，打入鸡蛋搅和成糊；将鱼块下入糊中浸透，取出后沾上干生面粉，下入爆过姜片的温油锅中翻炸3分钟后捞起；山楂片加入少量水上火溶化，加入调料及生面粉糊少量，制成芡汁水，倒入炸好的鱼块煮15分钟，撒上葱段、味精即成。

> 保健贴士
>
> 本品补脾胃、利水湿、降血脂。适用于脾虚湿盛之高血脂，以兼见食少纳呆，面身水肿者尤为适宜。

葱油萝卜丝

【原料】白萝卜、胡萝卜各100克，植物油、食盐、葱末、味精、麻油各适量。

【做法】将白萝卜、胡萝卜洗净切丝，加食盐少许腌1小时，挤去水分。植物油在锅内烧热，爆香葱末，将热油淋浇在上述萝卜丝上，加味精、麻油拌匀即可。

> 保健贴士
>
> 本品健脾行气、化痰降脂，为治高脂血症的常用食方。其中萝卜行气消食、化痰除湿，为食疗佳品；胡萝卜补脾消食，营养丰富，李时珍说"下气补中，利胸膈肠胃"。二物炒食味美气香，更能增强补益脾胃、行气化痰、降低血脂之功。

第三章 不同年龄段和妊娠高血脂患者饮食指南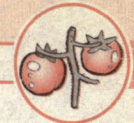

第二节 中青年高血脂患者的饮食指南

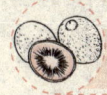 **中青年高血脂患者的饮食原则**

近年来,心脑血管疾病的流行已明显呈现出年轻化趋势,心血管发病和病死率增加最快的是中青年人群。研究发现,造成这一现象的原因,与中青年人群胆固醇水平高、三酰甘油水平普遍升高、血脂异常有着密切关系。遗憾的是,很多年轻人不知道自己血脂高,通常在单位体检、招工体检或看其他疾病的过程中才会发现血脂异常。因此,中青年已成了高血脂及心脑血管病的危险人群。

研究表明,高血脂的年轻化,除遗传因素外,与年轻人不健康的工作方式(工作压力过大、长期静坐、精神紧张、焦虑等)、不健康的生活方式(少动,长期熬夜等)和不合理的饮食习惯(过量食用高脂肪食物、酗酒、吸烟等)等因素有关。饮食营养不平衡,如饱和脂肪酸摄入过多,微量元素及维生素摄入不足,再加上吸烟、喝酒等不良饮食和生活习惯导致血液黏稠、血脂高;工作忙碌,使得锻炼越来越少,体质减弱;而且精神高度紧张或过度焦虑,往往会引起或者加重高脂血症的发展,导致冠状动脉痉挛,成为心脏病的诱因。

高血脂如果不加以控制的话,就会严重危害人们的健康,甚至危及生命。由于这些对血管的损害过程大都是隐匿、渐进的，因此高脂血症又被称为"无声杀手"。因此，中青年人应高度重视对高血脂的预防，这对于抑制我国心脑血管疾病的快速增长有非常重要的意义。而合理饮食是中青年人预防高血脂的基础，也是预防的重要措施。饮食治疗主要包括以下几个方面：

第一，控制热量，使体重降低并维持在标准体重范围内。

第二，限制胆固醇的摄入（每天少于200毫克），禁食高胆固醇食物，如动物内脏、蛋黄、鱼子、鱿鱼等。大豆中豆固醇有明显的降血脂的作用，应多吃豆制品。

第三，将脂肪热量控制在总热量的30%以内，用多不饱和脂肪酸替代饱和脂肪酸。减少猪油、肥猪肉、黄油、肥羊、肥牛、肥鸭、肥鹅等动物性脂肪摄入。这类食物饱和脂肪酸过多，脂肪容易沉积在血管壁上，增加血黏度，能促进胆固醇吸收和肝脏胆固醇的合成，使血清胆固醇水平升高。应多食用海鱼，因海鱼中的多不饱和脂肪酸能够使血液中的脂肪酸向着健康的方向发展，能降低血黏度。烹调时，应采用植物油，如豆油、玉米油、葵花子油、茶油、麻油等，每日烹调油应控制在10～15毫升。

第四，控制糖类摄入，忌食蔗糖、果糖、甜点心及蜂蜜等含单糖高的食品。

第五，适当增加优质蛋白质的摄入，如牛奶、鸡蛋、瘦肉类、禽类（去皮）、鱼虾类及大豆、豆制品等食品等，尤其是多吃一些植物蛋白质，如豆类及其制品，蛋白质供能可占总热量的15%～20%。

第六，多吃新鲜蔬菜、瓜果，这类食物中富含膳食纤维及多种维生素和矿物质，能降低三酰甘油，促进胆固醇的排泄。

第七，尽量避免饮酒，因为饮酒时进食大量高脂肪、高热量的食物，血脂浓度忽然升高，血黏度增加，血小板聚集性增高，易形成血栓。

第三章 不同年龄段和妊娠高血脂患者饮食指南

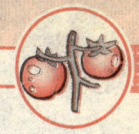

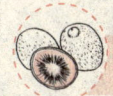 # 中青年高血脂患者的一日三餐

参考食谱一

早餐	脱脂牛奶250毫升，面包100克，莴笋丝100克，香蕉1小根。
午餐	米饭200克，豆腐100克，蘑菇150克，胡萝150克，瘦牛肉50克，小米粥100克，植物油8克，大苹果1个。
晚餐	馒头150克，草鱼100克，冬瓜150克，西葫芦150克，酸奶125克，植物油7克。

参考食谱二

早餐	牛奶麦片粥（牛奶250毫升，燕麦片50克），椒盐蒸饼25克，煮鸡蛋1个，小菜少许。
午餐	海带小排（海带70克，小排100克），豆腐干芹菜（豆干50克，芹菜100克），冬瓜清水汤（冬瓜50克，调料少许），米饭125克。饭后1小时加餐草莓200克。
晚餐	鲜蘑肉片150克（瘦肉50克，鲜蘑100克，木耳少许），番茄炖豆腐250克（番茄150克，豆腐100克），玉米面小窝头100克。

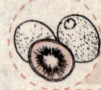

中青年高血脂患者的推荐食谱

降脂食谱推荐

绿豆萝卜灌藕

【原料】莲藕500克,绿豆200克,胡萝卜125克,白糖适量。

【做法】将绿豆洗净,浸泡30分钟,过滤;胡萝卜洗干净,切碎,捣成泥;用适量白糖与绿豆胡萝卜泥调匀,备用;莲藕洗净后,用刀切开靠近藕节的一端,切下部分留做盖,将调匀的绿豆胡萝卜泥塞入莲藕孔内,塞满为止。再将切下部分盖在原处用竹签插牢,放入锅内隔水蒸熟即可。

【保健贴士】

本品营养丰富,健脾祛湿,补虚降脂。对高血脂患者有辅助治疗作用。

三鲜冬瓜

【原料】冬瓜500克,冬笋、蘑菇各25克,熟火腿、植物油、水豆粉、精盐、胡椒粉、味精、葱花、麻油、鸡汁各适量。

【做法】将冬瓜切成4厘米长、3厘米宽、1厘米厚的片,再放入沸水锅内焯至刚熟时即捞起;熟火腿、冬笋、蘑菇切成2厘米见方的薄片;将炒锅内下植物油烧至三成热,放入冬瓜、火腿、冬笋、蘑菇片炒一下,再加入鸡汁、精盐、胡椒粉、味精沸至软熟入味,而后用水豆粉勾芡,再加葱花,淋上麻油,推匀起锅即成。

第三章 不同年龄段和妊娠高血脂患者饮食指南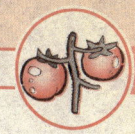

> **保健贴士**
>
> 本品清淡爽口,消脂解腻,减肥强肌。适用于高血脂、营养性肥胖食用。冬瓜含钠量较低,有清热利尿功效,更是肾脏病、水肿病的理想蔬菜。

🌱 肉丝拌黄瓜海蜇

【原料】瘦猪肉60克,黄瓜150克,泡发海蜇30克,豆油、麻油、酱油、醋、精盐、味精、蒜各适量。

【做法】瘦肉、黄瓜、海蜇均洗净切丝;将油锅烧热,肉丝煸炒,加入酱油,炒入味后倒出;将黄瓜丝放在盘中,再将肉丝放在黄瓜丝上,海蜇丝放在肉丝上,酱油、醋、蒜、味精、麻油、精盐放在碗内调好汁,浇在黄瓜丝上即可。

> **保健贴士**
>
> 本品清热解渴、利水降脂。适用于各型高血脂患者,为中青年高血脂患者喜食药膳。

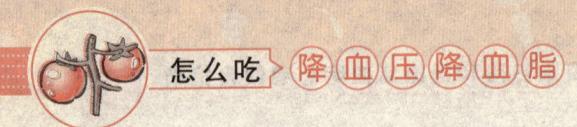

第三节 妊娠高血脂患者的饮食指南

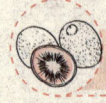 **妊娠高血脂患者的饮食原则**

高血脂在孕期是很常见的事，尤其是妊娠后期，更是容易出现高血脂。很多孕妇在做孕检的时候往往检出自己血脂偏高。这时，她们不免忧心和焦虑，其实只要了解了孕妇高血脂的原因，在孕期做好预防工作，高血脂将不再成为准妈妈们担心的事。

妊娠高血脂的主要原因之一，就是在怀孕期间营养的摄取过量。人们通常认为，孕妇需要更多的营养，所以要尽量多吃食物；还有人说，越多吃水果，生出的小孩越美丽，于是许多准妈妈往往就过量食用。加之，在孕期，有两个人吸收营养，所以准妈妈们的胃口也会随之加大，适当地多吃是很有必要的，也是很有益于准妈妈和宝宝的。但是，有的准妈妈往往"刹不住车"，造成过量饮食，于是血脂也随之增高了。所以控制饮食对妊娠高血脂的防治是十分重要的。

首先，饮食提倡清淡。脂肪摄入量每天限制在30~50克。糖类食品也要限制，不吃甜食和零食。多吃蔬菜和水果。食油宜用豆油、花生油、菜油、麻油等植物油。饥饱适度，每餐进食量以下一餐就餐前30分钟有饥饿感为度，不宜采用饥饿疗法，过度的饥饿反

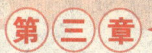
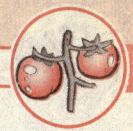

而使体内脂肪加速分解，使血中脂酸增加。

其次，提倡适量饮茶。茶叶中含有的儿茶酚有增强血管柔韧性、弹性和渗透性的作用，可预防血管硬化。茶叶中的茶碱和咖啡碱能兴奋精神，促进血液循环，减轻疲劳和具有利尿作用。提倡妊娠高血脂适量喝绿茶。但过多喝浓茶，会刺激心脏，使心跳加快，对身体有害。

再次，不宜过度咸食。有些孕妇由于饮食习惯嗜好咸食，尤其是北方居民较严重。现代医学研究认为，食盐量与高血脂发病率有一定关系，食盐摄入越多，发病率越高。众所周知，妊娠高血脂是孕期妇女特有的一种疾病，严重者可伴有头痛、眼花、胸闷、晕眩等自觉症状，甚至发生子痫而危及母婴安康。

最后，不宜滥服温热补品。孕妇由于周身的血液循环系统血流量明显增加，心脏负担加重，子宫颈、阴道壁和输卵管等部位的血管也处于扩张、充血状态，加上孕妇内分泌功能旺盛，分泌的醛固醇增加，容易导致水、钠潴留而产生水肿、高血脂等病症。

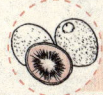 妊娠高血脂患者的一日三餐

参考食谱一

早餐	大蒜（早晨空腹吃糖醋蒜1～2个），豆浆200毫升，蒸饼50克，煮熟黄豆10克。
午餐	标准粉、玉米粉两面馒头100克，稀饭50克，瘦猪肉25克，炒青椒100克，炒豆角100克，饭后2小时加餐苹果1个。

晚餐	煎饼50克，炒青菜150克，芹菜炒香干130克，烧鳝段80克，荞麦粥50克，睡前1小时加餐牛奶200毫升。

参考食谱二

早餐	免煮麦片50克，牛奶200毫升，吐司面包2片，橘子1个。
午餐	清蒸鲈鱼100克，花炒胡萝卜150克，绿豆汤110毫升，饭后1小时加食西瓜1块（带皮80克）。
晚餐	米饭150克，皮蛋嫩豆腐250克，鲤鱼20克，牛奶1杯，饭后30分钟加餐杨桃1个。

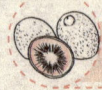 **妊娠高血脂患者的推荐食谱**

降脂食谱推荐

 冬瓜虾皮粉丝汤

【原料】冬瓜250克，虾皮50克，粉丝150克，葱、精盐、味精、植物油、麻油、醋各适量。

【做法】虾皮泡水，冬瓜去皮去籽，切片；锅里放少量植物油，先放入葱花爆香，再把冬瓜片放进去翻炒一下，然后把虾皮放进去一起翻炒，炒到差不多的时候把水倒入锅里烧开；水开后再把粉丝放进去一起煮，到粉丝变软即可，出锅前加入精盐、味精、麻油、醋调味即可。

保健贴士

冬瓜虾皮粉丝汤具有补中益气、降血脂降之功效。适合高血脂、肾脏病、水肿病等患者食用，在夏日服食尤为适宜。

玉竹炒藕片

【原料】玉竹200克，莲藕200克，胡萝卜50克，精盐、味精、姜汁、胡椒粉、植物油各适量。

【做法】玉竹洗净，去根须，切段，焯熟，沥干；莲藕洗净，切片，焯水；胡萝卜去皮，切片；锅内放植物油烧热，倒入莲藕片、玉竹段、胡萝卜片炒至断生，加精盐、姜汁、胡椒粉翻炒均匀，加味精即可装盘。

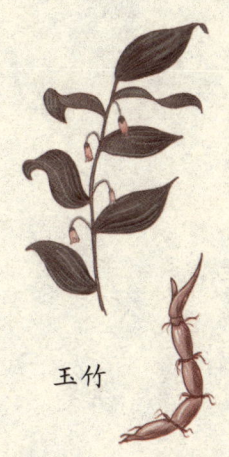

玉竹

保健贴士

莲藕健脾开胃、益血生肌、止泻，玉竹养阴润燥、生津止渴，两者同烹，适用于高血脂孕妇常食。

蒜香茄子

【原料】茄子300克，植物油、大蒜、豆瓣酱、白糖、精盐各适量。

【做法】茄子去柄，切成滚刀块，放入清水中泡5分钟，捞出，沥干；大蒜切片；炒锅内放植物油烧热，放入茄子块，炒至金

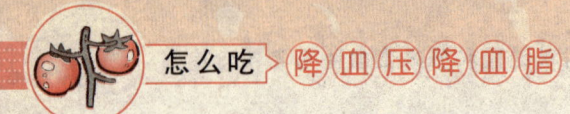

黄色，盛出备用；原锅再倒植物油烧热，大火爆炒豆瓣酱、白糖，将茄子倒入炒至软烂入味，放入精盐、蒜片炒匀即可。

保健贴士

茄子纤维中所含的特殊物质，具有降低胆固醇的功效。所以，本方对于高血脂、动脉硬化患者来说是食疗佳品。

第四章

高血脂并发症饮食营养指南

现在人们的生活水平提高了,饮食也越来越丰富,因此引起了高血脂发生年龄越来越年轻化。高血脂是引发很多疾病的重要因素,它可能会引发冠心病、糖尿病、肾病综合征等一系列并发症,严重危害人们的健康。因此,我们一定要对此有足够的重视,日常生活中注意保持清淡的饮食。少食高脂肪和高糖类食物是降血脂的有效措施。对于高血脂并发症的患者,通过坚持食用降脂美食,可以达到降低血脂、防止病情进一步发展的目的。

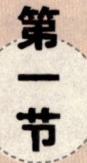

第一节 高血脂并发糖尿病症饮食指南

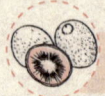 高血脂并发糖尿病饮食原则

高血脂并发糖尿病的危害是显而易见的。其一，高血糖加高血脂可明显加速大、中动脉血管粥样硬化的进展。由于高血糖和高糖化血红蛋白沉积于心肌，使心肌间质结缔组织增生，心肌收缩力和顺应性降低；心肌小血管内皮细胞增生、突起，致使小血管管腔狭窄并阻塞，这些病变均可使心脏增重、增大，心肌缺氧，进而引起心功能减退——心力衰竭。其二，在糖尿病微细血管病变的基础上再并发大、中动脉粥样硬化，更加重了相关器官的缺血，从而加速了器官功能减退和衰竭。据有关资料统计，高血脂并发糖尿病的患者，其冠心病发病率比无高血脂糖尿病患者高3倍。糖尿病性肾病的发生约占糖尿病患者总数的一半。所以，高血脂并发糖尿病的防治特别重要。

高血脂并发糖尿病的防治，饮食因素占有十分重要的位置。流行病学调查的结果表明，以动物性食物为主食的西方发达国家，糖尿病、高血脂及冠心病的发病率明显高于发展中国家。在我国，城市居民的生活水平相对较高，进食的动物性食物相对较多，糖尿病、高脂血症及冠心病的发病率也显著高于农村人口。

因此，合理的饮食治疗在高血脂并发糖尿病的防治中具有十分重要的意义。

严格控制饮食是治疗高血脂并发糖尿病的先决条件，有些患者往往因为饮食控制不好而使药物不能发挥应有的疗效。因此，高血脂并发糖尿病患者在饮食方面应遵循以下原则：

1. 控制摄入的总热量

应坚持糖尿病饮食治疗的黄金法则，即控制总热量，达到或维持理想体重，防治肥胖。正常人摄入的热量与每日消耗的热量基本上保持平衡，如果摄入的热量多于消耗的热量，时间长了，便会转化为脂肪而储存于体内，人会逐渐变胖，血脂也会逐渐增高。正常人蛋白质的摄入量一般不超过总热量的15%。用植物油代替动物油，限制含胆固醇的动物内脏，如脑、肾、肝、动物油等的摄入。为了保持代谢平衡，供给充足的维生素、无机盐及微量元素。

2. 适量限制食物胆固醇的含量

胆固醇在人体中具有重要的生理功能，是人体中不可缺少的营养物质，其在人体中过高或过低均会产生不良的影响。人体中的胆固醇主要来源于两个方面：一是从膳食中获取，二是体内自身的合成。在正常情况下，体内的胆固醇保持相对的稳定，当外来摄入的胆固醇增多时，体内自身的合成便相对减少，而当外来摄入的胆固醇减少时，体内自身的合成则相对增加。因此，血液中胆固醇的含量不会因为外来胆固醇的变化而引起太大的波动。我们既不必为一顿饭多吃了些含胆固醇高的东西而忧心忡忡，也不必为一日未进食含胆固醇的食物而担心导致营养不良。但是，如果长期大量进食胆固醇含量高的食物则会引起胆固醇的代谢平衡失调，血液中胆固醇含量增高，进而导致冠心病和动脉粥样硬化的发生。

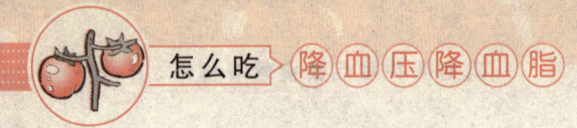

3. 坚持低脂肪膳食

我们每天的生活离不开脂肪，它是人体重要的能量来源之一，同时食物脂肪中含有一些人体所必需的脂肪酸，是人体中必不可少的物质之一。但是，如果摄入脂肪的质和量不当，又会给人体带来不利的影响，从而导致某些疾病的发生，尤其是高血脂和冠心病。脂肪的摄入量与冠心病的患病率呈显著的正相关。美国人膳食中脂肪摄入量很高，平均每人每日约为100克以上，约占摄入总能量的42%，因而美国的高血脂、冠心病、高血压病、肥胖的发病率显著高于其他国家。

一般来说，食物脂肪中的脂肪酸组成有三种：第一种叫饱和脂肪酸，这种脂肪酸在动物性食物中含量比较丰富，它可使血中胆固醇含量增高；第二种脂肪酸叫单不饱和脂肪酸，这种脂肪酸大量存在于各种食物之中，它除为人体提供能量外，并不影响血中胆固醇的含量；第三种脂肪酸叫多不饱和脂肪酸，这类脂肪酸在植物油中含量最为丰富，它可使血中胆固醇含量降低，但其作用比较轻微。所以，要注意这三种脂肪酸摄入的比例，最佳的比例是：饱和脂肪酸：单不饱和脂肪酸：多不饱和脂肪酸=1:1:1。

4. 选用合理烹调法

食物的加工制作方法很多，根据高血脂并发糖尿病患者需用低脂低热量饮食要求，我们应当选用炖、煨、蒸、煮、熬、凉拌等少油的烹调方法，不用或少用焖、炒、炸、烧等方法。炖出来的食物特点是质地软烂，原汁原味。煨是指用小火或余热对食物进行较长时间加热的烹制方法，其特点是熟酥，味香浓。蒸是利用水蒸气的高温烹制，其特点也是原汁原味，是饮食保健的烹调中使用最广泛的一种方法。煮也是最常用的烹制方法之一，其特点是味道鲜美，食物的有效成分较好地溶解于汤汁中。熬是在煮的基础上进一步用

第四章 高血脂并发症饮食营养指南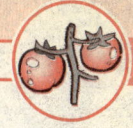

小火熬至汁稠料烂，比炖的时间更长，多适用于含胶质重的食物。其特点是汁稠味浓，料烂易化，适宜于老弱之人食用。凉拌是生食或近于生食的一种烹制方法，此种加工方法一般适用于蔬菜类食物，它能较好地保持食物的营养素和有效成分。其特点是鲜嫩而脆、清香可口。高脂血症患者不宜采用的烹饪方法有焖、炒、炸、烧等。

5. 坚持少食多餐的原则

对于高血脂并发糖尿病患者来说，确定合理的膳食，该吃的吃，不该吃的严格禁止，然后在此基础上做到少食多餐，并且确保每餐不过量，那么对于控制此病还是很有好处的。这样不但可避免发生餐后高血糖，而且还可起到降血脂、防治动脉硬化的作用。

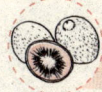 高血脂并发糖尿病的一日三餐

参考食谱一

早餐	咸燕麦面包50克，鲜牛奶250毫升，鸡蛋1个（带壳60克），咸菜少许。
午餐	米饭1碗，鲫鱼豆腐汤（鲫鱼150克，豆腐200克），塌菜炒香菇（塌菜200克，香菇2只）。饭后2小时加餐中等大小橙子1个。
晚餐	荞麦大米饭1小碗，蒸牛肉饼（牛肉50克，淀粉5克），青椒茭白丝（青椒150克，茭白丝50克），紫菜虾皮汤（紫菜2克，虾皮2克）。

参考食谱二

早餐	荞麦面包50克，咸鸭蛋1个，脱脂牛奶250毫升。
午餐	茭白鳝丝面（面条100克，茭白100克，鳝丝75克），茼蒿拌香干（茼蒿200克，香干30克）。饭后加餐苹果1个。
晚餐	大米饭100克，青椒鸡丁（青椒150克，鸡丁50克），荠菜豆腐汤（荠菜50克，豆腐100克）。

 高血脂并发糖尿病的推荐食谱

降脂食谱推荐

 海米油菜炒平菇

【原料】海米15克，油菜300克，鲜平菇50克，生姜末、花生油各5克，料酒10毫升，白糖、麻油各2克，盐、味精各适量。

【做法】将油菜洗净，切成寸段；鲜平菇切块，入开水中焯片刻；海米用开水烫泡；将花生油烧热，放入海米煸炒，再入油菜炒透，加入平菇、料酒、生姜末、白糖、盐、味精颠翻几下，淋入麻油即可。

第四章 高血脂并发症饮食营养指南

> 【保健贴士】
>
> 　　本品补气宜胃，增进食欲，帮助消化。海米祛脂降压，通乳生乳，提高免疫力，健脑，明目。油菜为低脂肪蔬菜，且含有膳食纤维，能与胆酸盐和食物中的胆固醇及三酰甘油结合，并从粪便排出，从而减少脂类的吸收，故可用来降血脂。适用于高血脂、脾胃虚弱、肥胖症等。

紫皮大蒜粥

【原料】紫皮大蒜30~50克，陈粟米100克。

【做法】将大蒜去皮，洗净后切碎，剁成蒜蓉，备用；陈粟米淘洗干净，放入沙锅内，加水适量，用大火煮沸后，改用小火煨煮至粟米酥烂。待粥将成时，调入紫皮大蒜蓉，拌和均匀即成。

> 【保健贴士】
>
> 　　下气降浊、降脂降糖。主治各种类型的高脂血症，对湿热内蕴、气血淤滞型高脂血症并发糖尿病患者尤为适用。

凤尾菇豆腐汤

【原料】鲜凤尾菇100克，豆腐（块）200克，精盐、味精、葱花、香菜末、鲜汤、植物油各适量。

【做法】将凤尾菇去杂质后洗净，撕成薄片；豆腐洗净后切成小块。炒锅加植物油烧热，放入凤尾菇煸炒片刻，加入鲜汤、豆腐块、精盐，烧煮至凤尾菇、豆腐入味，撒上味精、香菜末、葱花即成。

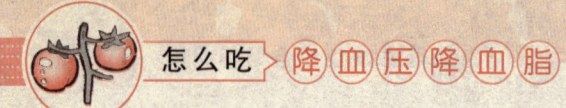

保健贴士

本品祛脂减肥,补中益气,健脾养胃。凤尾菇有提高人体免疫功能,具备人体8种必需氨基酸,其含量占所有氨基酸总量的35%以上。所以经常食用凤尾菇,可以增强人体健康。凤尾菇豆腐汤适用于高血脂、肥胖症、高血压病、冠心病、糖尿病等症的辅助食疗。

第四章 高血脂并发症饮食营养指南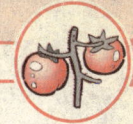

第二节 高血脂并发肥胖症饮食指南

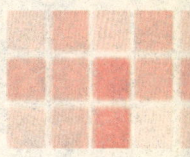

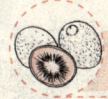 高血脂并发肥胖症饮食原则

患高脂血症的患者多肥胖,而肥胖的原因,主要是由于人体内的水湿、痰饮、脾肾阳虚所致。所谓"胖人多痰湿"就是这个道理。一般来说,肥胖的人大多饮食失调或食欲亢进或偏嗜肥腻甘甜之食。久之,便会导致脾失健运、肺失通调、痰湿内滞机体而成肥胖。饮食控制是高血脂并发肥胖症患者最重要的防治措施,在保证机体蛋白质及各种营养素基本需要的基础上,使热量摄入与消耗之间产生负平衡,使体重逐渐下降,最终达到标准体重。高血脂并发肥胖症患者饮食应把握以下原则:

1. 低热量膳食

高血脂并发肥胖症患者总热量可根据性别、劳动等情况控制在每日4200~8400千焦(1000~2000千卡)。以每周降0.5~1千克体重为宜,直至使体重降至正常或接近正常时给予维持热量。热量控制应根据肥胖程度来决定,热能控制不可急于求成,否则会引起生理功能紊乱及机体不适。一般肥胖(超重30%~40%)

可按所需热量的70%供给，重度肥胖（超重50%以上）可按所需热量的50%供给。

2. 低脂饮食

在减肥膳食中脂肪的热能比以低于30%为宜，烹调用油以含不饱和脂肪酸较多的植物油为好，应尽量减少含饱和脂肪酸较多的动物性脂肪的摄入，如肥肉、动物油脂等。

3. 摄入适量蛋白质

在控制热能减肥时，每日应至少每千克体重供给1克蛋白质，一般可按每千克体重1.2～1.5克掌握，尤其要供给充分的优质蛋白质，如瘦肉、鱼、虾、脱脂牛奶、豆制品、禽类等。在减肥膳食中，蛋白质热量应占16%～25%。充足的蛋白质供给，可避免出现虚弱、抵抗力下降及体质下降等问题，也可增加饱腹感，有利于减肥膳食的坚持。

4. 限制糖类的摄入

糖类消化吸收较快，能刺激胰岛素分泌，促使糖转化为脂肪储存起来，而且耐饥饿性差，易诱发食欲，故应限制糖类摄入，尤其是单糖类中的蔗糖、果糖等在体内转变为脂肪的可能性很大，并能提高三酰甘油水平，更应严格限制。一般认为减肥时应采用低糖类膳食，每日供给量以100～200克为宜，但不宜少于50克，否则会因体脂过度动员，出现酮症酸中毒。

5. 低盐膳食

减肥期间每日食盐摄入量可保持在1～2克，体重降至正常后可给盐每日3～5克，有利于减少水潴留，使体重下降，且对防治肥胖并发症有利。

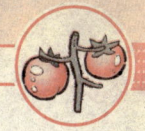

6. 增加膳食纤维的摄入

增加饮食中纤维素含量可减少热能摄入并产生饱腹感，有利于减肥膳食的坚持。

7. 讲究烹调方法

以蒸、煮、炖等少油法为宜，炒菜用油适量，不宜吃油炸食物及喝油汤。

8. 控制饮酒

因为酒精发热量较高，每克酒精可产热294千焦（7千卡）热量。另外，高血脂并发肥胖症患者尽量不吃宵夜，平时要少吃零食，三餐不宜吃得过饱。

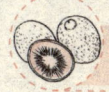 ## 高血脂并发肥胖症的一日三餐

参考食谱一

早餐	脱脂牛奶250毫升，面包50克，凉拌黄瓜100克。加餐香蕉100克。
午餐	米饭70克，素炒小油菜（油菜150克），肉末豆腐（肉末50克，豆腐100克）。加餐苹果或梨100克。
晚餐	小米粥50克，清炒绿豆芽（绿豆芽150克），清蒸鲤鱼75克。

参考食谱二

早餐	麦麸饼干50克,豆浆200毫升。
午餐	米饭100克,芹菜炒肉丝(芹菜100克,瘦肉30克),清炖豆腐(豆腐100克)。饭后2小时加餐苹果或梨100克。
晚餐	米饭50克,韭菜炒鸡蛋(韭菜100克,鸡蛋50克),冬瓜虾仁(冬瓜150克,虾仁20克)。

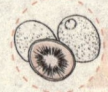 高血脂并发肥胖症的推荐食谱

降脂食谱推荐

 麦麸枣泥

【原料】麦麸、花生仁各10克,枣泥50克。

【做法】将花生仁打碎,与麦麸、枣泥拌匀,上笼蒸10分钟即成。

> 保健贴士
>
> 本方改善结肠功能,帮助排清宿便。因此,很适合高血脂并发肥胖症患者食用。

薏仁绿豆粥

【原料】绿豆、薏苡仁、稻米、糙米（未蒸）各50克，百合（干）20克，饮用水750毫升，白糖30克。

【做法】糙米、薏苡仁、大米、绿豆洗净，泡水2小时备用；所有材料放入锅中，加入适量水煮开；转小火边搅拌边熬煮30分钟至熟烂；粥成，加入白糖调味即可。

> 保健贴士
>
> 本品适合高血脂、口渴、多食、易饥饿者食用。薏苡仁甘淡微寒，燥湿止痒、除斑去疣。绿豆甘寒，清热解毒、祛暑、止渴。薏苡仁绿豆粥有增进食欲、降血脂、降低胆固醇、抗过敏、解毒、保护肝脏的作用。

银耳蛋羹

【原料】银耳5克，鸡蛋清1只，冰糖60克，植物油适量。

【做法】将银耳用清水泡发，洗净，去蒂，撕成小块，放入锅中，加适量水，置大火上煮沸后用小火继续煮2小时；冰糖放入另一锅内，加适量水置火上溶化成汁，取鸡蛋清对清水搅匀后倒入锅中搅拌，待烧开后撇去浮沫，将糖汁倒入银耳锅内，起锅时加少量植物油即可。

> 保健贴士
>
> 养阴润肺，益气生津。适用于高血脂、肺阴虚咳嗽、咯血、高血压病、动脉硬化、肥胖症、失眠等症的辅助食疗。

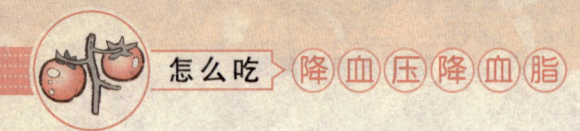

第三节 高血脂并发肾病综合征饮食指南

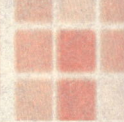

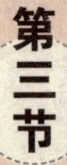 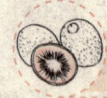 **高血脂并发肾病综合征饮食原则**

很多肾病综合征患者会出现高脂血症,甚至空腹时血浆常处于高凝状态,这是血中多种脂类升高的表现,其中中性脂肪增加最多,还有三酰甘油、胆固醇增多,其增高是和血浆白蛋白下降呈负相关的。长期高脂血症可出现血管病变如动脉粥样硬化、栓塞、血栓形成。慢性肾功能不全患者,脂蛋白脂酶活性下降,引起三酰甘油分解障碍,由于慢性肾功能不全患者的血三酰甘油水平增高,血管病变轻易发生。

有研究肾脏疾病的报道显示,患肾病综合征时,高血脂发生率在70%以上。肾病综合征患者在尿蛋白量过多时,低蛋白血症刺激肝脏过度合成脂蛋白,并超过了从尿液中丢失的脂蛋白量,从而引起血脂升高。当尿蛋白量减少时,肝脏清除脂肪出现障碍,同样导致血脂升高。由于肝脏对脂肪的清除障碍与脂肪合成增加,慢性肾功能衰竭患者也可引起血脂增高。所以应认真降低高血脂。高血脂并发肾病综合征患者的饮食应遵循以下原则:

1. 低盐饮食

高血脂并发肾病综合征患者水肿时应采用低盐饮食，以免加重水肿，一般以每日食盐量不超过2克为宜，禁用腌制食品，少用味精及食碱，水肿消退、血浆蛋白接近正常时，可恢复普通饮食。

2. 适量高蛋白饮食

肾病综合征时，大量血浆蛋白从尿中排出，人体蛋白降低而处于蛋白质营养不良状态，低蛋白血症使血浆胶体渗透压下降，致使水肿顽固难消，机体抵抗力也随之下降，因此在无肾功能衰竭时，其早期或恢复期应给予较高的高质量蛋白质饮食（每天1～1.5克／千克体重），如鱼和肉类等。此有助于缓解低蛋白血症及随之引起的一些并发症。

3. 低脂肪饮食

肾病综合征患者常有高血脂，此可引起动脉硬化及肾小球损伤、硬化等，因此应限制动物内脏、肥肉、某些海产品等富含胆固醇及脂肪的食物摄入。

4. 高维生素摄入

慢性肾病患者常伴有维生素缺乏，这一方面与饮食限制有关，另一方面与疾病使代谢异常有关。因而患者饮食上应注意富含维生素，尤其是B族维生素和维生素C、叶酸等。这些维生素大多存于水果、蔬菜中，如番茄、油菜、韭菜、柑橘、山楂等，应在每日饮食中添加新鲜蔬菜和水果。

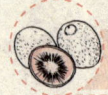

高血脂并发肾病综合征的一日三餐

参考食谱一

早餐	豆浆200克,花卷(面粉100克),肉丝拉皮(肉丝25克,拉皮50克)。
午餐	米饭100克,鸡块炖板栗(鸡肉75克,板栗50克),凉拌圆白菜100克。
晚餐	小米粥50克,馒头50克,青椒土豆丝(青椒50克,土豆丝100克)。

参考食谱二

早餐	大米粥50克,馒头1个(富强粉50克),鸡蛋1个(50克)。加餐牛奶250毫升。
午餐	米饭75克,麦淀粉片汤(麦淀粉50克),肉炒卷心菜(猪瘦肉5克,鸡肉40克,卷心菜200克,豆油10克,盐1克)。加餐冲藕粉(藕粉50克,白糖20克),苹果125克。
晚餐	米饭75克,麦淀粉饼50克,牛肉丸子冬瓜汤(牛瘦肉90克,冬瓜250克,豆油10克,盐1克)。

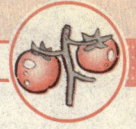

第四章 高血脂并发症饮食营养指南

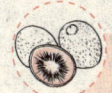

高血脂并发肾病综合征的推荐食谱

降脂食谱推荐

虫草粟米粥

【原料】冬虫夏草10克，粟米100克，红糖20克。

【做法】先将冬虫夏草洗干净，晒干或烘干，研成极细末，备用；粟米淘洗干净，放入沙锅，加水适量，大火煮沸后改用小火煨煮至酥烂，待粥黏稠时，调入虫草粉及红糖，拌和均匀，再以小火煮沸即成。

保健贴士

补虚益精，化痰降脂。主治各种类型的高血脂，对中老年人肝肾阴虚、阴虚阳亢型高血脂患者尤为适用。

羊腿萝卜煲

【原料】羊腿1只，大枣、白萝卜、黄花菜、粉丝、香菜各适量，八角、花椒、胡椒、精盐、味精、葱、姜、蒜、白酒各少许。

【做法】洗干净的羊腿剁成小块放在锅里，等水大滚后，会有沫子漂上来，把沫子撇出去，羊腿捞出备用；把所有的作料用纱布包好放在锅里，白萝卜洗干净去皮切成滚刀块放入锅中继续小火炖1小时，这时还会有些沫子，再撇出去，然后放大枣、黄花菜、粉丝再炖10多分钟；加入适量精盐、胡椒、味精，撒上香菜即成。

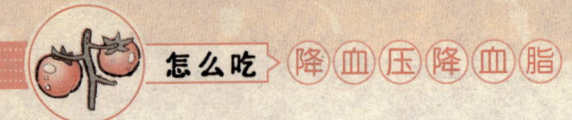

> **保健贴士**
>
> 本品中羊肉营养价值颇高，常吃可降低血脂、软化血管、稳定血压，预防冠心病、动脉硬化等疾病。

🌿 荷叶米粉肉

【原料】新鲜荷叶5张，瘦猪肉、大米各250克，精盐、酱油、淀粉各适量。

【做法】先将大米洗净捣成米粉；猪肉切成厚片，加入酱油、淀粉等搅拌均匀，备用；将荷叶洗净裁成10块，把肉与米粉包入荷叶内，卷成长方形，放蒸笼中蒸30分钟，取出即可。

> **保健贴士**
>
> 健脾养胃，升清降浊，并有降血脂作用。尤其适于中老年人患有冠心病及高脂血症患者。